李鸿翔 老中医

临证集录

李大卓 主编

化学工业出版社

·北京·

内 容 简 介

《李鸿翔老中医临证集录》汇集整理了李鸿翔老中医的主要学术思想和临床诊疗特色，详解了临证变法论治 21 则，经验效方 27 首，临床经验汇要 16 条，并附详细的诊疗医案和处方用药。此外，还论述了李鸿翔老中医对于中医经典古籍的一些独特见解及救误纠偏医案，全书理论与实践并重，辨病与辨证相结合，中西互参，特色鲜明，可供临床中医师及中医药专业学生参考借鉴。

图书在版编目（CIP）数据

李鸿翔老中医临证集录/李大卓主编. —北京：化学
工业出版社，2020.7
ISBN 978-7-122-37437-0

Ⅰ.①李… Ⅱ.①李… Ⅲ.①中医临床-经验-中国-
现代 Ⅳ.①R249.7

中国版本图书馆 CIP 数据核字（2020）第 133235 号

责任编辑：李少华 刘亚军 戴小玲 李 媛 装帧设计：韩 飞
责任校对：李雨晴

出版发行：化学工业出版社（北京市东城区青年湖南街 13 号 邮政编码 100011）
印 刷：北京京华铭诚工贸有限公司
装 订：三河市振勇印装有限公司
710mm×1000mm 1/16 印张 15¼ 字数 248 千字
2021 年 1 月北京第 1 版第 1 次印刷

购书咨询：010-64518888 售后服务：010-64518899
网 址：http://www.cip.com.cn
凡购买本书，如有缺损质量问题，本社销售中心负责调换。

定 价：48.00 元 版权所有 违者必究

《 本书编写人员名单 》

主　　编　李大卓

副 主 编　金玉琳　王晓庆

编写人员　（按姓氏笔画排序）

王桂军　王晓庆　朱庆云　李大卓

李晓桐　陈春喜　金玉琳　顾新召

徐　萍　徐华忠　郭龙香

《 前 言 》

先父李鸿翔（原名李宏祥，卫校毕业后认为一定要在学业上大展宏图，故自更名），1942年出生于高邮里下河之水乡沙埝。自幼生活清苦，九岁丧父，师从乡间名医刘浩江（当今温病大家孟澍江之弟子）习医。其师怜其孤苦，三年学徒中，师徒形影不离，犹如父子，教其学业，又济生活，先父不负众望，又考入高邮卫校中医班学习。

三年的卫校生活，先父懂得其机会不易，如饥似渴，刻苦学习，大量阅读医学典籍及经史之文，不及弱冠之年以优异成绩毕业，回乡执业。又从其他乡间名医学习，尽习其学，中医学识及临证水平大有长进。后借调县卫生局，协助开展中医药下农村，大力开展中医药的普及工作。先后做了多期农村"赤脚医生"中医药培训班的主力巡讲师，确为农村老百姓解决了众多疾苦，也培养了一批能治病、治好病的懂中医药的"赤脚医生"，其间也发掘了不少里下河地区的民间中医药疗法和中草药。

后再入县人民医院中医科，扩充了中医科的力量。期间先父工作学习更加努力，再读众多中医典籍，有了更深刻的体会，协同医院各科的技术力量，组建新医病房，共同开展多项目的中西医结合诊疗研究。如在流行性脑膜炎、乙型脑炎、急性病毒性甲型肝炎、胆结石、泌尿系结石、急慢性肾炎、疟疾、菌痢等方面均作出了大量的临床探索，总结了众多的临床一手资料，造福了很多患者，也逐渐形成了自己的医疗特色。

他辨证精细，辨病与辨证相结合，中西合参，选方用药精准，用药专宏，发掘地方用药特色、用药廉价有效，深得患者赞誉。且在培养中医后继人才方面，先父更是倾囊相教，不遗余力。在县中医院组建后调入中医院，任职大内科副主任及主任期间，承担了高邮卫校中医班和县卫生局举办的多次"西学中"学习班教学任务，以及多批南京中医药学院、扬州医学院以及众多卫校中医班学生的临床实习带教任务。他总是诲人不倦，因人施教，制定众多的教学方案，深受各层次学生爱戴。在繁忙的诊务中，先父亦不忘自身之提高，不停研习，摘录了大量的学习笔记，亦总结了众多的临床心得，撰写了大量的专业论文，带给我们以众多的启示和学习资料。

现将先父李鸿翔老中医在临证治疗中卓有成效的诊疗经验全面呈现给读者，希望能对推动中医临床发展，提高医师诊疗水平，解除患者疾苦做出一份贡献。

本书详解临证变法论治 21 则，经验效方 27 首，临床经验汇要 16 条，并附详细的诊疗医案和处方用药。此外，还论述了李鸿翔老中医对于中医经典古籍的一些独特见解及救误纠偏医案，全书理论与实践并重，辨病与辨证相结合，中西互参，特色鲜明，可供临床中医师及中医药专业学生参考借鉴。

编者
2020 年 7 月

《[目 录]》

第一章
李鸿翔临证经验概述

一、幼习经史，儒医风范

先师自幼丧父，由其伯父携带，伯父领其弟之意，循循诱导先师，安身必修业，能修业者必须先习文化。先师自幼聪慧，领其言，会其意，自强不息。小学之时即通晓四书五经，亦涉其他儒、道、法等多家之术，领略其大义，学到了众多层面的知识，如格物、致知、诚意、正心、修身、齐家、治国等哲学理念，拓展了自身的知识领域和辩证思维，对先师日后的医学方面起到十分重要的作用。尤其是《中庸》中的一段话，"博学之、审问之、慎思之、明辨之，笃行之"，先师尤为推崇，亦作为指导后学的一句名言，是他在日后撰写"医者治学十准则"一文（常在带教座谈会议及学术讲座中论述）的基本核心所指，直至他辞世，一直奉行。

先师在后期的习医为医过程中，以清代儒医"江"门师祖王吟江老先生为榜样，从未间断对古代及现代的哲学、文史、诗词、歌赋等的学习。他曾通读过《资本论》《资治通鉴》等，更是诵读过唐宋众多名家的诗词，以及众多的杂学之著，家中藏有很多他批阅过的书籍，亦保存着他很多的阅读心得和摘抄手稿，这种如饥似渴的阅读精神，吾辈尤为不及。先师之精神真正显示了其儒医之风范。

二、立志学医，誓救疾苦

先师师从当地名医刘浩江先生，幼小之年从医，虽未立鸿鹄之志，然亲历其父的早逝，亦遇乡亲邻里众多无力而医或无药而医之疾苦，即立其志。

又读众多著名医学励志之言，尤其医圣仲景云："痛夫，举世昏迷，莫

1

能觉悟，不惜其命，若是轻生，彼何荣势之云哉！而进不能爱人知人，退不能爱身知己，遇灾值祸，身居厄地，蒙蒙昧昧，蠢若游魂……"给予先师以很大启示，"不为良相，即为良医也""誓愿救苍灵之苦"。所以先师先拜刘浩江氏为师，满师后又读三年卫校系统学习中医之术，毕业后又习他医，先后从师数人，学其精要，充养自我，奠定了学术基础。

三、精研典籍，深测其义

初始习医之时，其师刘浩江为其制订学习计划，广读医经典籍，背诵药性汤头。三年出师，又入校园再读，复领其旨，及读《医宗金鉴》之"医者书不熟，则理不明，理不明则识不精，遇痛游移，漫无是见"，豁然开朗，更加发愤苦读，孜孜不倦。先师认为书要分精读和选读，思贵精深，融会贯通。重要书籍反复阅读、精读和细读，先师从《黄帝内经·素问》（以下简称《素问》）中"余知百病生于气也，怒则气上，喜则气缓，悲则气消，恐则气下，寒则气收，炅则气泄，惊则气乱，劳则气耗，思则气结"，这段文字中阐悟到，"百病生于气"中之"气"代表了多种含义。①情志之气；②气血津液中之"气"；③机体功能的活动形式"气机"。先师从中认识到由情志不遂可致众多疾病。肝气主疏泄，乃疏泄全身之气机，一旦肝气不疏则可生百病，所以临床中疏肝理气也是运用频率较多的一则治法。又从《黄帝内经·灵枢·口问》中"中气不足，溲便为之变"之一段文字中解析到，众多小便、大便之异常之变，可由中气不足所致，具体在治疗慢性肾炎蛋白尿中，常用补脾益气之法而收卓效，亦针对前列腺增生引发癃闭病证中，遣用健脾益气法常获效，认为先贤之重要之述，必有奥义，后学者必须反复揣摩之，触类而旁通。

先师亦十分推崇医圣张仲景，其所著《伤寒论》《金匮要略》乃中医临床各科的准绳。书中精论众多，必须仔细反复阅读，尤可背诵之，深测其义，临证之时可信手拈来。先师曾撰写众多精读《伤寒论》《金匮要略》之心得和论述，对其中之方剂更是推崇之至。吾辈在侍诊时常常睹其对仲景之方的运用，或原方、或加减、或数方结合，临床运用经方十分精妙，颇收佳效。

如在二十世纪七十年代乙型脑炎暴发之时，先师曾以白虎汤合清瘟败毒散、犀角地黄汤等救治了众多患者，当时反响很广。先师给吾辈以深刻启迪，并就张仲景在运用方药方面作了深入的探讨，就其方剂的配伍、药物的炮制、药物的煎服法以及使用药物的原则等均予详尽的论述，对吾辈如何学习经典起到了指导性作用。并对医圣以后之众多临床大家亦有阅习，如张景岳、李中梓、傅山、吴鞠通、叶天士、徐灵胎、张锡纯等。先师学习这些大家的学术思想及临证之思路和运用方药等方面，每有收获。

四、博采众长，为己所用

中医之术来源于实践，自然是由各时期医家众多见解认识所逐步形成的一门临床医学学科。所以各时期的医学典籍均是中医学理论体系的一个重要环节，缺一不可。先师常常教导我们为中医者必须狠下功夫，多习中医典籍，吸收其精华，为己所用，博采众长，融古汇今，逐一推理，论证中医学。初习者必须熟读四大经典，重要章节必须背诵，例如在学习张仲景六经辨证之时，必须理解《黄帝内经》（以下简称《内经》）对六经的认识和阐述，从中找到联系，深刻理解张仲景如何认识到《内经》之旨；又如在学习吴鞠通创立三焦辨证和叶天士在创立卫气营血辨证的时候，必须认真再学习《内经》《难经》对三焦、卫气营血等的认识，又会有新的理解和收获。再如，李中梓在论述"脾胃为后天之本"时论述"脾（胃）何以为后天之本？……一日不食则饥，七日不食，则肠胃涸绝而死。经曰：安谷则昌，绝谷则亡。犹兵家之有饷道也，饷道一绝，万众立散；脾胃一败，百病难施。一有此身，必资谷气，谷入于胃，洒陈于六腑而气生，和调于五脏而血生，而火资之为生者也。故曰：后天之本在脾。"在学习这段论述时，先师认为《内经》对中焦脾胃的论述篇章众多，可综合学习，也要学习有关脾胃的重要典籍李东垣的《脾胃论》，如何定义脾（胃）为后天之本则一目了然。

在临床中，先师常常认为治疗疾病的过程中，往往是追着疾病的证候在治疗，似有被动。他在认真研习《内经》之"圣人不治已病治未病，不治已乱治未乱"，以及张仲景"夫治未病者，见肝之病，知肝传脾，当先实脾"六经病证的相传规律和现代沪上大医家姜春华教授提出的"截断扭转"后，在治疗任何疾病的过程中，认真揣摩此患者疾病的发生发展传变演化的规律，先安未病之所，或消入传之邪。先师把这一思路贯穿于他的所有诊疗方案中，这在其众多的医案及方药中充分体现。如在风温案（大叶性肺炎）、暑温（乙型脑炎）的温病初期即遣大量清阳明之石膏，或在二十世纪八十年代之湿温病大流行期，超先使用大剂量清热、和营、安络之水牛角、地榆、茜草、白茅根、侧柏叶等，阻止了当时湿温病易化燥动血伤络致肠出血，降

3

低了病死率。这些均显示了先师的临证中截病法运用之精妙。

先师在施治过程中，既擅用经方，尤其是对仲景之方的运用心得颇深，亦善用时方，或民间简方、单方，其创制的众多方剂的设制理念均有此表述。

五、细察思辨，善于总结

先师认为医者必须有选择地仔细研读古代临床大家的医典以及其临床运用方药之策略，并做大量的摘录，通过临床遇之相似病案，认真而细致地推敲辨析，从而拓宽临证诊治之思路。先师又于诊疗之暇，撰写众多总结医理、医论、治法、运用方药等多方面的论文，或发表、或交流，并记录了大量的病案，尤其是记录了不少的纠偏救误之案例。临证误诊、误治遇之不鲜，如何规避之，先师告诫吾辈，必须减少误诊，仔细地观察疾病的发生发展的一系列的表现和理化的检查，寻找其一切蛛丝马迹，减少误诊是减少误治的重要环节。如先师早年诊治过一男性胃痛患者，胃痛胀闷两天，呻吟不已，按之痛拒，口干不多饮，恶心欲吐，不思纳谷，小溲赤少，大便不畅，质黏不干，苔黄中腻，脉弦。查B超心电图正常。初诊先师认为中焦气滞，气郁化热，以柴胡疏肝散合小陷胸汤治之不效，两天后复诊，仔细思辨之，符合仲景"按之心下满痛者，此为实，当下之，宜大柴胡汤"（《金匮要略》），但见一症便是，以大柴胡汤合金铃子散治之而效。先师还认为误治的关键在于遣方用药，所以方剂学的掌握和药性的熟知也是十分重要的。

先师深得仲景之训，十分重视临床用药的配伍和剂量的调配，曾撰写"《伤寒论》方药运用规则探讨"一文，从中可学习到先师对仲景的遣方用药的深刻理解，这在他临证中可充分体现。此外他还深入探究本地区中草药的运用，发掘民间用药特色，参与了《高邮地方中草药汇编》，并做了广泛而大量的临床推广。

六、衷中参西，病证并辨

随着科学技术的发展、现代诊疗仪器的广泛介入与运用、对疾病的认识和诊断水平的不断提高，以及广大民众对传统疾病认识的普遍模糊和难以接受，概念笼统、模糊的疾病诊断已难以被广大民众以及多数医生所认同。在改革开放的年代，中医也需与时俱进，病名的改革逐步被大多数医者所认同。创立众多的病名，甚至直接接受现代医学的病名，先师亦十分推介和认同，传统医学也需进步和发展，先师认为无论中医或现代医学均是针对人的身体健康，最终目的是一样的，不应有分歧和排斥，必须相互借鉴，取长补短，中医也必须借助现代科学元素为中医的发展做贡献，衷中参西。先师认为中医的灵魂核心不可丢，那就是整体观念和辨证论治，病名可商榷，然证不可不辨。"病"是反映疾病全过程的本质或发展规律的大概念。而"证"则是指疾病在具体时限或时间段的一系列病理证候表现。先师认为在具体的临床实践中，辨病与辨证必须结合，二者相互补充，相互依存，这在先师早年进行中西医结合诊治一些疾病中有着充分的体现。如在诊治暑温（乙型脑炎）中，充分发挥了中西结合的优势，在乙型脑炎的诊治过程中遵循中医辨证规律，循证用方救治了众多患者。又在辨治急慢性肾小球肾炎中，以现代医学的检测手段预测着疾病病情的进退，以体征来辨证施治，直至治愈。

七、知常达变，重整体观

先师认为中医治法的形成经历了从简单到复杂，从实践到理论，从常法到变法等过程，这是由历代医家的经验总结而来的。中医治法的特点复杂多变，但必须遵循以下几点。①重视矛盾的主体，一是邪气的性质、强弱、致病部位的不同；二是人体年龄、性别、体质、正气的不同；三是在发生疾病的过程中，邪气与正气之间的各种表现，这就引导治法从简单到复杂，从常法致变法的施用，这是中医治病的优势所在。②重视疾病的运动变化，先师认为中医诊治疾病不是把疾病看成是一个静止的病理状态，这也是中医辨证论治中的一大特点，具有恒动观点。动态观察疾病发生发展中的变化，以此来不断调整临床的治疗法则，这也是中医治则中变法的准则。③重视整体观点，先师认为整体观同样是中医学的一大特点，强调人体内部之间，人体和自然界之间都是有着普遍联系的，密不可分的，所以中医治法也包含了丰富的整体观的内容，从简单至复杂，治此及彼，也衍生了众多的中医治则之变法。

先师于平素的临床中，常以中医的一些变法以治疑难杂症，多获佳效。如引火归原法、甘温除大热法、培土生金法、泻木安土法、提壶揭盖法、增水行舟法、逆流挽舟法、滋阴发汗法、风能胜湿法、济通心肾法、安其未所法、治风先治血法等，本书择其典型案例及先师常用之变法加之整理，以俟读者。

八、药用简明，贵在用量

从先师的临证治病的用方来看，药不繁杂，针对证候遵循仲景制方的君臣佐使的配伍原则，药用简明，以法制方，以药组方，方药合症，井然不紊。有时方剂看似多味，然剖析后，仍然多而不杂，重而不赘。善用药对、药串，药对和药串选用原则有以下几方面。①药性功效相同的药物，如桑叶、菊花，旱莲草、女贞子等；②药性功效相近的药物，如黄芪、党参，黄芪、当归、白术、薏苡仁等；③药性相反功效相近的药物，如黄芪、防己，肉苁蓉、生地黄等；④药性和功效相反的药物，如枳实、白术，枳壳、桔梗，黄连、吴茱萸，大黄、人参等。这些用药形式在先师的临证处方均有体现。

对于药物用量，先师十分重视。一张处方的重要之处就是最后用量的选择，先师认为用量的玄妙，确有画龙点睛之意。古代历朝医家，张仲景以后，精通药物的药性、药物归经、四气五味、产地等的同时，无一不是在药物用量上精准权衡的，从张仲景时就已经在用药的剂量上十分讲究，如桂枝汤类方、小建中汤、承气汤类方、小青龙汤等。再比如傅青主在完带汤中有些药用达两，有些药用不过钱，正是体现了傅青主在这则方中寓补于散、寄消于升、动静相合、相反相成的制方理念。先师遵循先贤，亦有所悟，在痰饮眩晕中大剂使用泽泻，用量达 80g 之多，经验证明未曾显现阴伤之征象，而疗效显著。又比如在治疗暑温（乙脑）、春温（流脑）、风温（大叶性肺炎）、湿温化燥（伤寒）高热之时，均使用大剂生石膏，用量多至 150g 以上，退热好，中病即止，未见有耗阳损阴之弊。又在痰涎壅盛之咳喘时，使用大剂葶苈子量至 30g，仅有腹泻现象，而未有其他之困惑。先师亦在治疗上消化道出血病例时曾使用灶心土一斤煮水半小时许沉淀上清水煎煮其他中药，先师认为药非重不可效。又于盗汗病案中，重剂使用糯稻根煮水（常用半斤），以此水煎煮其他中药而获捷效。这些正是遵循江门临证用药，重症用重量的特点。然又在整理先师病案时发现曾大剂使用桔梗治疗咳嗽，超过 20g 即可出现呕吐、恶心之症，所以桔梗不可重剂，只可轻轻配用，又在很多治疗慢性病中用药精又少，总之先师药物用量十分精妙。正如岳美中先生说过："不理解组方的原意，不掌握药物的配伍和用量上的精巧之处，就是原则不明。失去原则性，则谈不上灵活性。"（《岳美中医话》）

九、广开思路，多法施治

先师认为祖国医学经过了几千年的经验积累和沉淀，创立了众多的治疗疾病的方法和经验，总括为内治法和外治法（非药物疗法除外），内治法在此不再赘述，外治法实际上我们在临床实践中鲜少用之。先师认为外治法是中医学中的一个重要组成部分，不可或缺。外治法具有治法简便、适应证广、疗效显著、副作用少等优势，我们临证医者，面对现今复杂多样的种种疾病，如能在熟练地运用内治法的同时，又能灵活而又不失时机地运用适宜的外治法，则能广开思路，多法施治，提高疗效，则是一善举。故而应验吴尚先"外治之理即内治之理，外治之药亦即内治之药，所异者法耳，医理药性无二，则法则神奇变幻"之语。外治内治同理，亦可相互协调，补其不足，所以医者习医不只是仅习内治一法，同时也需涉猎众多外治之法。先师尤倡以下几种常用外治之法。

（1）灌肠法　实际上此法等同于内服药法。内服药法是通过上消化道给药，灌肠法是通过下消化道给药，其理相通，所以灌肠法适用于多种疾病，尤其适合肠道疾病患者、腹部疾病患者、昏迷病者、小儿、呕吐患者等。比口服药吸收快，减少了药物对胃、食管黏膜的刺激。缺点是药温控制不好，反复插管可能损伤直肠黏膜，比内服法烦琐点，而且需要二人操作，还要卧躺等。

（2）敷熨法　人体是个整体，表里相合。医者将物施用于体表，其药性可由表入里，循经运行，内达脏腑，而起到疏经活络、温中散寒、通利气机、镇痛消肿等功效，亦有内调脏腑气血阴阳的功效，达到治疗疾病的目的，可协调补充内治法。操作简单，取材方便，简易安全，可收奇效。全身体表各部位均可敷熨之。

（3）敷脐法　实际是敷熨法的一种特殊敷药部位和方法。是通过药物对脐（神阙穴）的刺激和作用，借经络循行，输于五脏六腑，布于全身，以达病所。所以敷脐疗法可治众多疾病，对于重证当配伍内治法或其他疗法。

（4）熏洗法　先师认为熏洗法也不失为中医外治有效的法则之一，方法简单，无不良反应。尤甚适用于皮肤疾病患者。先师曾以"二丁汤"（紫花地丁 30g、黄花地丁 30g、牡丹皮 30g、土茯苓 30g、黄柏 12g、薏苡仁 50g、生甘草 6g）治疗下肢丹毒，上方煎水取汁二次口服，又取药渣加水再煎煮，温而泡脚，常获佳效。又常以鬼针草鲜者 250g（干者 100g）煎水泡洗双足

（及足踝即可）治疗成人、小儿急性水泻十分有效。亦常以川芎 30g、钩藤 30g、薄荷 15g、细辛 5g 煎水趁热用口鼻吸之，每次 5～10 分钟，一日 2～3 次，治疗血管神经性头痛，可得佳效。

先师指导吾辈，古人先辈临床治病时从不囿于一方一法，故而需广开思路，博采众法，为我所用。

第二章 临证变法论治

第一节　甘温除大热

一、理论依据

　　"甘温除大热"乃李东垣所创立之法，源于《黄帝内经·素问·至真要大论》"劳者温之""损者温之"之说，又依据张仲景之小建中汤及黄芪建中汤治疗"虚劳烦热"之思路，旨在用甘温补中、益气升阳之品，使脾胃生化有权，元气兴旺，清气上升，营卫气血调和，从根本上补元气而消除"大热"之源。正如李东垣在《内外伤辨惑论·饮食劳倦论》中云："内伤不足之病……惟当以甘温之剂，补其中，升其阳，甘寒以泻其火则自愈。"

二、证治评析

1. "大热"之由

　　李东垣认为饮食劳倦、损伤脾胃，耗损元气则生热。云"胃病气短精神少而生大热""有所劳倦，形气衰少，谷气不盛，上焦不行，下脘不通，胃气热，热气熏中，故内热"。李东垣基于《黄帝内经·灵枢·营卫生会》中"谷入于胃，以传与肺，五脏六腑，皆以受气。其清者为营，浊者为卫"之旨，认识到中气充足则营卫自和，如果饮食劳倦损伤脾胃，以致中气不足，清气不升，浊气不降，营卫不和，中阳郁闭而致内生大热。

9

2. "大热"证候

其表现为燥热，李东垣多称之为"阴火"，如《内外伤辨惑论》中云："阴火上冲，作蒸蒸而燥热，上彻头顶，旁彻皮毛，浑身燥热作。须待祖衣露居，近寒凉处即已；或热极而汗出亦解。"《脾胃论》中云"饮食不节则胃病，胃病则气短精神少而生火热，有时而显火上行，独燎其面"，又云"脾胃一伤，五乱互作，其始病身痛壮热，头痛目眩，肢体沉重，四肢不收，怠惰嗜卧"等。其"大热"症见燥热或壮热不解，口不渴，或喜热饮，不饥不食，少气懒言，形瘦困倦，面黄乏华，或面颧潮红，大便溏薄，舌质淡红，舌体瘦弱边有齿印，脉虚细或数。凡此必须与阴虚内热或阳明壮热鉴别。

3. "大热"治则

"甘温除大热"为其治则。李东垣尊《内经》之旨，又取仲景建中之义，创立了补中益气汤以甘温补中，调和营卫。方中以黄芪为君，大补肺脾之气，又以人参、甘草为臣，甘温益气，且甘草又能补脾胃之元气而泻火热。故李东垣说："又黄芪与人参、甘草三味，为除燥热、肌热之圣药。"升麻、柴胡能引胃中清气上行，扭转中气下陷之势，尚能引参芪甘温之气味上行，补卫气而实皮毛，使卫外固摄。白术苦甘温，以除胃中热。当归和血养血调补营阴，与参芪草同用，则能使营阴坚而卫气实。陈皮理气和中，有利于甘温之运化，防其呆滞之弊。诸药合用，肺脾气旺，营充卫实，中焦升降有序，湿浊化矣，气机畅达，阳气不郁，大热可退也。

三、临证案例

王×，女，54岁，退休，1989年10月11日初诊。

2月前因上消化道出血住他院诊治。胃镜示：糜烂性胃炎、十二指肠球部溃疡。经2个月的抗溃疡治疗，复查胃镜示：慢性胃炎、十二指肠溃疡瘢痕期。然面黄无华，神疲乏力，不思纳谷，周身蒸蒸而热，尤以手足心热甚，欲以凉水冲之，无汗，口干不欲饮，夜寐不佳，大便溏稀，日行一二次，苔薄，舌质偏淡，边有齿印，脉细弱无力。查血常规：白细胞 $4.0 \times 10^9/L$，血红蛋白 76g/L。

先师辨为脾胃虚弱，统血无权，升清无力，湿浊下流，虚阳郁闭，治拟益气升清，养血统血。方选补中益气汤加味。

炙黄芪 60g、红参 5g（另煎兑冲）、炒白术 12g、炒白芍 12g、黄精 12g、仙鹤草 30g、当归 10g、熟地黄 10g、乌贼骨 20g（先煎）、陈皮 10g、佛手 10g、升麻 10g、醋柴胡 5g、炒防风 5g、炙甘草 10g，共 10 帖。

药后精神转佳，身热大减，食纳已香，大便日行 1 次，已成形。前方有效，前后以上方增减 40 天，查血常规：血红蛋白 102g/L。再以黄芪精和归脾丸调理善后，随访 2 年病证未发。

第二节　引火归原

一、理论依据

"引火归原"，又称"引火归元""引火归源""导龙入海"，"引火归原"一则为张景岳所提，源于《内经》"微者逆之，甚者从之"之论点，唐代王冰在注释《内经》这句话时论述到："夫病之微小者，犹人火也，遇草而焫，得木而燔，可以湿伏，可以水灭，故逆其性气，以折之攻之。病之大甚者，犹龙火也，得湿而焰，遇水而燔，不知其性，以水湿折之，适足以光焰诣天，物穷方止矣。识其性者，反常之理，以火逐之，则燔灼自消，焰火扑灭。"

在《伤寒论》中如通脉四逆汤、四逆汤、白通汤等都是"引火归原"的具体治疗方剂。至张景岳对其进行了充分的阐述和研究。

二、证治评析

1. "离源之火"

"离源之火"是"虚火""阴火""虚阳""浮阳"之谓也。

"源"又是什么？一说是肾之本脏，肾为先天之本，真阴真阳寓之于里，又为水火之脏。一说是"命门"，有云命门居于两肾之间，有云右肾也，有云两肾也等。其实从其功能来讲，笔者倾向源为命门属两肾之说，正如元代滑寿云："命门，其气与肾通，是肾之两者，其实一耳。"所以"源"乃指两肾。明代虞抟明确指出："夫两肾固为真元之根本，性命之所关，虽有水脏，而实有相火寓乎其中，象水中之龙火，因其动而发也。"（《医学正传·医学或问》）。说的是肾为真阴真阳之脏，肾之真阴充足则全身脏腑之阴亦充足，肾之真阳旺盛则全身脏腑之阳亦旺盛，所以肾主一身之阴阳也。

2. "火不归原"的临床表现

（1）上热下寒证　两颧潮红，头昏目干，口舌糜烂，牙齿松痛，心烦失眠，少腹冷凉，夜尿频多，腰膝酸软，下肢清冷，便溏或稀，或完谷不化，舌质淡，或舌尖红，脉细虚。此乃肾阳亏虚，阴寒内生，虚火上炎。

（2）戴阳证　急重病证之时见颧红如妆，口唇干燥，不欲饮或热饮，呼吸急促，心悸怔忡，手足冰冷，欲盖厚被，便溏或溲频，脉虚火而浮或微细欲绝。此乃阳虚极盛，真寒拒阳，阳气外越上浮，见于重危病证。

（3）格阳证　周身虽热，却反欲衣被，口虽渴而不欲饮，手足虽躁动，但神态安静，脉大无力，此乃阳虚极耗，阴寒内盛，格阳于外，见于重病危证中或康复后期。

（4）肾不纳气证　喘息不定，气短不得续，呼多吸少，动则喘息更甚；面色䐃红，两颧腮为著；汗出以头颈部为甚，口干不多饮，恶热足冷，舌边尖红，脉细微，尺部更弱。此乃病久阴不敛阳，气失摄纳。

（5）心肾不交、心火上炎证　心悸不寐，五心烦热，躁扰不安，腰痠膝软，男子可梦遗，女子月经量少，口干津少，或口舌生疮，脉细数，此为肾水不足，无以上济心火，心肾不交，心火炎亢于上，不得下暖肾水之宅。

其他诸如慢喉痹、口疮、牙宣、牙衄、鼻衄、咯血等见虚火上炎者，均可参见。

3. 治则

谨遵《内经》之"甚者从之""逆者正治，从者反治，从多从少观其事也"等旨。引火归原，就是以辛热之药导引浮越之火下归于肾元之宅，其具体药物有肉桂、附子、巴戟天、肉苁蓉、干姜等。

（1）常与温里药同用，以治阳虚阴寒内盛、虚阳外越之证；常用方剂有四逆汤、通脉四逆汤、白通汤、理中汤、六味回阳饮等。

（2）常与滋阴药同用，以治阴亏虚火上炎之证，常用方剂有金匮肾气丸、镇阴煎、潜龙汤、引火汤等。

三、临证案例

邵×，男，74岁，农民，2010年10月28日初诊。

有"哮喘"病史七年余，每年秋冬季均有发作，一直自服用"止喘灵"（民间用药，内含地塞米松）。近月来哮喘频作，动则尤甚，神疲乏力，畏寒，面颧胭红，口干不多饮，时汗出，不思纳谷，不能平卧，夜寐不佳，便溏，手足清冷。在社区卫生院予输液抗炎治疗，效果不佳，由亲戚介绍要求中医治疗，察得患者烦躁不安，苔薄白腻，舌质淡边有齿印，脉沉细，微弱无力。

恙由久病肺脾肾三脏俱虚，气虚损阳，加之激素和抗生素更损其阳，阳虚至极，虚阳浮越而成戴阳证。治拟肺脾肾三脏同补，固本平喘，引火归原。方用七味都气丸合四逆汤化裁。

熟地黄 10g、山茱萸 12g、炒山药 30g、泽泻 20g、五味子 10g、茯苓 15g、肉桂 5g、淫羊藿 10g、干姜 6g、萝藦 10g、牡丹皮 15g、丹参 15g、熟附子 6g（先煎）、炙甘草 10g。

嘱其停用自服药，上方 7 帖，一日三服。复诊来诉，汗出已止，面颧胭红已减甚多，精神亦好转，原方有效；原方加白僵蚕 12g、干地龙 20g、诃子 10g，去干姜，再配 7 帖病证已减过半，再施 1 周，后以上方去熟地黄、肉桂，加黄芪、当归调理 2 月余，证大减。随访三年，秋冬鲜有发作。

第三节 培土生金

一、理论依据

"培土生金"源于五行学说。肺属金，脾属土，五行相生规律中土能生金，所以肺气之正常有赖于脾胃之精微的不断充养。正如《黄帝内经·素问》中云："饮入于胃，游溢精气，上输于脾，脾气散精，上归于肺，通调水道，下输膀胱，水精四布，五经并行。"由此可知，若脾病不能散精归肺，可产生土不生金之病，又脾失去健运，水湿不化，聚而生痰，上贮于肺，故有"脾为生痰之源，肺为贮痰之器"。再则肺病日久，又可子盗母气，则能出现肺脾两虚之证。所以调补中焦脾胃，旺实后天，以使脾气充，气血盛，则可充养肺金，肺气宣肃司职，此种治法即为"培土生金"法。正如《石室秘录》中云："治肺之法，正治甚难，当转治以脾，脾气有养，则土自生金。"又如《医宗必读》中云："虽喘嗽不宁，但以补脾为急……脾有生肺之能……土旺而金生。"

二、证治评析

1. 病机分析

肺金病证肺脾同病者，有以下两种情况。

（1）土不生金，脾病及肺　长期的脾胃病证致中气不足，不能充养肺金，导致肺金虚弱，出现精神疲乏，语声低微，气短喘息，动则尤甚，汗出畏寒等症；再则脾虚不运，水湿不化，聚而生痰，贮于肺金，而致咳嗽重浊或喘息不定，咳吐白色黏痰，精神疲乏无力，不思纳谷，口干不欲饮，脘腹胀满，大便或溏或不爽。

（2）子盗母气　肺金之病变日久，盗伐脾母之气，形成脾肺两虚证，如肺金之火热、痰热、气阴两虚等日久即可盗伐脾胃之气阴，形成正虚邪实或肺脾两虚（气阴不足）等证候，除咳嗽吼喘日久，动则尤甚，胸闷心悸等之外，还有脾土虚弱之不思纳谷，脘腹痞胀，大便或溏或干等表现。

2. 治则

无论是土不生金，还是子盗母气，均可以"培土生金"法治之。"培土"之法，即健脾养胃也。健脾者，即运脾、补脾。

（1）运脾　著名儿科大家江育仁老先生曾说过"脾健不在补，贵在运"。运脾使得脾气健运，气充升清，肺金得养，湿气则化，无生痰之虑也。平胃散为其主方。

（2）补脾　乃治脾胃中土虚弱之证。"脾胃者，土也，土为万物之母，诸脏腑百骸受气于脾胃而后能强，若脾胃一亏，则众体皆无以受气，日见赢弱矣。"益气补脾养胃，脾气旺，胃阴润，升清降浊则强，肺金则能充养，宣肃司职，浊阴降则能受谷也。参苓白术散、麦门冬汤或慎柔养真汤是其主方。

参苓白术散方剂配伍精制，补气之力较四君子汤更为雄厚，且兼渗湿和胃、宣肃肺气而化痰，是治疗脾胃虚弱，运化不健，以及脾肺两虚、痰湿蕴肺之经典方剂，临床用之无不见效。

麦门冬汤和慎柔养真汤是治疗脾胃阴虚之有效方剂，麦门冬汤是以治疗肺胃阴虚证为主，而慎柔养真汤是以治疗肺脾阴虚证候为主。二方共同之处乃治脾胃与肺之阴虚，补脾胃之阴而充养肺金之阴也，亦是"培土生金"之重要体现。

三、临证案例

李×，男，56 岁，农民，1988 年 5 月 26 日初诊。

10 年前曾患"肺结核"，经抗结核治疗已愈。摄片示：左上肺见条索状陈旧灶。每年秋季均有咳嗽、咯血现象，今年 2 月底曾感冒一次，后咳嗽不止，选用具疏风祛邪、清热化痰等作用的中药以及数种抗生素，取效不佳，而请先师诊治。症见咳嗽阵作，咳嗽气短，咳甚汗多，不咯血，精神疲乏，不思纳谷，夜寐不佳，大便或溏，形体消瘦，面黄乏华，苔薄白，舌质淡，边有齿印，脉细弱。

此乃屡用苦寒、散邪等药，致脾胃损耗，故而治用"培土生金"法，方选参苓白术散化裁。

太子参 12g、炒白术 12g、炒山药 30g、百合 30g、仙鹤草 30g、炒薏苡仁 30g、炒白扁豆 30g、茯苓 15g、炙百部 30g、紫菀 20g、煨诃子 10g、五味子 10g、炙甘草 5g。

先后 3 诊。病证大减，再拟百合固金汤去麦冬、玄参，加炙百部 30g、紫菀 20g、炒山药 30g、五味子 10g，前后又用月余而愈。

第四节　泻木安土

一、理论依据

五行的生克乘侮是揭示人体五脏之间的生理与病理现象的基本哲理。如肝木与脾土之间，肝属木，喜条达，主疏泄一身之气机，藏一身之血；脾胃属土，主运化、升清、统摄气血等。五行中木克土提示着肝与脾之间的相乘关系。克伐过度为乘，肝木乘脾土提示着要么肝木之气过盛，要么脾土过于虚弱。如张景岳云："凡遇怒气作泄者……盖以肝木克土，脾气受伤而然。"吴崔皋指出："泻责之肝，痛责之肝，肝责之实，脾责之虚，肝实脾虚，故令痛泻。"可见肝木乘脾之病证，属肝脾同病，单纯治脾，其效不显，必须"补不足，泻有余"，泻木安土，肝脾同治，方取卓效。叶天士提出"泻（泄）木安土"，在久患泄泻中曰"阳明胃土已虚，厥阴肝风振动"，故以甘养胃，以酸制肝，创"泄木安土"法。除此之外，还可体现在肝强乘脾之痞胀、胃脘痛、呕血便血、嘈杂等。

二、证治评析

1. 病机分析

（1）肝气郁结乘伐脾土　这里体现在两方面，一是脾土不虚，而肝气郁结犯扰脾胃之土位，导致脘胁部痞胀疼痛，嗳气叹息，不思纳谷等中焦脾胃气机郁滞之症；二是脾土虚弱，肝气乘虚用强，导致脘胁部痞满，消瘦疲乏，不思纳谷，面黄乏华，泄泻便溏，腹痛阵作，泻后痛减，尤以情志不遂后病证加重，乃肝郁脾虚，运化不健所致。

（2）肝郁化火或肝胆湿热乘伐脾胃　证候表现为面红目赤，口干而苦，脘胁灼痛或嘈杂，嗳气呕恶，心烦易怒，不思纳谷，或呕血，或便血，大便或干秘等。肝主疏泄，脾主统血，血的运行有赖于肝气的疏泄和脾的统摄，肝木用强则疏泄不常，致使其调节失常，乘伐脾土致脾土摄血无常，故而出现肝强脾虚之呕血、便血之证。

2. 治则

泻（泄）木乃疏肝理气、平泻肝火、清肝利湿等法则；安土乃理运中焦、益脾补土、健脾止泻、补脾止血、益胃养阴等法则。

（1）肝气郁结犯中者，治以疏肝和中法　遣用四逆散、柴胡疏肝散、香苏安中汤（先师经验方）等。药选柴胡、枳壳、香附、合欢皮、紫苏梗、陈皮、木香、佛手、香橼皮等，故肝气条达，疏泄则常，脾胃之土则和，升降相宜而安。

（2）肝气郁结脾虚者，治拟调肝健脾法　遣用逍遥散、白术芍药散等。药选柴胡、枳壳、佛手、香附、紫苏梗、陈皮、白术、炒白芍、当归、茯苓、炒防风、炒白扁豆、炒薏苡仁、炒山药等。须疏调肝气和健补脾胃同时并举，肝气条达不贼，脾气健不被欺。

（3）肝经火热乘土者，治拟清肝安中法　遣用左金丸、黛蛤散、柴胡清肝汤、丹栀逍遥丸、一贯煎等。药选柴胡、牡丹皮、炒栀子、黄芩、川楝子、当归、生地、侧柏叶、炒山药、百合、茯苓、薏苡仁等。肝经火热分虚火和实火或肝经之湿热乘袭脾胃之位，致使中焦脾胃积热，或灼胃肠之络脉，血不循经，或致中焦脾不统血，血溢于脉外。故而清肝使肝气条达不上亢，不能乘扰中焦，而使土安，脾安则升降有权，统摄如常。

三、临证案例

窦×，女，48岁，工人，1989年9月28日初诊。

2年前曾患"慢性结肠炎"，予中西药治疗已得控制。近2月来在单位与同事争吵而致脘腹部痞胀疼痛，嗳气叹息，腹胀便溏，日行2～3次，泻后痛减，亦用中药止泻之品及复方新诺明、黄连素均疗效甚微。症见时有肠鸣，不思纳谷，精神疲乏，苔薄白，脉细弦。

先师认为恙乃脾虚，肝郁乘之，中焦脾胃失于健运，气机郁滞，水浊走肠间，肠腑失于传导，而致痛泻。治拟疏肝健脾，方选参防止泻汤（先师经验方）或白术芍药汤合四逆散化裁。

党参10g、柴胡5g、炒白术10g、炒白芍15g、陈皮10g、炒防风10g、炒枳壳10g、炒薏苡仁30g、乌药10g、荷叶10g、煨木香10g、香附10g、炙甘草5g。

7帖药后，症见减轻，腹痛已除，便溏日行2次，纳谷已馨。原方显效，加炒白扁豆30g，前后共用1个月而病愈。嘱调畅情志，另以药食两用之品善后调理（陈皮5g、炒薏苡仁20g、铁棍山药一段、炒白扁豆10g，煎水代茶饮2～3月），随访2年恙疾未发。

第五节　通因通用

一、理论依据

"通因通用"是中医反治法之一，即是以通治通。首提此则乃《黄帝内经·素问·至真要大论》，通因通用是顺从疾病假象而施治的一种治疗方法，真正地掌握好辨证论治，不应只着眼于表象和假象，而要深层次地分析思考疾病的具体成因。《类经》中云："通因通用者，如大热内蓄，或大寒内凝，积聚留滞，泻利不止，寒滞者以热下之，热滞者以寒下之，此通因通用之法也。"根据临床经验，凡是实邪所致吐、下、泄、漏等病证者，均可以"通因通用"之法治之，如食物积滞或毒物所致之呕吐、腹泻等，又如湿热下注或痰浊凝滞所致之痢下、泄泻、淋证、带下、便血、经崩、多汗等。

二、证治评析

1. 食滞呕吐

饮食积滞或进不洁之物或有毒之物，致使胃气不降而上逆，出现恶心欲吐，或出现呕吐酸腐，吐后稍缓、脘腹胀满、嗳气厌食，或胃痛，或腹痛，或便溏，或便干，苔腐腻或白腻，脉浮滑等证候。治从因势利导，先宜催吐，以温盐水服下，或刺激咽喉部诱使呕吐，催吐过量之物、不洁之物、有毒之物，再予消导、温中、和降之法调和之，方拟保和丸、枳实导滞丸、小半夏汤、竹茹汤、丁香透膈散等化裁，药物可选姜半夏、姜竹茹、枳实、木香、茯苓、陈皮、丁香、莱菔子、神曲、焦山楂、连翘、砂仁、紫苏梗等。

2. 伤食泄泻

饮食积滞或进不洁之物或进有毒之物者，致使脾胃受伤，脾失健运，腹痛肠鸣，大便臭如败卵；泻后痛减，腹痛痞胀，或恶心，或纳呆，精神疲乏，苔腐腻或白腻，舌质淡，边有齿印，脉细弦。治以通因通用，消导为主，或用荡涤之则，健脾化湿为辅。方拟保和丸、枳实导滞丸、大安丸、健脾丸、枳术丸、枳实消痞丸等化裁。药物可选制大黄、枳实、厚朴、莱菔子、紫苏梗、姜半夏、陈皮、茯苓、炒薏苡仁、炒白术、炒白扁豆、神曲、焦山楂等。

3. 湿毒痢下

便下脓血，腐臭难闻，腹痛剧烈，里急后重，肛门灼热下坠，面红目赤，口干不多饮，溲黄赤，苔黄腻或腐腻苔，舌质偏红，脉滑数。盖由感受湿热毒邪，搏结肠腑，阻滞气血，化为脓血痢，正如《景岳全书》中谓"痢疾之病，多病于夏秋之交，古法相传，皆谓炎暑大行，相火司令，酷热之毒蓄积为痢"，湿热毒邪不去，则中焦气血不畅，所以攻下热毒之邪为重中之重，邪去则土安。方拟芍药汤和白头翁汤化裁。药选：制大黄、枳实、木香、当归、蒲公英、败酱草、车前草、黄连、黄芩、白头翁、炒地榆、地锦草等。

4. 湿热致淋

张景岳认为热淋之因为"积蕴热毒"，邪侵下焦膀胱，膀胱气化不利，开合失司，出现小溲频急，或点滴而下，灼热刺痛，急迫不爽，痛引小腹，或血尿，或腰痛，或发热，或恶心，或口渴，或便干，苔薄黄腻或垢黄腻，舌质偏红，脉滑数。邪蕴壅积，则必须祛邪攻伐之。方拟八正散、石韦散、木通散、五神汤等化裁。药选：细木通、大黄、茺蔚子、王不留行、牛膝、石韦、瞿麦、车前子、冬葵子、萹蓄、黄花地丁、紫花地丁、生甘草等。

5. 血瘀便血

便血成因很多，瘀血阻滞，血不循经，亦可血溢于外，而致便血。瘀血本是病理产物，成瘀原因亦多，有气虚致瘀、气滞血瘀、血寒成瘀、血热成瘀等。症见便血瘀暗，脘腹疼痛，痛有定处，或见胁下、脘腹部包块等。因血瘀便血者，治当活血为主，通因通用，并要兼顾治疗致瘀之因，或益气，或清热，或温经，或理气等，养血止血为次，俟瘀去，可直补有形之血。方选桃红四物汤、失笑散加归脾汤，或桃红四物汤、失笑散加温经汤，或桃红四物汤、失笑散加柴胡疏肝散，或桃红四物汤、失笑散加十灰散等。药选：桃仁、红花、川芎、熟地黄、赤芍、白芍、当归、蒲黄、五灵脂、生黄芪、茯苓、生甘草等，或加党参、黄精、白术健脾益气之品，或加香附、紫苏梗、枳壳、柴胡、降香等疏肝理气之品，或加艾叶、炮姜、乌药、肉桂等温经和络之品，或加地榆炭、槐花、牡丹皮、紫草、大黄、水牛角等清热凉血止血之品等，随证加减化裁。

三、临证案例

崔×，女，46岁，会计。1989年8月28日初诊。

3年前患者慢性乙型肝炎急性发作，住他院治疗，病情稳定，未服保肝药。近2周来调护不慎以致尿频、尿急、尿痛，小腹急胀等，拒用抗生素，自用车前草、蒲公英等煎水服用，病证未得改善，且有低热，便干难解，并有腰痛，甚是痛苦焦虑。故至先师处诊治，察其舌苔黄腻中干，舌质偏红，脉滑数。

查B超排除泌尿系结石，查血常规、生化检查均正常，尿常规及尿培养检查后确诊为泌尿系感染。恙属感受湿热之邪，膀胱气化不利，湿热蕴积，气化郁滞不通。治拟清热通下，尿频而用通下之法，乃"通因通用"也。方用八正散合五味消毒饮化裁。

细木通5g、大黄12g、降香10g、萹蓄15g、石韦30g、瞿麦15g、蒲公英30g、败酱草30g、紫花地丁30g、天葵子15g、野菊花20g、六一散（布包）30g、车前草20g，共5帖。

药后前2天大便稀溏热臭，大便次数共8次，3天后每日1～2次，病证大减，小腹无拘急感，尿频亦减，自觉身爽不热，纳谷亦香，已呈佳兆，原方减大黄为 6g，加木香 10g、炒薏苡仁 30g，再用 1 周，病愈大半，此方再添健脾化湿之品又用 3 周而愈。

第六节　塞因塞用

一、理论依据

"塞因塞用"也是反治法之一，就是以补益收涩的方法和药物治疗临床表现为闭塞不通的假实证候，又可称之为"补以开塞"或"塞以通痞"之法，运用于真虚假实的闭塞之证。早在《黄帝内经·素问·至真要大论》中就提出"塞因塞用"之法，《伤寒论》中"发汗后，腹胀满者，厚朴生姜半夏人参汤主之"，就是以人参大补脾胃之气，以益气消胀之法解决汗后脾虚腹胀痞满之证候，实乃"塞因塞用"之典范。当然因虚致患假实之病证很多，如因脾虚运化不健而致痞满、纳呆、便秘等，亦如阴血不足而致便秘、闭经等，如肾气不足引起的癃闭、精液稀少，又如气阴不足而致少汗或无汗证等。在治疗这些病证中无一不体现"塞因塞用"之治疗思路。

二、证治评析

1. 脾虚痞满

张景岳曾云"有气虚而胀者，元气虚也，曰足太阴虚则鼓胀也"（《景岳全书·肿胀论治》），《沈氏尊生书·胀满症治》中亦云"胀有虚实"，所以中焦脾胃虚弱，运化不健亦是产生痞满的原因之一，证候表现为脘腹胀满，朝轻暮重，按之则濡，得温则舒，口淡纳呆，疲乏无力，或便溏，或便干，苔薄白，舌质淡，边有齿印，脉细弱。治拟健脾益气，理气宽中之法，必须以健脾益气补其虚，脾健气旺则运化有常，气机则顺运矣，不可徒利中焦之气机，以防生变，正如张景岳云："医者不察乎此，惟执下之胀已，急于获效，病者苦于胀满，喜行利药，以求通快，不知暂快一时，则真气愈伤，腹胀愈甚，去死不远矣。"（《景岳全书》）方选五味异功散加木香顺气丸化裁。药选党参、茯苓、白术、黄精、薏苡仁、山药、陈皮、木香、香附、厚朴、枳壳等。

2. 气虚便秘

便虽出于魄门，然需气之斡旋，方能传导下行。脾气虚则升清不足，胃气不能降，加之脾虚及肺，肺又与大肠相表里，则脾肺气虚可致大肠传导不力，而致使大便多日未解，临厕努责无力，动则汗出，身倦气短，头昏纳少，面黄乏华，舌苔薄白，舌淡边有齿印，脉细弱。《谢映庐医案·便闭门》中云："治大便不通……气虚多汗，则有补中益气之法。"治从健脾益肺、润肠导下，方选补中益气汤合五仁丸化裁。药选：生黄芪、太子参、生白术、茯苓、百合、山药、黄精、柏子仁、郁李仁、杏仁、松子仁、当归、枳壳等。

3. 肾虚癃闭

肾主水液，亦主膀胱气化，久病或年老体弱，肾气不足，气化不利，则州都开阖不利，而致癃闭。病证表现为小溲不通或点滴不爽，排出无力，面色㿠白，神疲乏力，腰膝痠软无力等。治拟益补肾元，强肾通利，亦为"塞因塞用"之法也。方选济生肾气丸或右归饮化裁。药选：附子、肉桂、巴戟天、熟地黄、杜仲、川续断、泽泻、车前子、川牛膝、益智仁、王不留行、茺蔚子等。

三、临证案例

谭×，女，39 岁，服装工人。1989 年 10 月 11 日初诊。

3 月前因"便血"3 天入他院，诊断为"十二指肠溃疡伴出血"予抗溃疡西药治疗 2 月，复查胃镜为溃疡瘢痕期。然 2 个月月经未至，面色㿠白无华，精神疲乏无力，语音低弱，不思纳谷，爪甲无华、头昏失眠，红细胞 $2.68×10^{12}$/L，血红蛋白 68g/L。苔薄白、舌质淡胖，边有齿印，脉细弱无力。

请先师诊治，乃失血所致，气随血亏，恙属气血双亏，冲任失充，经水不以常至，故而治以益气补血，塞因塞用。方拟八珍益母丸化裁，速补无形之气，气旺则生血。

黄芪 50g、党参 10g、黄精 15g、茯苓 15g、炒白术 10g、炒白芍、全当归 15g、熟地黄 15g、川芎 15g、益母草 20g、川续断 15g、陈皮 10g、炙甘草 10g。

七帖药后，精神转佳，病证已呈佳兆。原方加菟丝子 15g，7 帖。至用第 4 帖药时，月事已至，为紫黑色，量不多。前后共调 2 个月，面色已渐红润，腰不痠软无力，月经已正常，量中，夜寐亦佳，纳谷不馨，再以归脾丸调理之。随访 2 年，十二指肠溃疡未发，月事亦正常。

第七节　寒因寒用

一、理论依据

"寒因寒用"也是反治法之一，以清泄邪热的方法和药物治疗表面有寒象的一些真热病证，适用于真热假寒的证候。其理论依据是《素问·至真要大论》中"帝曰：反治何谓？岐伯曰：热因寒用，寒因热用，塞因塞用，通因通用，必伏其所主，而先其因，其始则同，其终则异。"此"热因寒用，寒因热用"经历代医家以及我们通过"一问一答"的意义上来看，乃"热因热用，寒因寒用"之义，也符合高世栻《素问直解》里面的解释："热治热，寒治寒，塞用塞，通用通，是其始则同；热者寒，寒者热，塞者通，通者塞，是其终则异"。所以"寒因寒用"是为真热假寒证而设。

二、证治评析

1. 真热假寒证

是邪热内盛，深伏于里，阳气郁闭于内，格阴于外的一种病理状态，多见于热病的热盛至极阶段，如高热壮热，烦渴不已，喜冷饮，烦躁不安，小溲短赤，舌质红，苔黄等一派实热证候，热盛至极，又见"热极似寒"的四肢厥冷、脉象或沉伏等寒象。由于其疾病之本质是热盛于里，而格阴于外，故称为真热假寒证，这种四肢厥冷，又称之为"阳厥"或"热厥"。亦如《医宗金鉴·伤寒心法要诀》中云"阳气太盛，不得相荣也，不相荣者，不相入也，即不相入则格阴于外，故曰阳盛格阴也"。临床中常见矣。

2. 治则

"寒用"者施之以清热直解邪盛之热，俟热清、邪却、闭开，阳气有达，则"厥"解之。清热之法用之均为苦寒清凉之药，用时亦观察病人的胖瘦、体质的强弱，病情的轻重，或直折病邪，或徐徐进解，以防苦寒遏中，或留邪不解。因热邪犯人又极易伤阴耗气，所以尽解邪热之后亦需顾护气阴之益补，或在后期清养结合。方剂选用白虎汤、黄连解毒汤、大黄泻心汤、竹叶石膏汤等。药选：①高热期，生石膏、知母、栀子、金银花、青蒿、黄连、黄芩、蒲公英、连翘、大黄、淡竹叶等；②热退期，北沙参、麦冬、五味子、地骨皮、生地黄、百合、山药、陈皮、神曲等。

三、临证案例

王×，男，65岁，退休，1985年6月7日，初诊。

恶寒发热3天，头昏头痛，咽痛，稍咳，胸闷，自服感冒药不效，今日清晨始觉寒战高热，自测体温39.5℃（腋下），头痛较甚，无汗，手足厥冷，面色萎黄，口干不欲饮，周身困乏无力。来医院就诊，收住入院，查胸片：右侧中下肺见大片模糊影，提示大叶性肺炎。血常规：白细胞 12.6×10^9/L，中性粒细胞百分比89%，舌苔黄，舌质偏红，脉数。

诊断为风温（气分证）热厥。输液抗感染，同时予中药清解气分之热，宣肃肺之气机。方拟麻杏石甘汤合五味消毒饮化裁。

生石膏60g（先煎）、炙麻黄10g、杏仁12g、野菊花30g、蒲公英30g、紫花地丁30g、金银花20g、鱼腥草30g、紫背天葵20g、淡竹叶15g、金荞麦30g、生甘草4g，共3帖。

药用第二天涔涔汗出，头痛立轻，身热骤降，已有食欲，寒战除，四肢转温，然咳嗽加重，咳声重浊，咳吐黄色黏痰，胸痛隐隐，咳甚加剧。上方去炙麻黄、淡竹叶，加紫菀20g、土贝母12g、全瓜蒌12g、薏苡仁30g，再服7天，停抗感染之西药，以上方化裁又予10帖，病证悉除，出院2周后复查胸部X线示：感染病灶基本吸收。嘱避风寒，休息及加强营养，3月后随访未见发热。

🧧🧧🧧🧧🧧 第八节 热因热用 🧧🧧🧧🧧🧧

一、理论依据

"热因热用"也是反治法之一，以温热散寒法和药物治疗一些有发热、烦躁、口干咽痛等的病证，或因表卫实寒郁遏阳气，或因里寒或虚寒至极而格拒阳气等。《素问·至真要大论》中论述"热因寒用，寒因热用"之语句，根据上下文义，后世众多医家以及我们的认识，还是认为"热因热用、寒因寒用"比较贴切。

张仲景在《伤寒论》中对反治法论述十分精辟，尤其是在"热因热用"方面更为突出。张仲景认为凡病性属寒而有发热（真热抑或假热）证象，使用温热药达到除此热者，均为"热因热用"。

二、证治评析

1. 风寒表实证

乃外感表实证，感受风寒之邪，邪客卫表，经络郁滞，表阳之气不得宣泄所致，这种证候在《伤寒论》中第35、46、52等条文中均有阐述。其证候表现为恶寒重，发热轻，或自觉壮热，鼻塞头痛，无汗身痛，口干不欲饮，苔薄白，脉浮紧。治疗法则为祛风散寒，通阳开腠，正如《素问·玉机真脏论》所说："风寒客于人，使人毫毛毕直，皮肤闭而为热，当是之时，可汗而发之。"选用方剂为麻黄汤。药选：麻黄、桂枝、羌活、荆芥、防风、葛根、紫苏叶等。

2. 阴寒格阳

（1）寒邪直中，阴寒盛极，逼迫阳气浮越于外，相互格拒、排斥，其疾病的本质为阴寒内盛，但由于其格阳于外，故其临床表现除四肢厥逆，畏寒蜷卧，吐利腹痛，下痢清谷等真寒之象外，并伴面红以颧部为甚，时烦躁，或口渴而欲饮等假热之征。治疗法则为温里散寒，回阳救逆，阴寒散，阳气复，经云"寒淫所胜，治以辛热"，方遵仲景四逆汤加味。药选：附子、干姜、细辛、肉桂、白术等。

（2）阳虚生寒，阴寒极盛格阳于外。阳虚之证乃脾肾阳虚为多见，阳气虚极则生内寒，寒盛则格阳。其临床表现除畏寒怕冷、或冷汗出，或便溏下利，或完谷不化，精神委顿不振，欲寐等真寒之象外，并见面颧潮红，口干不欲饮等假热之征。治以"热因热用"之温补脾肾，回阳救逆法则，"补后天之气无如人参，补先天之气无如附子"（《医宗金鉴》），所以方用四味回阳饮（《景岳全书》），也就是四逆汤加人参，药选：人参（红参）、附子、炮姜、补骨脂、炒白术等。

三、临证案例

温×，女，58岁，退休工人，1987年11月21日初诊。

因患溃疡性结肠炎，在他院服用柳氮磺胺吡啶及泼尼松治疗3个月，便下黏冻已除，腹痛亦减。然精神委顿，汗出较多，畏寒怕冷，不欲饮水，面颧潮红，不思纳谷。故来先师处诊治，察得其舌苔薄白，舌质淡胖，有齿印，脉细弱而沉。查肝肾功能无异常，白细胞 $2.8 \times 10^9/L$，血红蛋白 $92g/L$。

恙乃过用西药，致使正气受损，脾阳虚弱，阳虚生内寒，阴寒内盛，格阳于外，而产生面颧潮红之假热之象，其本质是一派阳虚真寒之象。停用西药，治疗以补益脾阳，祛寒救逆为主，方拟四味回阳饮加味治之。

党参20g、熟附子10g（先煎）、炮姜10g、炒白术12g、炒薏仁30g、炒防风10g、黄芪20g、炒白扁豆20g、仙鹤草30g、辣蓼10g、炙甘草6g，共5帖。

药后翌日汗出大减，5帖药后，颧红已除，大便未见红白黏冻，一日1～2次，精神仍欠佳，原方继用七天。进药后病证已好转大半。上方去熟附子，加炒山药30g、白及10g、黄精10g，再用2周。后以参苓白术丸少佐桂附地黄丸治疗三月余，病证向愈。

第九节　提壶揭盖

一、理论依据

"提壶揭盖"法就是通过开宣上焦壅塞之气机，提升清阳之气而达到宣上利下的一种疗法。朱丹溪曾云："一人小便不通……此积痰在肺，肺为上焦，膀胱为下焦，上焦闭则下焦塞，如滴水之器……必上窍开而后下窍之水出焉，以药大吐之，病即安。"（《丹溪心法》）。其又在论治小便不通时具体阐述，"气虚，用参、芪、升麻等，先服后吐，或参、芪药中探吐之；血虚，四物汤，先服后吐，或芎归汤中探吐亦可；痰多，二陈汤，先服后吐，以上皆用探吐。若痰气闭塞，二陈汤加木通、香附探吐之。"可以认为朱丹溪提出"提壶揭盖"专以探吐为大法，其实我们认真研习众多先贤之论述及临床运用，"提壶揭盖"法包含了中医治则中宣开肺气法、升提肺脾之气法、搐鼻取嚏法、探吐开通胃气法等。正如李中梓《证治汇补》中云"一身之气关于肺，肺清则气行，肺浊则气壅，故小便不通，由肺气不能宣布者居多。"

唐宗海《血证论》中亦云："小便虽出于膀胱，而实则肺为水之上源"，又如《医经精义》中曰："理大便必须调肺气也"。由此可见"提壶揭盖"法在临床中可以治疗水肿、癃闭、便秘、淋证、痢疾等。

二、证治评析

1. 肺气郁闭证

肺处高位，喻为"华盖"，肺主通调水道，为水之上源。如果肺虚失于通调水道，或实寒之邪侵肺或热邪袭肺，均能郁阻肺窍。肺气不能肃降，津液输布失常，水道通调不利，不能下输膀胱，而膀胱气化不利，症见咳嗽或喘，胸闷气短，或疲乏无力，或语声低弱，腹胀痛，又见小便涓滴不通，或点滴不爽，咽干或咽痒等。治则以宣肺通下。虚者以补肺汤加王不留行、木通、车前子等治之；实者以清肺饮加车前子、茺蔚子、木通、王不留行、威灵仙等治之；寒凝者以杏苏散加乌药、王不留行、桂枝等治之。

2. 风水浮肿

肺主一身之表，外合皮毛，主宣发肃降，又为水之上源。寒邪外袭，肺失宣肃，不能通调水道而下输膀胱，以致风遏水阻，风水相搏，流溢于肌肤而患水肿，尤以面目浮肿为甚，并见恶风寒、头身困倦、疼痛，或发热，咳嗽，或口渴，或咽痛，舌苔薄白，舌质淡红，脉浮紧。治以疏风宣肺，行气利水。宣肺发汗而开塞即"开鬼门，洁净府"，正如仲景亦云"诸有水者，腰以下肿，当利小便，腰以上肿，当发汗乃愈。"方从越婢加术汤合杏苏饮化裁。药选：麻黄、防己、木香、紫苏叶、桂枝、车前子、白术等。

3. 肺郁便秘

从脏腑病机来论述，便秘主要责之于肺、脾、肾、肝诸脏，肺气的宣降、脾的升清、肾气的开阖，以及肝气的疏泄，对二便均有影响。而肺主一身之气，肺气郁滞不得宣降，诸脏腑亦受影响，尤其是大肠之传导，直接受累。传导失司则可发生便秘难解，正如《石室秘录·大便闭结》中云："大便闭结者，人以为大肠燥甚，谁知是肺气燥乎？肺燥则清肃之气不能下行于大肠。"亦如《证治要诀·大便秘》中云"风秘之病，由风搏肺脏，传于大肠，故传化难"，即是风邪犯肺，肺气郁闭，不能传导于肠道而生便秘之证。肺郁有虚有实，虚者有气虚、阴虚等之别，实者有外感风寒、风热之邪、有痰热蕴肺等之分。治疗法则以补虚祛实，宣上通下。补虚祛实，随证用方药。宣上者可选用：杏仁、紫苏叶、桑叶、白前、前胡、桔梗、紫菀、百部等。通下者：实证者可用硝黄之属；虚者可选五仁丸、玄参、生地黄、生白术等润肠通下之品。

三、临证案例

陈×，男，65岁，退休。1985年11月8日初诊。

2月前患肺炎在他院住院，予抗感染治疗10天，复诊肺炎已愈。然体弱，汗出较多，动则尤甚，稍咳，口干不欲饮，便干难解，五六日一行，努责无力，曾服酚酞等导泻药，不耐泻下，疲乏无力，面色㿠白无华。故来先师处就诊，察其舌苔薄白，舌质淡边有齿印，脉细弱。

恙属肺脏气虚，宣肃失司，大肠传导不能。治以益气补肺，宣降通下。方拟补肺汤合五仁丸化裁。

生黄芪40g、党参15g、生白术30g、生熟地黄各10g、茯苓15g、紫菀20g、杏仁15g、桑白皮10g、防风6g、郁李仁10g、柏子仁10g、桃仁10g、炙甘草6g，共7帖。

此方寓补肺汤、玉屏风散、五仁丸之义。药后患者翌日即得通便，之后每日一次，汗出亦少，精神亦转佳。原方去防风、桑白皮，加当归10g、薏苡仁30g，共调理3周，病证乃愈。

第十节　增水行舟

一、理论依据

"增水行舟"法是清代温病学家吴鞠通所创立，主要用于因"津液不足，无水舟停"及"热结液干"所致的"温病之不大便"。"增水行舟"即属于润下法，"增水"指补养阴血，"行舟"是通过补养阴血，使得肠道水液满溢，肠中燥屎自然前行无碍，便秘得解矣。后世众多医家均有发挥，如南京中医药大学温病学家杨进教授认为由于阴血亏虚而导致血液在脉络中滞瘀不行而引发诸证亦可施以"增水行舟"法治之，从而扩大了"增水行舟"治疗范围。从临床中来看，由于阴血不足而致瘀血碍滞不行之证候有中风、经闭、痿证等。

二、证治评析

1. 肠燥便秘证

是以阴血亏虚，肠燥液干，无以传导。正如《证治要诀·大便秘》中所云："又有老人津液干燥，是名虚证。妇人分产亡血，及发汗利小便，病后血气未复，皆能作秘。"症见大便干秘，数日难解，行则见便如羊屎状，或腹胀，口干欲饮，不思纳谷，形体消瘦，面颧潮红，舌苔少或光剥，舌质红，脉细弱。《证治汇补》中云："津少者滋润之。"故而治则遵滋养阴血，增水行舟法。方选增液汤合当归补血汤和五仁丸化裁。药选：生黄芪、玄参、生地黄、麦冬、郁李仁、柏子仁、杏仁、当归等。

2. 阴亏血瘀证

长期阴津亏少，不得濡润，血在脉中瘀滞不行，不得滋养四肢百骸，冲任不盈，致四肢痿废不用，或偏瘫，或四肢拘急疼痛，或经闭不行，或行经量少色黑，面色萎黄或青暗等。血亦是舟也，阴津亏虚，脉管不得濡润，气旺亦是枉然，故而临床中还是以增水行舟法治之，津液行补，血液亦旺盛，脉管得以滋润，加之正常之气的推动，瘀滞亦能化散矣。方选增液汤合当归补血汤、桃红四物化裁。药用：生地黄、玄参、麦冬、生黄芪、当归、川芎、赤芍、白芍、桃仁、红花等。是方又遵"益气生津"和"益气补血"之法则，重用生黄芪以补气生津生血，气旺津足则血充，血液运行则如常而不滞矣。

三、临证案例

肖×，女，38岁，职员，1990年3月28日初诊。

患者患甲亢已四年，平日见消瘦、口干、心悸，一直在服药中，近一年来月经量少、色黑，腰酸痛，小腹坠胀隐痛，曾服中西药效果不佳。此次月经未至，查未孕。经他人介绍至先师处就诊，察其面色萎黄，舌质红而偏暗，舌体瘦小，舌苔少，见花剥，脉细弱。查血示：甲状腺功能正常。血常规示：白细胞 $3.2×10^9$/L，血红蛋白98g/L。心电图示：窦性心律，S-T段改变。B超（子宫、附件）示：子宫肌瘤 1.2cm×10cm。

综合而论，此乃病久阴血不足胞宫脉盈不足，久之凝滞不行，前医只知行瘀、通脉、调经，不知养血滋阴以增水行舟矣。故而先师以增液汤加桃红四物汤化裁治之。

玄参20g、麦冬15g、生地黄20g、当归15g、赤芍12g、白芍12g、牡丹皮 12g、红花 5g、桃仁 10g、川芎 15g、王不留行 10g、黄芪 30g、生甘草 5g、失笑散 20g（布包），共 7 帖。

药后小腹坠痛已除，口干亦减，药已见功。原方加川续断 15g、杜仲 15g，再续 10 帖。第 7 天月经已至，量多，有黑紫块，余 3 帖继用结束。月经 6 天干净，治以养血滋阴，调肝补肾三周余，月经再行，黑紫块明显减少，病证向愈。

第十一节　逆流挽舟

一、理论依据

"逆流挽舟"一词首创于喻嘉言，曾云："活人此方，全不因病痢而出。但余所为逆挽之法，推重此方，盖借人参之大力，而后能逆挽之耳。"所指之此法是用人参败毒散治疗痢疾病初起，表里同病，中虚外邪，既化表又侵里之病证。其实此法则乃表里同治，透里邪由表而出者。在汉代张仲景即有论述，如《伤寒论》中："太阳阳明合病者，必自下利，葛根汤主之""太阴病，脉浮者，可发汗，宜桂枝汤""太阳病，外证未除，而数下之，遂协热下利，利下不止，心下痞硬，表里不解者，桂枝人参汤主之"。后世医家亦有重要阐述。至清代喻嘉言正式称之为"逆流挽舟"法则，之后一些医家十分推崇喻氏之言，如张秉成《成方便读》曾云："治感受时邪……并痢疾初起，表未解者，悉可用之……此喻氏逆流挽舟之法，以邪从表而陷里，仍使里而出表也。"吴鞠通云："此证乃内伤水谷之酿湿，外受时令之风湿，中气本自不足之人，又气为湿伤，内外俱急。立方之法……喻氏所谓逆流挽舟者此也。"笔者等在临证中参悟到凡遇表里同病者，无论中虚与否，均可使用"逆流挽舟"法，使入里之邪托出，与在表之邪共同由表而解。临证中常见病证如痢疾、泄泻、咳喘、喉痹、风湿痹等。如遇表里同病者均可施用"逆流挽舟"法。

二、证治评析

1. 寒湿痢疾

《症因脉治》曰："寒湿痢之因……寒湿时行，内气不足，乘虚感入，郁遏营卫，卫郁营泣，内传肠胃，则水谷不化，气血与糟粕互相蒸酿，而痢下赤白之症作矣。"此病乃寒湿作痢，表里同病。症见痢下赤白黏冻，赤少白多，腹痛阵作，得温稍缓，恶寒发热，周身疫痛，不思纳谷，恶心欲吐，无汗，苔薄白腻，舌质淡，脉浮。此乃风寒湿邪入侵人体，既犯表又入里，表里同病，此时治疗法则选用"逆流挽舟"法，解表散寒，化湿和中。方选人参败毒散化裁，药选：柴胡、防风、羌活、葛根、川芎、苍术、法半夏、茯苓、太子参、生甘草等。

2. 风寒（湿）泄泻

乃表里同病，风寒（湿）之邪先犯表，表证不解内扰大肠，肠道传导失司；或风寒（湿）之邪同时犯表入里；或本体湿困，风寒之邪乘袭，里外合病。症见恶寒发热，无汗头痛，周身疫痛，恶心欲吐，不思纳谷，脘腹痞胀，腹泻稀水或完谷不化，舌苔白或腻，脉浮。风寒之邪或挟湿外袭，表里同病，亦取"逆流挽舟"法。

（1）风寒犯表入里，太阳明病合病者，则发汗解表，升阳发散，表解里自和矣。正如《伤寒论》中："太阳阳明合病者，必自下利，葛根汤主之。"药选：煨葛根、桂枝、麻黄、炒防风、炒白芍、生姜或干姜等。

（2）风寒湿犯表入里或风寒与里湿里外合病者，则祛风散寒、化湿和中，亦使里湿之邪随表而解，选用藿香正气散或《医学心悟》之神术散治之，药选：藿香、苍术、厚朴、法夏、陈皮、防风、羌活、白芷、砂仁、茯苓、紫苏、神曲、甘草等。

3. 风寒湿痹

《素问·痹证》中"风寒湿三气杂至，合而为痹。""所谓痹者，各以其时重感于风寒湿者也。"经络的空虚给邪气有可侵袭之机，且无力驱邪外出，使得风寒湿之邪气得以深入，流连关节筋脉，发为痹证。症见关节肌肉疫痛或走窜不定或疼痛剧烈，得温则缓，或肌肤麻木不仁或痛处肿胀，畏寒怕冷，无汗或少汗，苔薄白或腻，舌质淡，脉浮缓。治以"逆流挽舟"法，祛风胜湿，散寒，解表，行痹。方选蠲痹汤合麻黄附子细辛汤化裁。药选：羌活、独活、桂枝、麻黄、秦艽、细辛、附子、当归、川芎、白术、苍术、防风、甘草。

4. 太阳并证

张仲景的《伤寒论》《金匮要略》中有很多"逆流挽舟"治法之实例，如太阳与他经兼病，有太阳阳明合病、太阳少阳合病、太阳少阴合病、太阳太阴合病等；如太阳兼证，兼水饮（小青龙汤证）、兼肺气郁闭（柴胡桂枝汤证）、兼风湿相搏（桂枝附子汤证、甘草附子汤证）等，太阳并证有个共同点就是表证仍在，里或虚或不虚，邪气又有入里之象，此时邪气尚未深入不易去，遣用"逆流挽舟"法，使之入里之邪气由表而出也。

三、临证案例

卜×，女，42岁，店员。1984年10月23日初诊。

素体消瘦，有"慢性胃炎"病史10余年。3天前淋雨后恶寒发热伴头痛、打喷嚏、周身疫痛，自服生姜茶后病证未得改善。前天下午始腹泻稀水便10次，又服黄连素未见起效，肠鸣腹胀，恶心不吐，精神欠佳，畏寒稍热，苔薄白，稍腻，脉浮。

先师认为恙属外感风寒湿邪，表里同病，邪气入里，肠道传导失司，治以逆流挽舟法，祛风散寒，化湿和中，方选神术散化裁。

羌活10g、煨葛根10g、炒防风10g、藿香10g、炒苍术10g、砂仁5g（后下）、紫苏叶梗各10g、陈皮10g、炒白术10g、生甘草5g、生姜2片，共3帖。

药后腹胀减轻过半，恶寒消，恶心除，头痛亦轻，腹泻一日4次，原方加炒白扁豆20g，再服5帖，病证悉除，唯神疲乏力，消瘦纳差，以参苓白术丸调理2月，半年后随访体重增加6斤，甚喜。

第十二节　祛瘀生新

一、理论依据

祛瘀生新是现今中医临床中运用广泛的中医治疗法则之一，历史源远流长，其思想源于《素问·离合真邪论》中"此攻邪也，疾出以去盛血，而复其真气。"其实质含义为祛除多余的血分之物（祛瘀）从而使得真气复原（生新）。也就是通过祛除瘀血、疏通经络，调畅气机、流通气血，营养组织、促进新生这三个方面达到祛瘀血生新血、新络及新组织的目的。

对于瘀血的认识，《内经》称为"恶血"，张仲景称之为"蓄血""干血"之类，《巢氏诸病源候论》称为"留血""积血"，张景岳称之为"败血"等。

我们从历代文献中探索以及近代各家研究之成果综合而论，瘀血包括以下四个方面：①离经之血；②血流阻滞；③污秽之血；④内积之血。现实临床中，瘀血不消，脉道受阻，导致脉络不畅，血不得濡养、血不出新等，一旦瘀消，脉络通达，营血濡养，新血则充，组织亦生。这就是"祛瘀生新"基本含义。然而从人体中病理现象中来看，凡是因其他有形之物瘀滞不通者造成组织脏器运行失常者，均可以此法推而论治，如饮停证、痰凝证等。

二、证治评析

"瘀"字本是由"淤"字转化而来，一开始表达水淤积滞之义。后体现在人体病理现象——血液瘀滞，我们将之引申为人体内流动且有益于人体的物质停滞不通、汇聚成积的病证，均可称之为"瘀"。

1. 瘀血阻络证

血瘀成因很多，有寒凝致瘀、热郁致瘀、气滞血瘀、气虚血瘀、外伤血瘀、出血致瘀、阴虚致瘀、肝郁致瘀、痰浊致郁、阳虚致瘀等。症见舌质紫暗或有瘀斑、瘀点，脉涩，疼痛有定处或久痛，癥积，皮肤黏膜见瘀点瘀斑，痛经伴经色紫暗或有瘀块，或闭经，肌肤甲错，偏瘫麻木等，但见以上一症便是瘀血证。治疗法则为和血通脉法、活血化瘀法、破血逐瘀法等，根据血瘀症的轻重，可选用之。和血通脉类药：当归、丹参、生地黄、赤芍、鸡血藤、牡丹皮等。活血化瘀类药：川芎、蒲黄、红花、三七、五灵脂、益母草、延胡索、乳香、没药等。破血逐瘀类药：水蛭、虻虫、土鳖虫、三棱、莪术、桃仁、血竭等。另对成因分别对应之，以祛瘀新生。

2. 水饮停聚证

水饮是人体水液代谢障碍所形成的病理产物，又是一种继发性病因。《素问·经脉别论》中云："饮入于胃，游溢精气，上输于脾，脾气散精，上归于肺，通调水道，下输膀胱。水精四布，五经并行。"此乃人体水液吸收、输布、排泄之常。《圣济总录》中又云："三焦者水谷之道路，气之所终始也。三焦调适，气脉平匀，则能宣调水液，行入于经，化而为血，溉灌周身。三焦气涩，脉道闭塞，则水饮停滞，不得宣行，聚成痰饮。"由此可见人体的水液代谢乃肺、脾、肾及三焦等脏器的共同协调完成，其中任何一个脏器的失调均有可能导致水液的代谢失常而引发饮停发病。水饮致病的特点为①水饮为阴邪，易阻遏阳气；②水饮流窜不定，易阻滞气机；③水饮致病广泛，变化多端；④水饮之病性黏滞重着，致病病程较长，病势缠绵。饮停腹中，为鼓胀，治以攻逐水饮，利水消胀，方选己椒苈黄丸、中满分消丸等；饮停胁下，为悬饮，治以攻逐水饮，疏利肝肺，方选十枣汤、葶苈大枣泻肺汤等；饮停胸肺，为支饮，治以泻肺化饮，宣肃肺气，方选小青龙汤、射干麻黄汤、葶苈大枣泻肺汤；饮停肌肤，为溢饮，治以利水消饮，行气消肿，方选防己黄芪汤、五皮饮等；饮停肠间，为痰饮，治以温化痰饮，健脾和中，方选苓桂术甘汤、平胃散等；饮停胃中，为心下痞，治以化饮消痞，和中健胃，方选五泻心汤、异功散、枳术丸等；饮停膀胱，为蓄水，治以温通三焦，化气利水，方选五苓散等；水结胸膈，为结胸，治以宽胸散结，泻水化饮，方选大、小陷胸汤等。以上水饮停聚之病证乃水液不能正常输布运行，停聚为患，此时必须泻水，化饮，散结，使水液回归正常运行而濡养周身，此亦是祛瘀生新法也。

三、临证案例

周×，男，38岁，职员。1986年9月10日初诊。

前一天中午吃了2支棒冰即觉脘部痞胀隐痛，恶心欲吐，不思纳谷，头昏肢乏，口干不欲饮，在家自服胃复安不解，翌日即来先师处门诊，查血常规、血淀粉酶、血糖、B超（肝胆脾胰肾）均正常，口干较甚，不欲饮水，脘部痞胀，便溏2次，舌苔薄白腻，脉细弦。

此乃饮停胃中，脾胃损伤，中焦不运，脾不能输津，津液不得上承，治以化饮和中，健胃消痞，方用生姜泻心汤合枳术丸。

生姜3片、法半夏10g、枳壳15g、炒白术12g、干姜6g、黄芩10g、茯苓15g、太子参10g、甘松5g、生甘草6g。

3帖药后，诸证减轻过半，再续服4帖病愈。

第十三节　滋阴发汗

一、理论依据

"滋阴"乃中医临床常见的治疗方法，此处"阴"之不足，乃指"阴精""阴血""阴津"，精、血、津均为有形之物，均属阴，精、血、津三物相互资生，相互依存，任何一个不足都会带来其他的亏虚，所以"滋阴"实际上就是滋补阴精、阴血、阴津。又"盖汗之为物，以阳气为运用，以阴精为材料"（《温病条辨》），并且叶天士在《临证指南医案》中又说："夫汗本乎阴，乃人身之津液所化也。"所以汗与津液的关系密切，津液与血又同出一源，因此又有"汗血同源"之说。人之无汗或少汗之病证除了表实证和阳虚鼓动无力外，还有阴津不足，无以化生为汗也，吴鞠通又曾在《温病条辨》中云："其有阳气有余，阴精不足，又为温热升发之气所烁……或不出（汗）者……用甘凉甘润，培养其精为材料，以为正汗之地……本论始终以救阴精为主。"这段话实际上就指明了"滋阴以发汗"为阴精（津）亏虚导致汗液无出之病证的治疗法则。

二、证治评析

滋阴发汗法用于阴虚引起无汗或少汗的病证有两方面，一是素体阴虚而外感表邪者，或因外感而使用温散之品致使阴液不足且表邪不散者；二是温热病后阴液亏虚致无汗者，或因他恙使用温热火燥之品致使阴液暗耗而患无汗或少汗症。

1. 阴虚外感

恶寒发热，无汗或微汗，或夜间盗汗，头身疼痛，稍咳，心烦口干，手足心热，精神疲倦，苔薄黄而干，或苔少光剥，舌质偏红，脉浮细而数。治以滋阴，发汗，解表，方选加减葳蕤汤化裁，药选：玉竹、百合、五味子、地骨皮、葱白、淡豆豉、白薇、紫苏叶、桔梗、生甘草等。

2. 阴亏无汗

温热病后大温大热之后，阴精被劫，无以化为汗液，表现为体瘦，精神疲惫无力，口干心烦，面颧潮红，无汗，失眠，手足心热，溲黄少，大便干秘，苔少或光剥，舌质红，脉细数。治以滋阴发汗，益气和中。方选青蒿鳖甲汤合景岳加味一阴煎化裁。药取生地黄、青蒿、鳖甲、知母、牡丹皮、地骨皮、白芍、玉竹、百合、麦冬、银柴胡、生甘草等。

三、临证案例

乔×，男，62岁，退休，1985年4月27日，初诊。

因过早脱去冬装，感邪以致发为风温病（肺炎），高热四天方退，其间使用大剂抗生素，2周后复查肺部感染灶基本吸收，然精神疲顿乏力，面颧潮红，自觉内热，体温不高，无汗出，心烦口干，失眠多梦，苔光剥，舌质干红，脉细数。

差由温热之邪炽盛，耗及肺胃之阴，津液亏虚不得濡润以及上承，治用滋养肺胃之阴液，充养而使汗化有源，方选沙参麦冬汤合青蒿鳖甲汤化裁。

南北沙参各 10g、麦冬 12g、山药 15g、玉竹 20g、青蒿 10g、知母 10g、地骨皮 15g、生地黄 10g、生甘草 6g。

药用 3 帖，内热顿除，上方去青蒿，加百合 20g、酸枣仁 20g、益心胃，安心神，心安火不旺内守，心神内守，阴精不耗，得以化生为汗矣，前后又调 10 天而愈。

第十四节　急下存阴

一、理论依据

"急下存阴"是中医治法中的一则重要治疗方法，属于"下法"。"下法"首创于《内经》，发展于张仲景。张仲景在《伤寒论》及《金匮要略》中创制了泻下法方剂达三十多首，并根据泻下的轻重和作用的大小分为峻下、轻下、缓下、润下等，至刘完素、张从正得到了更好的诠释，至明末清初在温病大家的倡导下，"下法"又有了新的含义，临床运用更加广泛。他们倡导"温病下不厌早"，创造出了"急下存阴"这一下法之变法。而"急下"一说，发源于张仲景，《伤寒论》中有"阳明三急下"和"少阴三急下"。

1. 阳明病"三急下"

（1）252 条："伤寒六七日，目中不了了，睛不和，无表里证，大便难，身微热者，急下之，宜大承气汤。"钱天来曾注"此条是邪热伏于里而耗竭其津液也"。

（2）253 条："阳明病，发热汗多者，急下之，宜大承气汤。"成无己注："邪热入府，外发热汗多者，热迫津液将竭，急予大承气汤以下府热。"

（3）254 条："发汗不解，腹满者，急下之，宜大承气汤。"此乃发汗津伤，而腑实又成，燥热势必进一步灼阴，而有竭阴之险，故当急下。

此三条急下明示，如果不急下必将导致阴津亏竭之势，比一般之阳明里热内结伤阴证要危重很多，所以必须急下，实则通过急下热结之邪，而保存阴津之本。

2. 少阴病"三急下"

（1）320条："少阴病，得之二三日，口燥咽干者，急下之，宜大承气汤。"此乃少阴病，热淫于内，要有胃实之证，已灼阴液，需"急下"，否则，津液将被劫竭。

（2）321条："少阴病，下利清水，色纯青，心下必痛，口干燥者，可下之，宜为柴胡汤、大承气汤，"此条论述病证为少阴病本虚寒，但此时下利为纯青色便，乃"热结旁流"也，燥热在内，乃在耗竭阴津，而又现"口干燥"之症，必须"急下"之。

（3）322条："少阴病六七日，腹胀不大便者，急下之，宜大承气汤。"病程已长，邪气深入不去，化热内结于腑，可能更损阴液，将致其涸竭。

此三条急下，乃示少阴病本虚，邪气深入化热，更伤阴液，将有耗竭之势，故而"急下"而存气阴之正气。

所以张仲景之阳明三急下或少阴三急下均是虚实兼夹之症候，且实邪较重，阴虚之势亦将涸竭之危，实则就是"急下存阴"之含义。吴鞠通、叶天士、王孟英等温病大家更为强调"保存阴液"在温病治疗中的积极意义。

二、证治评析

（1）阳明燥实证　腹部胀满，矢气频转，大便干结不通，便如羊屎状，或热结旁流，恶热，口干燥欲饮，或潮热，或视物模糊，或手足濈然汗出，舌苔焦黄起刺，或有裂纹，舌质偏红，脉沉实或数。治以急下存阴，清通腑实。方选三承气汤，或增液承气化裁。药选：生大黄（后下）、芒硝（冲服）、枳实、厚朴、玄参、生地黄、生甘草等。得效即止。

（2）阴虚腑实证　精神疲倦，面颧潮红，手足心热，口干舌燥，腹胀满不甚，大便数日不解，舌质光剥，或龟裂干燥，脉细虚数。治以急下存阴，养阴通便。方拟增液承气汤或新加黄龙汤化裁。药选：生地黄、生大黄、玄参、麦冬、当归、芒硝、北沙参、百合、牡丹皮、生甘草等。在"增水行舟"之义基础上再加清热急下之硝黄，以确保急下热结而使阴液不再被劫。

三、临证案例

姚某，女，56岁，退休，1989年9月13日初诊。

有干燥综合征病史。近来因感冒发热三天方退热，目前口中舌燥，精神疲乏，面颧潮红，手足心热，大便干结，十余日未解，舌质光红，中有裂纹不深，脉细数。

恙由素体阴虚，邪热先犯卫表，由表又及里，热结于腑，更耗阴液。治以急下存阴，清解热邪。方选增液承气汤合加味一阴煎化裁。

生大黄 10g（后下）、生地黄 12g、玄参 10g、玉竹 15g、知母 10g、麦冬 10g、银柴胡 10g、地骨皮 10g、生甘草 4g，共 7 帖。

3 帖药后得便二行，手足心热遂除，服完 7 帖后，精神好转。口干燥亦明显改善，大便一日一行，稍稀。原方去生大黄，加制大黄 6g、炒山药 15g、炒薏苡仁 30g 以健脾，前后共服二十天中药，大便一日 1 次，阴虚之证已瘳大半。后长期服用杞菊地黄丸以缓之。

第十五节　风能胜湿

一、理论依据

古人认为在自然中，潮湿之处多无风，有风之处多无湿，风过湿退，故风能胜湿。在中医五行理论中，木属肝，秉风散之性，土属脾胃，秉湿土之气，木克土，则风亦胜湿。"风能胜湿"是中医治疗法则之一，源于《内经》，"湿伤肉，风胜湿"（《素问》），发扬于张仲景和金元时期。张仲景治疗水气病运用防己黄芪汤和防己茯苓汤中运用防己就是体现祛风胜湿之理，金元时期李东垣云："湿寒之胜，当助风以平之"（《脾胃论》），升阳除湿汤是其代表方剂，又如《内外伤辨惑论》中之羌活胜湿汤、《素问病机气宜保命集》中之大秦艽汤等，都充分地体现了"风能胜湿"的治疗思想。明代赵献可则在前人对湿病的治疗经验之上，又提出了升阳风药治湿的理论，在其《医贯》中云："夫湿淫从外而入里，若用渗淡之剂以除之，是降之又降，是复益其阴，重竭其阳……反助其邪之谓也，故用升阳风药即瘥……大法云：湿淫所胜，助风以平之。又曰：下者举之，得阳气升腾而愈矣。"又至清代叶天士云"用药总以苦辛寒治湿热，以苦辛温治寒湿，概以淡渗佐之，或再加风药。"在治疗湿温病中为使用风药胜湿指明了施治思路。

二、证治评析

1. 湿病的特点

《临证指南医案》中云："湿为重浊有质之邪，若从外而受者，皆由地中之气升腾，从内而生者，皆由脾阳之不运。虽云雾露雨湿上先受之，地中潮湿下先受之，然雾露雨湿，亦必由地气上升而致……其伤人也，或从上，或从下，或遍体皆受，此论外感之湿邪，着于肌躯者也。"其特点：湿为阴邪，易损阳气；湿性重浊；湿性黏滞，阻滞气机；湿性趋下；湿多夹温热等。湿邪又具有一定的季节性、地域性和人体个体的特禀性。

2. 湿病证候

湿邪为病无外乎外湿和内湿。由于湿邪有上述特性，故而致病、起病缓慢、病程长、缠绵难愈、病后多虚实夹杂。

外湿多由淋雨受寒、水中作业、居住潮湿等所致，病邪浅则伤肌肤筋脉，深则入里，则伤脏腑，累及气血阴阳。

内湿多由肺脾肾之虚，水液代谢失调，聚水成湿，布于三焦。湿侵肌肤则为水肿、湿疹、湿毒等；湿入筋脉关节则为痹病、历节病等；湿停上焦则为咳喘、胸痹等；湿阻中焦则为胃痞、泄泻、呕吐、胃痛等；湿趋下焦则为淋证、带下、肠痈、癃闭等；湿热相阻，则为湿温、黄疸等。

3. 治则方药

治湿方法很多，包括芳香化湿、淡渗利湿、清热燥湿、温化寒湿、祛风胜湿等。

本文专题讨论"风能胜湿"，"风"指祛风之功用的药物。祛风药物或辛香发散、或宣畅气机、或升阳透散等，其特性能上能下、可外可内，畅一身之气机，鼓舞一身之阳气，更能引经报使，宣导百药，又可增效、健脾益气、补肾益精、疏导肝气、清热泻火、利水消肿、除湿消满、活血化瘀、开通关窍等。湿侵肌肤者可祛风湿、利水湿、疏肌表，可选防己黄芪汤、防己茯苓汤、消风散等；湿入筋脉关节者可祛风湿、舒筋脉、利关节，可选蠲痹汤、羌活胜湿汤、防风汤、薏苡仁汤等；湿蔽上焦者可祛风湿、宣肺气、化痰浊，可选止嗽散、宽胸丸、射干麻黄汤等；湿阻中焦者可祛风胜湿、理中焦、和胃气，可选香苏饮、藿香正气散、痛泻要方等；湿趋下焦者可祛风胜湿、利水、化浊气，可选假苏散、柴苓汤等；湿热浸淫者可祛风胜湿、清热邪、泄水浊，可选麻黄连翘赤小豆汤、藿朴夏苓汤等。

以上所有祛水湿之方剂中，均有风药配入其中，或为主药，或为辅药，其主要功用为祛风胜湿，在临床中经常运用的"风药"大致包括防风、防己、羌活、升麻、柴胡、荆芥、川芎、前胡、藿香、紫苏、淡豆豉、香薷、桂枝、麻黄等。风药或单味使用，或数味并用。"风药"临床用之十分广泛，其不仅能解表，还有胜湿、通络、止痛、散寒、宣肺、理气等功效，其性温热刚燥，易伤津耗阴，用之过度或过久会耗伤正气、助火化热等，所以临证用之宜遵东垣之意，药量宜轻，还需结合其他祛湿之法，使之湿去而不伤脾、不耗阴、不助火，灵活运用祛风胜湿之大法，充分体验"风能胜湿"之要旨。

三、临证案例

黄×，女，45岁，职员，1986年8月7日，初诊。

平素有"胆囊炎、胆结石"病史，一周前在海边旅游，进食大量海鲜，复吹风，即发脘部疼痛阵作，恶心欲吐，恶寒微热，不思纳谷。急在当地诊所开具颠茄片、胃复安，服用2天，未见起效，且尿黄、面黄、目黄，甚是担忧，即刻赶回本地，来先师处诊治，B超示：肝区光点密集，胆囊增大，壁增厚，胆囊内见数枚强回声团，最大 1.2×1.0cm。肝功能示：谷丙转氨酶 88U/L，谷草转氨酶 68U/L，谷氨酰转移酶 256U/L，总胆红素 45μmol/L，直接胆红素 28μmol/L，血常规示：白细胞 13.2×10^9/L，中性粒细胞 82%，血淀粉酶 88U/L。

初步诊断为胆囊炎、胆结石伴淤胆性黄疸。门诊予抗感染3天，同时予中药，察舌苔薄黄腻，舌质边尖红，脉细数。先师认为恙由夏季暑热复加吹风感受寒凉，加之进食大量海鲜，感受湿邪，表里感邪，化热犯于肝胆，表邪尚未尽解，湿热已蕴肝胆，肝失疏泄，胆汁外溢致发黄疸。治以祛风化湿，疏中解表，清利肝胆，方用藿朴夏苓汤化裁。

藿香10g、淡豆豉10g、法半夏10g、厚朴10g、郁金10g、金钱草20g、虎杖10g、车前子草各15g、赤茯苓10g、泽泻30g、杏仁10g、焦山楂30g、六一散（布包）20g，共3帖。

药后寒热去，恶心除，脘痛亦减。原方去淡豆豉，加香附10g、紫苏梗10g，茵陈30g，前后共20剂。复查B超示：胆囊缩小至正常，肝功能正常，1个月后行胆囊摘除术。

第十六节 济通心肾

一、理论依据

"济通心肾"是中医脏腑辨证施治大法之一，治疗"心肾不交"病证。

"心肾不交"就是心与肾之间的火与水、阳与阴、神与精之间的动态平衡失调而表现一系列的心气血阴阳与肾的精气阴阳之间协调不正常的病理证候。心居上焦属阳，在五行中属火，肾居下焦属阴，在五行中属水。心位居上，故心火（阳）必须下降于肾，使肾水不寒，肾位居下，故肾水（阴）必须上济于心，使心火不亢。心与肾之间的水火升降互济，维持着心与肾之间的生理功能的协调平衡，也影响着其他脏腑间的协调和运转正常。根据人体中阴阳交感和互藏的机制，肾气分肾阴与肾阳，肾阴上济依赖肾阳的鼓动，心气分心阴与心阳，心火的下降需要心阴的凉润。正如《中藏经》中云："火来坎户，水到离扃，阴阳相应，方乃和平""水火通济，上下相寻，人能循此，永不湮沉"，《格致余论》中又云："人之有生，心为火居上，肾为水居下，水能升而火有降，一升一降，无有穷已，故生意存焉。"

心藏神，肾藏精，精能化气生神，为气、神之源，神能控精驭气，为精、气之主。正如《类证治裁》中云："神生于气，气生于精，精化气，气化神。"所以心肾不交也反应在精气神之间的不协调。

心为君火，肾为相火，君火在上，如日照当空，为一身之主宰；相火在下，系阳气之根，为神明之基础，命门相火秘藏，则心之君火充沛，君火旺盛，则命门之相火亦旺，各安其位，则心肾相济。这也是体现在心与肾阳之间的协调关系。

一旦心与肾之间不协调，就是心肾不交，则会产生水与火不济，精与神不化、君相之火相离等病证。

二、证治评析

1. 心肾不济成因

心肾不济之成因很多，临床中常见病因有久病或过用苦寒、温燥之品而伤阴，房事不节或手淫，思虑太过，情志郁而化火，外感热病，心火独亢等。所致之病证也较复杂，有心中懊烦，失眠多梦，心悸怔忡，遗精带下，口疮口糜，喘嗽，水肿，耳鸣，盗汗，脏躁等。

2. 治则

（1）滋阴降火通心肾　主治心肾之阴液不足，或肾水不足无以上济于心，致心火独亢上炎，故见心中烦热，失眠多梦，口舌生疮，心悸不安，盗汗，潮热，焦躁不安，遗精，口干，舌红苔少或黄，脉细弱或细数，方用黄连阿胶汤、大补阴丸、知柏地黄丸、三才封髓丹等。

（2）降火温肾交心肾　主治心火偏亢，不能下潜温煦肾阳，而使肾阳不足，不能上济心阴，而致心火上亢、肾阳亏之病证。症见精神偶见亢奋，心烦口干，惊悸怔忡，失眠多梦、或彻底不寐，足冷腰痠，遗精阳痿，女子带下清稀，舌质淡，舌尖稍红，苔白或水滑，脉细弱。方用《韩氏医通》之交泰丸方，其曰："能使心肾交于顷刻"。又《本草新编》中云："黄连、肉桂寒热实相反，似乎不可并用，而实有并用而成功者，盖黄连入心，肉桂入肾也……黄连与肉桂同用，则心肾交于顷刻，又何梦之不安乎？"所以交泰丸是治疗心火上亢、肾阳虚之心肾不交的专方，药虽简，但效专。

（3）填精养神交心肾　主治心气不足神无所依，肾阴不足无以生精，精不能化气生神，神不能摄精归肾，而致精伤神散之心肾不交之病证，表现为虚烦心悸，失眠多梦，神志不安，少气懒言，健忘头晕，梦遗腰痠，苔薄白，舌体偏瘦，舌质色淡，脉细弱无力。方拟天王补心丹或平补镇心丹化裁治之。

（4）益心温肾交心肾　主治心气不足无以下煦肾之阳气，以致肾阳不足亦无以上济心之阳气，导致心肾阳虚，表现为心悸怔忡，浮肿，汗多怕冷，腰膝痠软，遗精甚或滑精，精神委顿，女子带下清冷而稀，苔薄，舌质淡胖或有齿印，脉沉细。方拟桂甘龙牡汤合茯菟丸（《太平惠民和剂局方》）化裁。

三、临证案例

秦×，女，44 岁，公务员，2013 年 4 月 11 日初诊。

长期办公室工作，形瘦体弱，近 3 个月来，口舌生疮，反复难愈，心烦易躁，面黄乏华，午后潮热，两颧似妆，腰痠经少，手足心热，失眠多梦，苔少，左边花剥，舌质偏红，脉细数。

羔属素体阴虚，思虑过度，劳伤心脾，阴虚不能涵养心阳，导致心火上亢，发为口疮，治以滋阴降火，交通心肾。方拟大补阴丸化裁。

黄连 3g、知母 10g、生地黄 10g、熟地黄 10g、龟板（先煎）10g、地骨皮 10g、五味子 10g、续断 15g、酸枣仁 15g、百合 20g、茯苓神各 15g、莲子 10g、生甘草 4g、灯心草 2g。

7 帖药后，口疮已收敛，午后潮热亦除，月经未至。再服 7 帖，经水得至，3 天经去，精神好转，原方去知母、黄连，加当归 10g、生黄芪 15g，调补 3 周，诸证好转七八，口疮未作。后以知柏地黄丸和归脾丸交替服用 3 个月。1 年后随访诸安。

🔲🔲🔲🔲🔲🔲 第十七节　安其未所 🔲🔲🔲🔲🔲🔲

一、理论依据

"安其未所"在中医临证治疗学中是一个较为广泛的治疗法则，"安"是安顿、保护、防护、安养等意。"未所"是指未病之所，或邪气未传变、未到达的地方。"安其未所"包含了治未病的思想和既病防变的原则。"治未病"最早起源于《黄帝内经》，"圣人不治已病治未病"（《素问·四气调神大论篇》），我们认为治未病思想包括两层认识：一是指健康者或亚健康者要防止发病；二是一些潜伏未发之病，如"冬不藏精，春必病温"之伏气温病，或如宿痰在肺，遇邪引发咳喘之病，或如乙肝病毒携带者、肾结石胆结石等未发之病等。"既病防变"也是"治未病"思想衍变而得，发展于张仲景时期，"夫治未病者，见肝之病，知肝传脾，当先实脾……"（《金匮要略》），实际上"既病防变"亦包含着两层认识：一是已罹病尚无过多过重症状者；二是已患疾病尚未传变或波及其他脏腑、其他经络，或未深入过重。

所以"安其未所"是防病至未染之先，疗疾于萌发之际，救伤于未传之时，顾护未达之地所。

二、证治评析

1. 健康者或亚健康者

健康者或亚健康者防病，目前全民保健意识提升不断，自不待言，亦不赘言。

2. 潜伏未发之病者

潜伏未发之病者，如"冬不藏精，春必病温"之伏气温病，要加强冬季补养，药补食补结合；如宿痰在肺者，可平素间断服用健脾补肺、祛痰化饮之剂以调理，参苓白术散、六君丸之属也；乙肝病毒携带者可保肝养肝善理之，护肝片、逍遥丸等可矣。

3. 既病防变

（1）脏腑间传变　肝病传脾、肺病传心、脾病传肾、肝肾同源，肺病及肾，肾病及心等。如肝病传脾，"见肝之病，知肝传脾，当先实脾"。实脾者：补脾益气，四君汤、参苓白术散之属；运脾化湿，平胃散、二陈汤之属；理脾疏中，香苏散、四逆散、枳术丸之属；温脾和中，小建中汤、理中汤之属；健脾消食，保和丸、健脾丸之属；实脾消水，实脾饮、五皮饮、防己茯苓汤主属等。

（2）六经传变　在研读张仲景《伤寒论》关于六经传变时，不能教条地认为"一曰太阳、二曰阳明……"，太阳病不治或失治一部分是传于阳明，称之为"传经"，还有并病、合病、直中等解释，所以在论治外感热病中要注意传变的精神实质，以防困囿。

（3）卫气营血传变　卫气营血辨证乃叶天士等温病大家，在诊治温热病中所创立一种辨证方法，并提出"先安未受邪之地"之论点。先师认为叶天士学术思想体现在治疗和用药上。治疗则直伐病邪，切断传变源头，超前用药，顾护正气；用药则在辛凉中稍佐甘凉之品，在甘寒之中加入咸寒之品，病将入心早用开窍之品，病在中期早用扶正之品等，充分体现了"先安未受邪之地"之思想。先师在临床治疗热病中亦常用此法，如在风温肺炎的治疗过程中，初期常在银翘散中加芦根、金荞麦、玉竹之甘凉之品；在中期高热中，常加玄参、生地黄、水牛角、牡蛎、珍珠母等咸寒之品；病在末期则常加南沙参、麦冬、生地黄、山药、黄精、黄芪、五味子等养阴益气，补益肺脾之品，均是"先安未受邪"之典范。

三、临证案例

卞×，男，58岁，农民，1989年10月11日，初诊。

有乙肝病史5年，其间未做任何调治，3个月前因腹胀在当地卫生院治疗，口服氢氯噻嗪、氨体舒通等利尿剂，起初有效，后即无效。患者消瘦，腹胀如鼓，不思纳谷，面黄乏华，肝掌，腹部有蜘蛛痣，便溏，日行5～6次。经他人介绍至先师处诊治，查B超示：肝硬化，大量腹水，门静脉增宽，脾肿大。肝功能示：谷丙转氨酶106U/L，谷草转氨酶88U/L，谷氨酰转移酶112U/L，总胆红素30μmol/L，直接胆红素19μmol/L，白蛋白32g/L，球蛋白47g/L。血常规：白细胞2.9×10^9/L，血小板88×10^9/L。苔薄白腻，舌质淡胖有齿印，脉细弱。

恙属久患肝病，肝失条达，肝病传脾，脾虚失运，肾不化水，以致气、血、水瘀滞于腹中，故得臌胀病。本虚标实，本虚为气虚，脾为后天之本，脾气虚则中焦不运，清阳不升，浊阴不降，壅滞腹中，气虚致气滞，气滞致血瘀。所以气血水同结致患，其中又以脾虚为主，故《医镜》中云："臌胀起于脾虚气损，治之当以大补之剂培其本，少加顺气以通滞。"又《张氏医通》中云："单单腹胀久窒，而清阳不升，浊者不降，互相结聚，牢不可破，实因脾胃之衰微所致。"所以肝病之臌胀，必然有脾虚之证，治当见肝之病，当先实脾。此案治以健脾益气，调肝和络之法，方用芪泽消肿汤（先师经验方）化裁。

生黄芪 60g、泽泻 40g、车前子（布包）20g、猪苓 20g、防己 10g、连皮茯苓 20g、薏苡仁 30g、当归 15g、仙鹤草 30g、牡丹皮 30g、炒防风 10g、煨诃子 10g、炒白扁豆 30g、王不留行 10g、马鞭草 30g、生甘草 6g。

5 帖药后，效显，患者甚喜，腹消近半（前后以布尺量之对比），精神转佳，平素饮食嘱之，每日用 3 枚蒜头与鳜鱼或甲鱼烹调饮其汤，啖其蒜。前后共调 3 个月，腹水退尽，病证好转，3 年后复作，又以上方治疗 2 月余，水退，精神佳。嘱其再服 2 月，随访 5 年病证未发。

第十八节　通腑安脏

一、理论依据

脏与腑之间的关系主要表现为脏腑、阴阳、表里配合的关系。脏属阴，腑属阳，阴主里而阳主外，一脏一腑，一阴一阳，一里一表，相互配合，组成了心与小肠、肺与大肠、脾与胃、肝与胆、肾与膀胱等脏腑表里关系，体现了阴阳、表里相应的"脏腑相合"的关系，这种相合关系又体现了：①经络的相互络属；②结构上的相近与相连；③生理上的相互配合；④病理上的相互影响。从而在治疗上就有脏病治腑、腑病治脏、脏腑同治的治疗诸法。

脏腑间还存在其他的特殊现象与关系，《五脏穿凿论》中云："心与胆相通（心病怔忡，宜温胆为主；胆病战栗癫狂，宜补心为主），肝与大肠相通（肝病宜疏通大肠；大肠病宜平肝为主），脾病与小肠相通（脾病宜泻小肠火；小肠病宜泻脾土为主），肺与膀胱相通（肺病宜清利膀胱；膀胱病宜清肺为主），肾与三焦相通（肾病宜调和三焦；三焦病宜补肾为主）。此合一之妙也。"所以我们在论治脏腑关联的病证时，要拓宽思路，不落教条。

本篇只谈论脏病从腑论治方略，六腑以通为用，所以脏病影响腑气不通者，则通腑以安脏，亦即"腑气通则脏气安"（《温热经纬》）也。

二、证治评析

脏病影响腑气不通之证主要体现在以下几方面。

（1）心火移热于小肠　宜"利小便清心火"。证候表现为心火亢炎者，面赤，心胸烦热，渴欲冷饮，口舌生疮；心热移于小肠，热迫于膀胱者，小便赤涩或茎中涩痛，淋沥不尽等。方选：导赤散或导赤清心汤化裁。药选：木通、淡竹叶、灯心草、生地黄、栀子、车前子、牡丹皮、生甘草等。

（2）肺热壅盛传于大肠　宜"泻肠腑清肺热"。证候表现为发热咳嗽，咳痰黄稠，胸闷或痛，腹满便秘，苔黄厚腻，舌质红，脉滑数。方选：宣白承气汤加味。药选：生石膏、生大黄、杏仁、全瓜蒌、黄芩、冬瓜子、金荞麦、败酱草、生甘草等。

（3）脾虚湿阻而塞于胃　宜"降胃气升脾阳"。证候表现为脘腹胀满，不思纳谷，面黄乏华，倦怠乏力，嗳气恶心，舌质淡有齿印，苔白腻而厚，脉细弱等。法循"脾宜升则健，胃宜降则和"。方用陈平汤化裁。药选：苍术、法夏、陈皮、厚朴、茯苓、白术、炒防风、炙甘草等。

（4）肝失条达而胆气不泄　宜"利胆腑疏肝郁"。证候表现为口苦咽干，头晕目眩，往来寒热，胸胁苦满或胁肋痛，心烦易躁，恶心欲吐，嗳气泛酸，大便或干，溲赤，或黄疸，苔薄黄或黄腻，舌质偏红，脉弦等。方选：小柴胡汤合柴胡疏肝散化裁。药选：柴胡、香附、枳壳、黄芩、法半夏、郁金、川芎、川楝子、生甘草等。

（5）肾气虚弱而膀胱失气化　宜"调水道补肾关"。证候表现为临床中无任虚证、实证抑或虚实夹杂者，其病机关键是膀胱气化不利，或小便淋沥不尽，或尿少，或尿失禁等。方选：①利尿通关者，可选八正散、春泽汤、萆薢分清饮等。药取木通、车前子、石韦、萆薢、猪苓、茯苓、王不留行、虎杖、六一散等。②固脬止遗者，乃调膀胱之变法也，可选桑螵蛸散、金锁固精丸等。药选：桑螵蛸、石菖蒲、沙苑子、金樱子、五味子、菟丝子、覆

45

盆子、益智仁、远志、芡实等。

三、临证案例

杨×，男，48岁，工人，1987年5月8日，初诊。

1周前高强度劳作，汗出感外邪，以致恶寒发热，咳嗽，自服感冒药后症状不解，不恶寒，高热达40℃，面红目赤，咳嗽重浊，咳吐黄黏痰，胸闷，时胸痛，口渴引饮，头痛，大便干结，已1周未解，腹胀纳差。全胸片示：左肺下野见片状影；血象示：白细胞 14.1×10^9/L，中性粒细胞百分比 88%，血沉 35mm/h。察其舌苔黄腻，舌质偏红，脉滑数。

延请先师诊治，乃邪热入里，肺热壅盛，肺失肃降，大肠传导失司。治以清肃肺气，通便泄热。方选宣白承气汤加味。

生石膏80g（先煎）、生大黄10g（后下）、杏仁15g、全瓜蒌10g、黄芩15g、败酱草30g、鱼腥草30g、白前10g、生甘草6g。

因患者药物过敏，拒用抗生素，予输液加维生素以及纠正电解等辅助治疗。中药1帖药后得大便2次，身热遂退，原方入证，7帖药后，热退，咳嗽未减，然咳痰少许，胸闷痛亦除，大便一日1～2次，原方去生石膏、生大黄，加炙百部30g、紫菀20g、土贝母10g、薏苡仁30g、牡丹皮10g。前后又服2周，复查胸片示，左下肺炎症灶基本吸收，病证痊愈。

第十九节　治风先治血

一、理论依据

"治风先治血"是中医治疗法则之一，这句话出自陈自明《妇人大全良方》，"论曰：夫偏枯者，其状半身不遂，肌肉枯瘦，骨间疼痛，神智如常，名曰偏枯也。仆原疾之由，皆由阴阳偏亏，脏腑怯弱，经络空虚，血气不足，当风冲坐，风邪乘虚而入，疾从斯作……古人有云：医风先医血，血行风自灭是也。"至明代李中梓在《医宗必读》对陈氏之理论进一步延伸至治疗行痹病证上，曾云："治行痹者，散风为主，御寒利湿仍不可废，大抵参以补血之剂，盖治风先治血，血行风自灭也。"

二、证治评析

1. "风"之病证

其有"外风"和"内风"之别。

（1）外风　外风为外感六淫之首。由于寒、湿、燥、热等邪气多依附于风邪而侵犯人体，故素有"风为百病之长"之谓。根据风邪致病的特性，常见的外风证有伤风、风寒、风热、风湿、风疹、风痹、外感中风等。发病机理中涉及血分的有风疹、风痹、外感中风等。

（2）内风　内风源起于脏腑阴阳气血的失调，表现为头昏眩晕，手足作麻，或四肢抽搐、或角弓反张、或震颤强直、或昏倒、或神昏谵语或不省人事、或口眼㖞斜、半身不遂等。内风的病理机制为：一是肝阳化风；二是热极生风；三是阴（血）虚生风。从其病理来看三者都涉及血分，都可从血论治或并而治之。

2. "治血"的深刻含义

"治风先治血"之意义必须深刻去领悟，其中包含着二层意思，一是治风之时可以不治风邪（外风、内风）；二是治风（祛外风、息内风）与治血同时进行。

"血病"致患包括血寒、血热、血虚、血瘀、出血、血燥等。既可因它邪所致，亦可为风生之因。那"治血"也不外乎温经散寒、清热凉血、滋阴养血、活血化瘀等法则。

（1）温经散寒法　适用于寒邪侵袭经脉，血脉受阻不通的病证，当选用当归、桂枝（肉桂）、乌药、艾叶等。方选当归四逆汤、胶艾汤等。

（2）清热凉血法　适用于热盛动风、或热入心包等病证。当选犀角（水牛角）、生地黄、赤芍、玄参等，方选清营汤、犀角地黄汤等。

（3）滋阴养血法　适用于阴血亏虚而生风的病证。当选生熟地黄、白芍、石斛、玄参、阿胶、龟板、鳖甲等，方选大定风珠等。

（4）活血化瘀法　适用内风之瘀血阻络，或内风之瘀阻心窍之病证，当选川芎、姜黄、三七、王不留行、莪术、桃仁、牛膝、红花、土鳖虫、水蛭等。方选通窍活血汤、复元活血汤、癫狂梦醒汤等。

这些法则或单行治风病，或与治风药同用。

三、临证案例

屠×，男，56 岁，退休，1987 年 9 月 10 日初诊。

患者罹过敏性荨麻疹已十年余，曾服氯苯那敏、泼尼松多年。虽有所控制，但仍不断现疹，甚是苦恼，已忌口多种食品，仅以米面食品、蔬菜及豆制品度日。后经人介绍至先师处诊治。察其疹现大片，尤以四肢颈胸部为多，搔痒较甚（已停服泼尼松和氯苯那敏），吃辛辣及油腻食品后更甚，诊得鼻痒，时喷嚏，心烦易躁，口干不多饮，夜寐不实，大便干结，四五日一解，血脂、血糖正常。

诊为中焦积热，热毒入络，泛溢肌肤，所以疹色深红，暴出皮肤。治以清热凉血，通腑导泄为法，方选犀地清络饮加减。

水牛角片 50g（先煎）、生地黄 10g、淡竹叶 10g、栀子 10g、紫草 12g、牡丹皮 15g、赤芍 10g、桃仁 10g、冬瓜子 20g、火麻仁 10g、生甘草 4g，共 7 帖。

服药间得便 5 次，疹隐较多，然未清，口干不甚，心烦已除，前药得效。去冬瓜子，加徐长卿 10g、王不留行 10g、再施 1 周，病证大减。调整方剂，改桃红四物汤化裁，桃仁 10g、红花 5g、川芎 15g、生地黄 10g、赤芍 15g、当归 10g、鸡血藤 30g、紫草 10g、薏苡仁 30g、茯苓 15g、枳壳 10g、焦山楂 20g，上药共服 3 个月而愈。随访三年未发。

第二十节　利小便以实大便

一、理论依据

"利小便实大便"是中医治疗泄泻的治疗法则，是通过疏利小便而使大便成形的治疗方法，又叫"开支河"或"分消走泄"，是中医治疗法则之变法之一。"利小便所以实大便"原文见于《温病条辨》，是在解释湿郁三焦中"脘闷，便溏，身痛，舌白，脉象模糊。"使用二加减正气散时所说的释文，其曰："以便溏不比大便不爽，故而加通草、薏仁，利小便所以实大便也"。此法最早源于张仲景《伤寒论》："伤寒服汤药，下利不止……复不止者，当利其小便"，以及《金匮要略·呕吐哕下利病脉证治》中："下利气者，当利小便。"又晋代王叔和亦在《脉经》中提出："溏泄，宜服水银丸，针关元，利小便。"再又朱丹溪《平治荟萃》云："治湿不利小便，非其治也。故凡泄泻之药，多用淡渗之剂利之。"明代张景岳在《景岳全书》中更是明确地指出："凡泄泻之病，多由水谷不分，故以利水为上策。"并又说："治泻不利小便非其治也。"

二、证治评析

"利小便以实大便"之法则主要用于湿泄。泄泻的病因复杂多端，有外感风寒、湿热、食滞、肝木克土、脾胃虚弱、肾阳虚弱等。但其总的病位在脾胃、大小肠。其病机关键在于水湿流于肠间，清浊不分而致泄泻。水湿致泻者，主要关乎脾胃运化和大小肠分清泌浊的功能，所以无论是哪型泄泻必辅利水湿（即利小便）之法。

1. 寒湿泄泻

证候表现：泄泻清稀，甚则如水泻状，腹痛肠鸣，脘痞纳少，或伴恶寒、头身疼痛，苔薄白腻，脉浮紧。

治疗法则：祛寒湿，利水便而实大便。

方药选用：胃苓汤合藿香正气散化裁。陈皮、茯苓、法半夏、藿香、紫苏、苍术、厚朴、泽泻、猪苓等。

2. 湿热泄泻

证候表现：泄泻腹痛，泻下急迫，或泻而不爽，粪色黄褐，气味臭秽，肛门灼热，烦热口渴，小便短赤，苔黄腻舌质偏红，脉滑数。

治疗法则：清湿热，利小便而实大便。

方药选用：葛根芩连汤合六一散加味。葛根、黄芩、黄连、仙鹤草、车前子、泽泻、薏苡仁、淡竹叶、六一散等。

3. 脾虚湿困

证候表现：大便泄泻水样或溏便，迁延反复，或完谷不化，或纳谷后脘腹胀满，不思纳谷，每进生冷及油腻后加重，面黄乏力，苔薄白或白腻，舌质偏淡，脉细弱无力。

治疗法则：运脾湿，利小便实大便。

方药选用：参苓白术散合平胃散加减。党参（太子参）、炒白术、茯苓、炒山药、苍术、炒白扁豆、法半夏、陈皮、煨木香、薏苡仁、泽泻等。

4. 伤食泄泻

证候表现：腹痛阵作，肠鸣辘辘，大便溏泄，或水样或如鸡屎样或夹腐败味，泻后腹痛减轻，脘腹胀满，嗳腐酸臭，不思纳谷，苔垢浊而腻，脉滑。

治疗法则：消食滞，利小便实大便。

方药选用：保和丸加减。神曲、焦山楂、煨木香、炒谷芽、炙鸡内金、陈皮、仙鹤草、炒白术、薏苡仁、泽泻、茯苓等。

5. 肝脾失调

证候表现：腹痛阵作，便溏腹泻，泻后痛减，肠鸣腹胀，每每情志不遂时尤甚，纳谷不香，时叹息，苔薄白，脉细弦。

治疗法则：调肝脾，利小便实大便。

方药选用：痛泻要方加味。醋柴胡、陈皮、炒防风、炒白术、炒白芍、茯苓、泽泻、薏苡仁等。

6. 脾肾阳虚

证候表现：黎明之前腹痛隐隐，肠鸣即泻，为稀溏便，泻后则安，形寒肢冷，腰膝酸软，面色㿠白，或目眶青黑，苔薄白，舌质淡胖有齿印，脉沉细。

治疗法则：温脾肾，利小便实大便。

方药选用：理中汤合四神丸加味，利小便之品实乃健脾利湿且不伤阴不耗阳之属，如茯苓、薏苡仁、泽泻等。配用党参、炮姜、白术、补骨脂、肉豆蔻、五味子、吴茱萸、大枣、山药、白扁豆等。

所以此处论述"利小便"即利水湿由小便分利而出，泄泻者无论"虚"和"实"均会导致脾运失调，水湿不化，蕴藏于肠间，大肠传导失司。所以"利小便"运用于每个证型之泄泻的治疗中，或轻或重。

三、临证案例

姚×，男，49岁，教师，1989年10月20日初诊。

腹泻病十载有余，曾服多种中西药不效，形瘦，疲乏无力，面黄乏华、便泻溏便，或时为水便，日行4~5次，最多时十余次，肠鸣辘辘，尤以进食生冷或荤汤后尤甚，少气懒言，纳谷不馨。曾在上海查肠镜一次，无异常，肝肾功能正常，无糖尿病病史。察其舌象：舌苔薄白、中后部垢腻，舌质偏淡，边有齿印，脉细弱。

诊为泄泻，为久病脾虚，运化不健，水湿聚中焦，肠道传导失司，治以健运脾气，化利脾湿，实有"利小便实大便"之意，方选参苓白术散或《类证治裁》之健脾散化裁。

党参 10g、炒苍术 10g、炒白术 10g、炒白扁豆 10g、肉豆蔻 10g、炒山药 15g、炒防风 10g、茯苓 15g、炒薏苡仁 30g、泽泻 30g、藿香 10g、紫苏梗 10g、炙甘草 5g，共 7 帖。

药后日行便次减少，便之仍稀溏，肠鸣仍然。原方加仙鹤草 30g、炮姜 10g，再施 7 帖，肠鸣已除，日便一次，依然不成形。上方再次微调，前后共服 2 月余，病证而愈。

第二十一节　治痰先治气

一、理论依据

"痰"既是人体内的一种病理性产物，亦是一种致病物质，诸多疑难杂症每责之于痰，故有"怪病责之于痰……""百病皆由痰作祟"等说。正如《类证治裁》云："饮惟停蓄肠胃，而痰则随气升降，遍身皆到……在肺则咳，在胃则呕，在心则悸，在头则眩……变幻百端。"痰由何来？《内经》中云："饮入于胃，游溢精气，上输于脾，脾气散精，上归于肺，通调水道，下输膀胱，水精四布，五经并行，合于四时五脏阴阳，揆度以为常也。"若脏腑功能失调，水液代谢失调，必聚蓄为痰。肺为金，居上焦，主宣肃肺气，如若肺失宣肃，水津不布，气壅水聚为痰阻于肺；肝为木，主疏泄，如肝气郁结，失于疏泄，气机郁结，不能疏导水液，滞而成痰；脾为土，主运化，如脾失健运，水湿不运，聚液成痰；肾气虚衰，温化不力，蒸化失司，水泛成痰等。故明代戴思恭云："因气成积，积气成痰。"《杂病广要》中云："人之气道贵乎顺，顺则津液流通，决无痰饮之患，一失其宣则气道壅塞，停饮聚于膈上，结而成痰。"可见痰之生成无不与气相关，气病可生痰，痰亦可阻气。所以《丹溪心法》云："善治痰者，不治痰而治气"。

二、证治评析

痰随气而升降，可见有形之痰和无形之痰。有形之痰可聚停于肺、咽喉、关节、胃中、肠间等，无形之痰则无处不在，所以气之病理机制是生痰之关键，那么治气则成治痰之必要。治气祛痰有四种形式：补气、化气、行气、降气。

1. 补气

（1）补脾气以杜生痰之源　李中梓曾云："脾为生痰之源。"脾主运化，脾气虚弱则运化失司，水湿不运，聚结生痰。方选参术健中汤，或用参苓白术散化裁。药选党参（太子参）、白术、茯苓、百合、山药、陈皮、法半夏、薏苡仁、神曲、生甘草等。

（2）补肺气以利贮痰之器　李中梓亦云："肺为贮痰之器。"肺主宣肃，肺气虚弱则宣降失司，肺气不利，痰贮肺中。方选《永类钤方》之补肺汤加减。药选党参、黄芪、熟地黄、五味子、紫菀、桑白皮、陈皮、白术、百合、炙甘草。

2. 化气

（1）温化脾阳以化痰饮　张仲景《伤寒论》中云："病痰饮者，当以温药和之。"脾阳不足，气化水湿不力，聚汇成痰饮。方选苓桂术甘汤合理中汤化裁。药选党参、茯苓、桂枝、白术、干姜、薏苡仁、陈皮、法半夏、炙甘草。

（2）温肾以期三焦气化　三焦是水液升降出入的通道，也是诸气升降出入的通道，水液的气化全赖于气的升降出入。肾主一身之水，又主一身之阴阳，三焦之气化又赖肾之阳气的温化，温煦肾阳则水液由三焦气化输布全身，气化失司则水液停聚而成痰饮。方选真武汤合金匮肾气丸化裁。药选熟附子、肉桂、干姜、五味子、熟地黄、山茱萸、山药、茯苓、泽泻、鹿衔草。

3. 行气

（1）宣肺气以利肺中痰浊　肺主宣发，肺气不宣，痰浊郁阻于肺中，而见咳嗽、咳喘，痰多胸闷等病证。方选杏苏散（《温病条辨》）加减。药选杏仁、紫苏叶、前胡、桔梗、枳壳、陈皮、法半夏、茯苓、防风、甘草等。

（2）运脾气以消中焦痰湿　脾主运化，若脾虚失运，则水湿不化聚而成痰，以致脘腹痞胀，便溏黏滞，呕恶痰涎，头重身困，不思纳谷等，方选平陈汤加味。药选苍术、陈皮、厚朴、紫苏梗、茯苓、草果、白扁豆、砂仁、生甘草等。

（3）疏肝气以开郁痰　肝主疏泄，若肝失疏泄，气机则郁而不畅，水液则随气结而为郁痰，郁痰可随气而走，"痰之为物，随气而行，无处不到"。常见脘胁胀闷，或咽阻似有痰壅，或周身痰核瘰疬等。方选四逆散合四海舒郁丸化裁。药选香附、柴胡、枳壳、苍术、川芎、茯苓、木香、海藻、厚朴、生甘草。

4. 降气

（1）降肝气以泄木气横逆　肝气郁结，气机不畅，津液聚而成痰，痰气阻于咽喉而为梅核气；或肝郁日久，气郁化火，木火刑金，以致咳嗽，咽干，咳痰，黏稠，时而面赤等。方选半夏厚朴汤或泻白散合黛蛤散化裁。法半夏、厚朴、茯苓、柴胡、桑白皮、黛蛤散、土贝母、夏枯草、海藻、生甘草。

（2）降肺气以肃蕴肺痰浊　肺既主宣发又主肃降，肃降肺气，以利于通调水液，如若肺气不降，水液不得调节，则聚而成为痰浊，阻塞肺窍，则肺气上逆为咳为喘，胸痞痰多等。方选苏子降气汤合三子养亲汤、葶苈大枣泻肺汤加减。药选紫苏子、莱菔子、芥子、葶苈子、法半夏、白前、厚朴、桔梗、茯苓、生甘草。

（3）降胃气以除心下痞满　中焦脾胃居之，脾主升清，胃主降浊。胃气不降，则水湿浊气不走，聚而成痰饮，蓄停心下，脘中痞满，呕恶痰涎；或眩晕或腹痛雷鸣下利等。方选泻心汤类、半夏白术天麻汤等。法半夏、橘皮、茯苓、天麻、紫苏叶、白术、木香、枳壳、荷叶、天麻、甘草等。

三、临证案例

洪×，男，62岁，农民，1987年10月28日初诊。

不慎外感，延日未治，遂致咳嗽重浊，咳吐白色黏痰，胸脘闷痞，头身疼痛，稍恶寒。即来先师处医治，胸片示：两肺纹理增多。察其舌苔白腻，舌质尖稍红，脉浮数。

辨之为外邪犯肺，肺失宣发，痰浊内蕴，肺气不利也。治以宣发肺气，化痰利肺，即"治痰先治气"，方用杏苏散化裁。

杏仁10g、紫苏子10g、陈皮10g、法半夏10g、前胡10g、桔梗10g、防风10g、橘络10g、生甘草5g，共5帖。

药后前二日微微汗出，头痛及身痛已除，咳痰亦少许，纳谷已开，前方得效，原方加紫菀20g、炙百部30g。服7帖，病证获愈大半，继以上方出入再施1周而愈。

第三章
经验效方

第一节　表里双解汤

一、药物组成

　　黄芩 15g、葛根 15g、羌活 10g、金银花 10g、薄荷 10g（后下）、白芷 10g、蒲公英 15g、知母 10g、板蓝根 10g、淡竹叶 10g、生甘草 5g。

二、适应病证

　　上呼吸道感染，中医属风热证，或风温卫分证、气分证。

　　证候表现：恶寒发热，或壮热不解，头项酸痛，或周身肌肉疫痛，汗出不畅，或无汗，咽痛目赤，鼻流浊涕或咳嗽，咳声重浊，咳吐黄痰，胸痛，口干欲饮，大便干秘，小溲黄赤，苔薄黄或黄燥，舌质偏红，脉数。

三、方剂评析

　　此方适应病证乃表邪未解，又兼见里热，邪在气分。太阳卫表证在本方已不是主要地位，恶寒不重，而身热较甚，乃至壮热不解，阳明气分证已占主要矛盾。所以方中不用辛温发散之麻黄、桂枝，而以葛根为主药，入阳明经之表，解肌发汗而透邪。再以白芷、羌活、薄荷、金银花为臣解散卫表之邪热。又以黄芩直清入里之邪热，并以知母、蒲公英、板蓝根为臣入阳明经，清解气分之热。再以入气分之淡竹叶清透邪热，可使邪从小溲而去。生甘草调和诸药。整个方剂，表里同治，轻表重里，直清里热，使邪热由表汗和小溲同解。

四、临证加减

（1）卫表症状仍较重者，恶寒重，甚欲盖被卧床，鼻塞不通，流清涕，周身肌肉痠痛较重者，可去知母，选加荆芥 10g、防风 10g、紫苏叶 10g、桂枝 10g、生姜 3 片。

（2）表证全无，壮热不解、大渴引饮者，可选加石膏 60～100g（先煎）、栀子 10g、野菊花 15g、紫花地丁 30g、青蒿 15g、天葵 15g。

（3）头痛剧烈以头额及巅顶为甚者，可选加川芎 20g、藁本 15g、蔓荆子 15g、醋延胡索 30g。

（4）咽喉肿痛，吞咽不能，音哑不出声者，可选加土牛膝 20g、牛蒡子 15g、玄参 15g、鱼腥草 30g。或以鲜土牛膝 30g、鲜牛蒡 100g、鲜马兰草 100g、鲜鱼腥草 100g，榨汁合鲜牛奶 200mL（人乳尤佳），一天内频频饮服。

（5）咳嗽较甚，咳吐黄色浊痰，或伴胸痛者，去白芷、羌活，可选加百部 30g、浙贝母 15g、或川贝母粉 5g（冲服）、鱼腥草 30g、败酱草 30g、赤芍、白芍 15g、杏桃仁各 10g、冬瓜子 30g。

（6）大便干秘，腹胀满者，可选加大黄 10g（后下）、玄参 10g、决明子 20g、浙贝母 10g、厚朴 10g。

五、方剂来源

本方是先师延承其江门南通名中医刘浩江及其老师徐汉江治疗外感温热病经验，以及其多年临床经验而制。

六、案例选载

王×，男，56 岁，教师，1988 年 5 月 7 日初诊。

1 周前不慎感冒，鼻塞流涕，周身痠痛，咽痒，未予治疗。3 天后发热、头痛、咳嗽，自己担心曾患甲型肝炎复发（5 年前），拒绝服药。今天来诊时恶寒，发热不解，尤以午后晡时为甚，面颧潮红，口干咽痛，咳声重浊，咳吐少许黄痰、左胸部隐痛，咳嗽时尤重，精神疲乏，不思纳谷，体温38.7℃，血常规：白细胞$13.5×10^9$/L，中性粒细胞百分比89％，血肝功能正常，胸部X线示：左中肺叶见片状阴影。拒绝西药抗生素治疗，先师遂以中药为其治疗。

恙属风温肺炎，乃邪热犯于肺府，肺卫郁闭，痰热蕴肺，治当清解邪热，宣肃肺气。

方以表里双解汤去白芷、羌活，加鱼腥草30g、败酱草30g、浙贝母10g、前胡10g、百部30g、夏枯草30g、生甘草4g。

5剂药后，热退、咳减痰少，神复，纳佳。原方继服5剂，后以薏苡仁30g、茯苓15g、牡丹皮10g、杏仁10g、鱼腥草30g、金荞麦30g、丹参30g、炙百部30g、败酱草30g、生甘草4g，健脾肃肺、清泄余邪。1个月后复查胸透，左肺中叶病灶已吸收完全。

第二节　参防止泻汤

一、药物组成

太子参10g、炒白扁豆20g、炒白术10g、炒薏苡仁30g、煨木香10g、煨葛根10g、炒防风10g、煨诃子10g、仙鹤草30g、炙甘草4g。

二、适应病证

泄泻病（功能性消化不良腹泻型），脾虚湿困证。

证候表现：泄泻稀水便，或稀溏便，常因天气寒冷或饮食生冷，或多食油腻后加重，或肠鸣，或腹痛，神疲乏力，困倦少言，不思纳谷，口淡不欲饮，苔薄白腻，舌质淡而胖有齿印，脉细弱。

三、方剂评析

参苓白术散是四君子加山药、白扁豆、薏苡仁、莲子、砂仁、桔梗而成。既然是参合参苓白术之意，那健脾则仍以四君子为君药，用薏苡仁取代茯苓，取太子参、炒白术、炒薏苡仁、炒白扁豆、炙甘草，以健补脾胃之气，脾旺则运化佳，便溏泻自止，且炒白术、炒薏苡仁本有止泻之功；煨诃子，苦酸涩温，有涩肠止泻，敛肺止嗽等作用，"治老人久泻不止"（《圣惠方》），"煨熟固脾止泻"（《本经逢原》）；防风生用祛风解表，炒用则能健脾祛湿而止泻，葛根，性平味甘辛，生用解肌发表，煨用则能升运脾阳而止泻；木香生用可行中焦之气机，煨用则能运化脾气而止泻，仙鹤草又称泻痢草，化湿止泻乃其一大功用。炙甘草健脾和中，又能调和诸药。全方以健脾为中心，止泻为目的，补而不壅，敛止不滞，共治脾虚泄泻，每用必效。

四、临证加减

（1）泄泻日久，泻下经久不愈，甚则有滑脱不禁者，可选加石榴皮10g、赤石脂10~20g、禹余粮10g、芡实10g。

（2）手足清冷，便溏，完谷不化者，可选加肉桂5g（后下）、补骨脂10g、炮姜10g、肉豆蔻10g、金樱子10g、淫羊藿10g。

（3）脘腹部隐痛，喜热饮者，可选加乌药10g、炮姜5g、肉豆蔻10g、甘松5g。

（4）肛门坠胀，劳力后加重者，可加炙升麻10g、炒枳壳10g、炙黄芪20g、荷叶10g、黄精10g。

（5）面黄无华，不思纳谷者，可选加黄芪20g、黄精10g、炒山药15g、茯苓15g、谷芽20g、神曲20g。

（6）夜寐不佳，心慌而悸者，可加五味子10g、莲子肉10g、茯神15g、首乌藤（夜交藤）30g、煅龙齿20g（先煎）、琥珀粉3g（冲服）、珍珠粉3g（冲服）。

五、方剂来源

临床中脾虚湿困型腹泻患者众多，平素先师揣摩《太平惠民和剂局方》中参苓白术散之意，思量专治脾虚泄泻之方，于是结合临证经验，制定此方，临床用之多有效验。

六、案例选载

汪×，男，51岁，职员。1987年7月20日初诊。

57

患者大便溏泄已 3 年余，曾做多项检查均无特殊，亦曾多处诊疗，遍服多种中西药均未起效。经他人介绍，延先师诊治，察得患者形体消瘦，面黄乏华，大便溏泻，日行 6～7 次，泻即临厕，常弄脏内裤，进食生冷油腻尤甚，肠鸣辘辘，焦虑失眠，纳谷不佳，精神疲乏，四肢不温，夏天也不能吹空调及风扇，舌质薄白稍水滑，舌质淡白有齿印，脉细弱。

羔属久病脾虚，脾阳不升，湿气不去，肠腑传化失常，治以健旺脾阳，化湿止泻。方遵参防止泻汤。

太子参 10g、炒白术 10g、炒薏苡仁 30g、煨木香 10g、煨葛根 10g、炒防风 10g、煨诃子 15g、炒白扁豆 20g、补骨脂 10g。仙鹤草 30g、荷叶 10g、炙甘草 6g。

7 帖药后肠鸣明显减少，便次亦少，每日 3～4 次，病证向愈。原方加炮姜 5g，以温中阳，助熟谷。又 1 周，病情大减，此方化裁前后共用 2 月余，后以莲子 7 枚、炒薏苡仁 30g、怀山药一段、红枣 5 枚，食疗 2 月而愈。随访 1 年余未作泄泻。

第三节　参术养胃汤

一、药物组成

太子参 15g、炒白术 10g、茯苓 15g、薏苡仁 30g、百合 20g、丹参 15g、当归 10g、仙鹤草 30g、乌贼骨 20g（先煎）、白及 10g、炙甘草 5g。

二、适应病证

胃、十二指肠溃疡病瘢痕期以及食管、胃、十二指肠手术后的脾胃虚弱。

证候表现：病后体弱，精神疲乏，面黄乏华，不思纳谷，脘部隐痛，或痞胀，或嗳气，或口干，或口中流涎，或便秘，或便溏，夜寐不实，苔薄白或少苔，舌质瘦，或淡，或淡胖有齿印，脉细弱。

三、方剂评析

病后及手术后脾虚证十分突出，所以补气健脾为第一治则，故用补气不雍、不温不燥之太子参益气补脾，配用甘苦温之炒白术，以补脾运脾，二药共为君药。再选茯苓、薏苡仁、百合以健脾为臣药。无论是溃疡修复瘢痕期或手术康复期都有不同程度的瘀血，所以遣用丹参、当归、仙鹤草和血通络，促进局部之血液循环，以利修复，亦为臣药。亦用乌贼骨、白及以护膜生肌，促进溃疡或创口的进一步愈合，为佐使之药。炙甘草调和诸药。全方补而不滞，药用平和，气血同治，护膜生肌，标本兼顾。

四、临证加减

（1）胃脘部疼痛依然不减者，可选加失笑散 20g（布包）、炒白芍 15g、合欢皮 20g、九香虫 10g、刺猬皮 10g、徐长卿 10g。

（2）口中流涎者，可加五味子 10g、五倍子 10g、诃子 10g、炒山药 20g。

（3）泛酸嘈杂者，可选加煅瓦楞子 15g（先煎）、凤凰衣 10g、五倍子 10g。

（4）嗳气较甚，恶心欲吐者，可选加旋覆花 10g（布包）、刀豆壳 10g、砂仁衣 5g（后下）、姜半夏 10g、姜竹茹 10g、橘皮 10g、炙枇杷叶 10g（布包）。

（5）幽门螺杆菌阳性者，可选加黄芩 10g、黄连 5g、白花蛇舌草 20g、土茯苓 30g、败酱草 20g、半枝莲 20g。

（6）口干舌红，苔花剥或光苔者，可选加石斛 10g、玉竹 10g、麦冬 10g、芦根 10g、炒白芍 10g。

（7）上消化道出血后或手术后气血不足者，可选加黄芪 30g、黄精 10g、熟地 10g。

（8）上消化道恶性肿瘤手术后，阴毒之邪未尽者，可选加土茯苓 30g、天葵 10g、蜀羊泉 20g、夏枯草 20g、白花蛇舌草 20g、半枝莲 20g、藤梨根 20g、猫人参 10g。

（9）阳虚怕寒，四肢不温者，可选加淫羊藿 10g、仙茅 5g、菟丝子 10g、补骨脂 10g、鹿角霜 10g。

（10）大便秘结难解者，可选加郁李仁 20g、决明子 20g、柏子仁 20g、火麻仁 10g、生地黄 10g、何首乌 10g。

（11）大便稀溏，或完谷不化者，可选加炒防风 10g、炒白扁豆 30g、煨诃子 10g、炮姜 5g、肉豆蔻 10g、补骨脂 10g、赤石脂 10g。

（12）夜寐不佳或彻夜不寐者，可选加首乌藤 30g、淮小麦 30g、酸枣仁 30g、远志 10g、煅龙牡各 30g（先煎）、珍珠粉 3g（冲服）、琥珀粉 3g（冲服）。

五、方剂来源

因胃、十二指肠溃疡常常复发，先师经过多年的临床经验而设定此方，在其遗留的病案中常见本方的运用。

六、案例选载

杨×，男，57 岁，退休，1988 年 3 月 25 日初诊。

罹患胃窦溃疡已 1 年余，曾做多次胃镜检查，均提示：胃窦后溃疡 A_1 期（局灶性腺上皮肠化），一直服用 H_2 受体拮抗剂，消瘦明显，甚是紧张，询诊于先师。综合而得，脘部隐痛，食后稍缓，消瘦乏力，面黄颧部黧黑，口干不欲饮，夜寐不实，心悸多梦，大便溏，四肢不温，舌质淡胖有齿印，舌苔薄白脉细弱。

嘱其停用 H_2 受体拮抗剂。治用参术养胃汤（自拟方）。

党参 10g、炒白术 10g、炒白芍 10g、炙黄芪 20g、当归 10g、炒薏苡仁 30g、乌贼骨 30g、白及 15g、仙鹤草 30g、补骨脂 10g、鹿角霜 5g、三七粉 6g（冲服）、木蝴蝶 3g、凤凰衣 10g、炙甘草 5g。

10 剂药后，脘痛除，便干，精神好转。原方有效，再用二旬，病证已除大半。前后以上方出入共服 3 个月，复查胃镜示：胃窦后溃疡 S_2 期（白色瘢痕期），再服 2 月而愈。二年后随访未发。

第四节　二蓟通淋汤

一、药物组成

大蓟 30g、小蓟 30g、萹蓄 15g、车前草 30g、车前子 15g（布包）、白茅根 30g、六月雪 30g、土茯苓 30g、川牛膝 15g、生甘草 4g。

二、适应病证

热淋病下焦湿热证。

证候表现：尿频、尿急、尿痛，或尿血，或发热，小腹急痛，大便干结，阴部坠胀，或腰背疫痛，或口干引饮，或不欲饮，纳谷不香，苔薄黄或腻，舌质偏红，脉滑数或弦数。多见于急性尿路感染，或慢性肾盂肾炎急性发作。

三、方剂评析

二十世纪七十年代正是大力发掘地方中草药的时代，现如今取得诺贝尔奖的青蒿素正是那个时代的科研结果。先辈们总结了众多临床行之有效的治疗感染性疾病的中草药验方。此方设制的背景正如前说，取易采之大蓟、小蓟清热利尿通淋，并能入血分，通治下焦二便出血证，止血化瘀而通络，共为君药，用量视病证而施，干者30～50g，鲜者可用100～150g。又以萹蓄、车前子、车前草、白茅根、六月雪、土茯苓清热化湿，利尿通淋，此类草药均易采摘，是为臣药。使以川牛膝入下焦血分，引药下行。生甘草调和诸药。此方医人数众，取效甚好。

四、临证加减

（1）身热不退，口干引饮，或不多饮者。可选加辣蓼20g、鸭跖草15g、连翘10g、金银花10g。壮热不已者，加生石膏50～100g（先煎）。

（2）毒血症状较重者，血常规示：白细胞及中性粒细胞升高、尿液检查白细胞升高较多时，可选加紫花地丁30g、黄花地丁30g、鱼腥草30g、败酱草30g、野菊花20g。

（3）小腹疼痛较甚者，可加醋延胡索30g、乌药10g、赤芍15g、白芍15g、王不留行15g。

（4）有泌尿系结石者，可选用石韦20g、威灵仙15g、金钱草30g、虎杖10g、海金沙10g（布包）。

（5）尿血较多者，时有血块随尿而出，可选加三七粉6g（冲服）、血余炭10g、仙鹤草30g、茜草20g、紫草20g、血见愁15g。

（6）小溲混浊不清，或如米泔水样者，可选加草薢20～30g、石菖蒲15g。

（7）腰疫痛者，可选加川续断15g、桑寄生10g、独活10g、杜仲15g。

五、方剂来源

此方剂是先师在二十世纪七十年代运用地方中草药的经验方。

六、案例选载

秦×，女，48岁，供销社职员，1988年9月10日初诊。

有慢性肾盂肾炎病史。十天前不慎外感，之后恶寒发热，周身痠楚，头痛咽痛，尿频、尿急、尿痛，腰痠痛，在家自服速效感冒胶囊，恶寒发热罢，然尿急、尿痛、尿频不减，且发现尿血，小腹部拘急疼痛，口干不多饮，腰痠痛欲断，精神疲乏，不思纳谷，故来先师处诊治。血常规示：白细胞$11×10^9$/L 中性粒细胞百分比 79%尿常规示：潜血（＋＋＋）、尿蛋白（＋）、白细胞 1800 个/镜野，红细胞 826 个/镜野，尿培养＋药敏（四天后出报告）。察舌苔黄腻，舌质偏红，脉细弦滑。

恙属湿热蕴结下焦，膀胱气化不利，治以清利湿热，通络止血。方从二蓟通淋汤。

大蓟 30g、小蓟 30g、白茅根 30g、仙鹤草 30g、茜草 20g、土茯苓 30g、川续断 20g、乌药 10g、王不留行 10g、三七粉 3g（冲服）、生甘草 5g。

5 帖药后，腰痠痛、尿痛减轻。尿培养＋药敏示：大肠杆菌阳性，丁胺卡那霉素、氯霉素、诺氟沙星耐药，万古霉素、洁霉素敏感。病证好转，原方化裁继用之，上方去乌药加瞿麦 20g、黄花地丁 30g、紫花地丁 30g、继续一周，嘱其多饮水，且休息，药后来告之，病证已减大半。效不更方，再进七天，察其舌红，苔花剥。前方化裁，减其清利，增其清养，调方为大蓟 20g、土茯苓 30g、白茅根 30g、玄参 10g、山茱萸 10g、山药 15g、杜仲 15g、桑寄生 15g、仙鹤草 30g、玉米须 30g、生甘草 5g。再服二周，查小便常规，潜血（±）、尿蛋白（一），白细胞 5 个/镜野，红细胞 3 个/镜野。拟知柏地黄、六味地黄丸间断服用 4 个月，随访 3 年未发。

第五节　合金利胆汤

一、药物组成

合欢皮 30g、川楝子 10g、枳壳 10g、香附 10g、木香 10g、郁金 20g、

丹参 30g、赤芍 10g、炒白芍 30g、生甘草 5g。

二、适应病证

胆道疾病之胆胃不和证。

证候表现：胃胁部胀满疼痛，尤以右侧胁肋部为重，夜间为甚，或牵后背，按之脘部及右胁下疼痛，墨菲征阳性，嗳气，口干而苦，不思纳谷，苔薄黄腻，舌质偏红，脉弦。

B 超示：胆囊壁水肿或增厚，胆囊内见息肉或结石。

三、方剂评析

先师曾在二十世纪七十年代以针灸加中草药治疗胆囊泥沙样结石，并以大样本（近千例）进行综合治疗分析，延用本方疗效确切，总有效率达80％以上。此方以合欢皮，疏肝理气，和血消痛。古有"萱草忘忧，合欢蠲忿"，蠲忿者，疏肝理气解郁也，《本草纲目》又有"和血，消肿，止痛"之功效的记载；川楝子苦寒，有清肝火，疏肝气，止气痛之功，与合欢皮同用有疏理肝胆之气，和血通络止痛之效，共为君药；郁金、香附、枳壳、木香则为乾运肝胆脾胃之气机，理气和中，以助君药，为臣药；丹参、赤芍乃和血通络止痛，亦助君药，又为臣药；生甘草和炒白芍伍，酸甘缓急止痛，且有中和诸药之用，是为使药。全方胆（肝）胃同治，理气和血并用，以利胆止痛为目的，而愈其症也。

四、临证加减

（1）胁痛明显者，选加失笑散 20g（布包）、九香虫 10g。

（2）胆囊内见小于 7mm 以下息肉者，选加薏苡仁 30g、莪术 10g、浙贝母 10g、夏枯草 20g、昆布 10g。

（3）发热者，可选加石膏 50g（先煎）、黄芩 15g、生葛根 10g、淡竹叶 15g。

（4）胆结石（泥沙样为主）者，选加金钱草 30g、海金沙 10g（布包）、虎杖 15g、青皮 10g。

（5）腹胀、大便干结者，可选加厚朴 10g、娑罗子 10g、莱菔子 15g、大黄 10g（后下）。

（6）常伴夜寐不佳者，可选加首乌藤 30g、茯神 15g、酸枣仁 30g、煅龙牡各 30g（布包先煎）、五味子 10g。

（7）舌苔厚腻，不思纳谷者，可选加草果 10g（杵碎后下）、紫苏梗 10g、炙鸡内金 10g、谷芽 30g、麦芽 30g。

（8）伴黄疸且排除胆管完全梗阻者，可选加虎杖 10g、茵陈 30g、车前草 10g、大黄 10g（后下）、青皮 10g。

五、方剂来源

本方以先师治疗胆囊炎方为基础略加调整而成，增强了止痛之效。

六、案例选载

徐×，女，45 岁，工人，1987 年 4 月 20 日初诊。

患者有"胆结石"病史，近 2 月来常常夜间脘胁部疼痛，时作时休，前日晚饭进食油煎蛋面后觉胃脘部隐隐作痛，口干苦。稍作休息，以为自解，然而夜间疼痛剧烈，来医院急诊，查体，体温 38.6℃，剑突下轻压痛；墨菲氏征（＋），血常规示：白细胞 15.6×10^9/L，中性粒细胞百分比 86％，血淀粉酶正常；B 超：胆囊壁增粗，胆囊增大，胆内泥沙样结石沉着。急予抗炎止痛处理，身热稍退，脘胁疼痛稍缓，但疼痛仍不止，口干恶心，精神疲乏，溲黄，大便 3 日未行。翌日来门诊，先师诊察其舌苔黄腻，舌质偏红，脉弦数。

恙属肝胆湿热，胆胃不和。治以清肝利胆，和胃止痛，方选合金利胆汤加减。

合欢皮 30g、川楝子 15g、虎杖 10g、醋延胡索 30g、炒白芍 30g、郁金 20g、丹参 30g、香附 10g、车前草 15g、蒲公英 30g、金钱草 30g、降香 10g。

5 帖药后，身热退，疼痛除。大便亦行，纳谷尚不佳，原方去蒲公英、虎杖，加薏苡仁 30g、茯苓 15g、谷芽 30g、麦芽 30g，又用 7 帖，诸恙除，B 超示：胆囊正常大小，囊腔内仍见絮团状增强回声，有后影，诊断为胆囊泥沙样结石。以上方稍事增减前后共服 70 剂。再查 B 超示：胆囊内无结块样回声。嘱其平素注意饮食调节。

第六节 红藤散结汤

一、药物组成

大血藤（红藤）30g、薏苡仁 30g、夏枯草 20g、浙贝母 15g、紫花地丁 20g、败酱草 20g、土茯苓 30g、牡丹皮 15g、黄花地丁 30g、生甘草 4g。

二、适应病证

肠痈热瘀壅滞证（阑尾脓肿期）。

证候表现：右下腹部疼痛，固定不移，按之痛剧，局部扪之肿块，口干不欲饮，大便干结，小便短赤，不思纳谷，舌苔薄黄或黄腻，舌质偏红，脉滑数。血象偏高，B 超示：阑尾区见包块，病程超过 7 日以上者。

三、方剂评析

阑尾脓肿期常常失去了手术最佳时期，抗感染治疗又常常导致肿结不去，隐痛绵绵，所以此时清痈散结，行瘀止痛，是为正治。此方红藤性平味苦，败毒消痈，活血通络。此药根据患者体质可大剂使用至 60g 左右，是为君药；紫花地丁、黄花地丁、夏枯草、败酱草、土茯苓，均具清热解毒之功效，共助红藤清痈消毒，是为臣药；浙贝母清化散结，薏苡仁健脾利湿且有消痈之效，牡丹皮清化瘀热，且有化瘀散结之用，三药亦助君药清化消瘀和络之用，亦为臣药，且薏苡仁、生甘草有健脾之功效，可防苦寒伤中，又为佐使之品。全方苦寒甘淡合参，祛邪与扶正同用共治肠痈之证。

四、临证加减

（1）体感发热者，选加生石膏 50g（先煎）、连翘 10g、淡竹叶 10g、忍冬藤 30g。

（2）腹痛剧烈者，选加醋延胡索 30g、炒白芍 30g、失笑散 20g（布包）。

（3）大便秘结不通者，选加大黄 15g（后下）、桃仁 10g、冬瓜子 30g。

（4）右下腹部包块，按之痛甚者，选加皂刺 10g、夏枯草 30g、桃仁 10g、芥子 5g。

（5）痞满腹胀者，选加莱菔子 15g、瓜蒌子 15g、厚朴 10g、娑罗子 10g。

（6）后期阴虚口干舌燥，舌红苔光剥者，选加石斛 10g、玄参 10g、生地黄 10g、百合 30g。

（7）后期气虚疲乏，不思纳谷者，可选加生黄芪 30g、白术 30g、茯苓 30g、太子参 15g、谷麦芽各 30g。

五、方剂来源

此方是先师多年的临床用药经验而总结用于治疗阑尾脓肿期的效方，经我们的数年临床验证，确有桴鼓之效。

六、案例选载

黄×，男，65 岁，农民。1988 年 9 月 20 日初诊。

因右下腹部疼痛 5 天伴发热 3 天，来我院诊治。血常规示：白细胞 19.2×10^9/L，中性粒细胞百分比 88%，血钾 3.4g/L，血糖 6.23mmol/L；B 超：右下腹阑尾区见包块。诊断为阑尾脓肿，遂将之收入住院，考虑脓肿期粘连可能，先予抗感染治疗，用先锋V、丁胺卡那霉素联合治疗 1 周，身热退，然右下腹部仍有压痛，且触及包块，大便秘结不下，遂请中医会诊，察得舌质红，苔黄燥而干，脉滑数。

恙属肠腑瘀热、热毒蓄结、气血不畅，故而遣用红藤散结汤化裁治之。

红藤 40g、生地黄 15g、牡丹皮 15g、薏苡仁 60g、败酱草 30g、浙贝母 12g、土茯苓 30g、紫花地丁 30g、黄花地丁 30g、醋延胡索 30g、乌药 6g、生甘草 6g，共 5 帖。

药后翌日行大便 2 次，量多恶臭，腹胀痛顿消过半，5 帖药进，病证向愈大半，疼痛已除，按之尚有痛感，要求出院。前方有效，带药 1 周。精神复原，右下包块已明显缩小过半，再拟上方减红藤 24g，加当归 10g、茯苓 15g，又服 1 周，后来医院复查 B 超，右下腹部包块全消，纳谷二便如常，病证痊愈，随访 1 年半未作。

第七节 利肺止嗽汤

一、药物组成

杏仁 10g、桔梗 10g、白前 10g、炙枇杷叶 15g（布包）、浙贝母 10g、萝藦 10g、前胡 10g、紫菀 20g、炙百部 30g、化橘红 10g、生甘草 4g。

二、适应病证

咳嗽，多见于急慢性支气管炎、支气管扩张、肺部感染、胸膜炎等呼吸道感染疾病。中医属邪犯肺位，肺失宣肃证。

证候表现：咳嗽，咳声重浊，或呛咳，遇刺激性气味尤甚，咽干而痒，咳痰少许或痰多，或色白，或色黄，或咳甚咯血，胸胁胀痛，或无汗或自汗出，大便干或溏，苔薄白或薄黄或腻，舌质偏红，脉细弦。

三、方剂评析

此方主要用于治疗外感咳嗽，外感有风寒、风热、温燥、凉燥、风湿、火热之不同。所以总的治则以祛邪为第一要素，宣肃利肺为基本要素。故而本方治则为祛邪利肺。杏仁、桔梗肃降宣发肺气，一升一降，通利肺气，有利邪出，二者为君。再辅以白前、炙枇杷叶、萝藦、炙百部、浙贝母，肃肺、化痰、利肺；其中萝藦，咸、平，"化痰、止咳、平喘。治咳嗽痰多气喘，百日咳……发热咳嗽"（《上海常用中草药》），临床用量可用至 20g 左右，确有止嗽化痰之效。前胡、紫菀，宣发肺气，共同为臣。化橘红，燥湿化痰，理气健脾为佐使之药，生甘草配桔梗以利咽顺气。

四、临证加减

（1）外感风寒者，鼻塞流涕、头痛恶寒者，可选加荆芥 10g、防风 10g、羌活 10g、细辛 3g。

（2）外感风热，咽痛口干、头痛发热者，可选加桑叶 10g、金银花 10g、牛蒡子 10g、薄荷 10g（后下）、土牛膝 10g、蒲公英 15g、连翘 10g。

第三章 经验效方

67

（3）外感风燥，咽干咽痒、口鼻干燥者，可选加冬桑叶 10g、蝉蜕 10g、菊花 10g、木蝴蝶 3g、罗汉果 10g、胖大海 5g。

（4）外感风湿，恶风头昏、周身痠楚困重、咳痰量多色白者，可选加紫苏叶 10g、苍术 10g、防风 10g、法半夏 10g、九节菖蒲 10g。

（5）表证已无，伴高热不解、咳吐脓浊痰者，可选加生石膏 50g（先煎）、鱼腥草 30g、蒲公英 30g、冬瓜子 30g、金荞麦 30g、连翘 10g。

（6）喉中痰鸣辘辘、咳吐白痰者，可选加射干 10g、紫苏子 10g、法半夏 10g、芥子 10g、莱菔子 10g、海蛤壳 20g（先煎）。

（7）不发热而咳吐黄痰者，可选加川贝母粉 5g（冲服）、桑白皮 10g、天竺黄 10g、金荞麦 30g。

（8）咳甚咯血者，可选加三七粉 6g（冲服）、仙鹤草 30g、茜草炭 30g、侧柏叶炭 20g、白茅根 30g、煅花蕊石 30g（先煎）、川荆皮 15g。

（9）干咳日久，以阵发性呛咳为主，且面红目赤者，可选加牡丹皮 10g、旋覆花 15g（布包）、黛蛤散 20g（布包）、代赭石 30g（先煎）。

（10）咳甚，夜寐不安者，可选用煅龙牡各 30g（先煎）、夜交藤 30g、五味子 10g、珍珠母 30g（先煎）或珍珠粉 3g（冲服）。

（11）大便干燥秘结者，可选加玄参 10g、冬瓜子 20g、当归身 10g、瓜蒌子 20g。

（12）大便稀溏者，可选加炒薏苡仁 30g、炒防风 10g、炒白扁豆 20g、煨诃子 10g。

五、方剂来源

此方乃先师治疗咳嗽之验方，中寓《医学心悟》之止嗽散方义。

六、案例选载

秦×，女，55 岁，退休工人，1988 年 10 月 17 日初诊。

咳嗽日久，病延 2 月余。起始夜吹空调后，即患咳嗽，未加处治，咳嗽加剧，且咽痛，恶寒发热，遂去社区门诊，予输液加丁胺卡那霉素连用 5 天，寒热退，咽痛除，然咳嗽不减，且咳声重浊，咳吐少许白色黏痰，时咽痒，心情急躁，又自服多种消炎西药及止咳化痰之品，罔效。仍有阵发性咳嗽，咳甚面红目赤，经人介绍至先师处诊治。

诊为外邪已去，肺金失利，肝木之气，郁而化火，刑灼肺金，肺气不利，故而施以本方化裁。

杏仁 10g、桔梗 10g、紫菀 20g、炙百部 30g、当归 10g、牡丹皮 10g、浙贝母 10g、萝藦 10g、化橘红 10g、青黛散 20g（布包）、生甘草 5g。

二诊，7 帖药后，咳嗽明显减轻，阵咳次数亦有减少，面红目赤已除。原方加薏苡仁 30g、茯苓 15g、百合 20g，再施一周。三诊，恙证已除十之八九。原方出入再调十日。桑叶 10g、杏仁 10g、炙百部 30g、紫菀 20g、桔梗 10g、茯苓 15g、百合 20g、山药 20g、化橘红 10g、当归 10g、生甘草 5g。

第八节　凉血退疹饮

一、药物组成

牡丹皮 12g、紫草 15g、鸡血藤 20g、赤芍 10g、当归 10g、徐长卿 10g、蝉蜕 10g、薏苡仁 30g、生甘草 5g。

二、适应病证

风疹病（过敏性皮炎、过敏性荨麻疹），血热溢肤证。

证候表现：突发头面及周身皮肤出现点状或团块状疹，突于皮肤，色红或瘙痒难忍，或反复发作，或腹痛，或周身水肿，或鼻塞喷嚏，或面红目赤，苔薄黄，舌质偏红，脉细数，排除其他疾病引起的皮疹。

三、方剂评析

邪犯血分，郁而化热，血热窜溢于肌肤而作皮疹。治疗则以清泄血热、消退皮疹为治疗大法。方中牡丹皮辛凉，清热凉血、化瘀消斑，《滇南本草》中云"除血分之热"；紫草亦可清热凉血，解表消疹，二药共用为君药。鸡血藤、赤芍、当归，和血通络，助牡丹皮、紫草凉血消疹，为臣药；徐长卿、薏苡仁、蝉蜕三药有祛风渗湿和络，引血热由表、由下而泄，此处徐长卿、蝉蜕二药又有抗过敏之作用，是为佐药。生甘草调和诸药。全方清泄血分中之邪热，血热清解则疹退。

徐长卿：辛温，祛风胜湿，活血通络，"治皮肤瘙痒"（《吉林中草药》），

"治……接触性皮炎、顽固性荨麻疹"（《中草药土方土法战备专辑》），这就说明徐长卿有很好的抗过敏作用。

蝉蜕：甘咸凉，宣散风热，定惊止搐，"治风气客皮肤瘙痒不已"（《姚僧垣集验方》），现代药理认为蝉蜕有很好的镇静和抗过敏作用。二药同用针对过敏性皮疹有很好的作用。

四、临证加减

（1）面目及周身水肿者，可选加车前子 15g（布包）、泽泻 30g、防己 10g、连皮茯苓 15g、芫蔚子 10g。

（2）面红目赤者，可选加菊花 10g、栀子 10g、玄参 10g。

（3）伴发热不退者，可选加生石膏 40g（先煎）、黄芩 15g、淡竹叶 10g、金银花 10g、连翘 10g。

（4）瘙痒抓破流水者，可选加土茯苓 30g、苦参 10g、车前子 15g（包煎）、车前草 10g、地肤子 10g。

（5）鼻痒喷嚏者，可选加荆芥 5g、防风 10g、川芎 15g、羌活 10g。

（6）伴腹痛者，可选加醋延胡索 30g、炒白芍 15g、乌药 10g、枳壳 10g。

（7）伴便溏者，可选加炒防风 10g、炒白扁豆 30g、荷叶 10g、煨诃子 10g。

（8）伴便干难解或秘结者，可选加决明子 20g、冬瓜子 20g、瓜蒌子 20g、郁李仁 15g、火麻仁 15g。

（9）夜寐不佳者，可选加夜交藤 30g、五味子 10g、远志 10g、柏子仁 15g、钩藤 10g（后下）、珍珠粉 3g（冲服）、琥珀粉 3g（冲服）。

五、方剂来源

二十世纪九十年代里下河地区伤寒大流行，在治疗中使用氯霉素和丁胺卡那霉素出现众多过敏性皮疹患者，先师依据其时病症制定上方，救人数众。原方中有石膏，在后来吾辈治疗过敏性皮炎或荨麻疹中，去石膏，亦取良效。

六、案例选载

陈×，女，45岁，工人，1990年3月16日初诊。

荨麻疹反复发作 4 年余，难得逾月不发，发作时即服氯苯那敏等，药后头昏倦困，日渐消瘦，甚是苦恼。前日因外出应酬吃晚餐，回家后即现全身疹出，或呈点状，或呈片状，瘙痒难忍，急诊予静脉用地塞米松 10mg，加服氯苯那敏。翌日上午即来先师处求治，诊察周身疹出连片，已不甚瘙痒，面目浮肿，口干不欲饮，便溏，日行 2～3 次，精神委顿不振，苔薄黄腻，舌质偏红，脉细数。

恙乃宿有痰热，加之外邪引发，热入血脉，出溢于肌肤，治以清泄血热，健脾化湿，方拟凉血退疹饮化裁。

牡丹皮 12g、紫草 15g、炒薏苡仁 30g、炒防风 10g、车前子 10g（布包）、连皮茯苓 20g、仙鹤草 30g、徐长卿 10g、蝉蜕 10g、生甘草 4g。

7 帖药后，面目浮肿已消，大便已干，日行 1 次，疹退隐隐。原方再服 7 帖，病证已愈，先师再施牡丹皮 10g、紫草 10g、炒薏苡仁 30g、仙鹤草 30g、连皮茯苓 15g、徐长卿 10g、法半夏 10g、蝉蜕 5g、生甘草 4g，共服 3 周，随访 2 年未作。

第九节　麦仁安神汤

一、药物组成

淮小麦 60g、酸枣仁 30g、远志 15g、煅龙牡各 30g（先煎）、茯苓 15g、茯神 15g、百合 30g、首乌藤 30g、丹参 30g、生甘草 4g。

二、适应病证

失眠病，心脾两虚、心神不宁证。

证候表现：失眠多梦，易醒，或醒后难以再寐，头昏头晕，心烦胸闷，心悸气短，神疲乏力，口淡无味，不思纳谷，或盗汗，或自汗。男子阳事不力，女子经量多，带下频多。苔薄白，舌质淡，舌体或瘦或胖有齿印，脉细弱。

排除心脏、脑部、消化系器质性病变。

三、方剂评析

心脾两虚是失眠病中的最为常见之证型。故以大剂淮小麦养心安神，健脾益肾，和血除烦，酸枣仁甘平，宁心养肝，安神敛汗，主"烦心不得眠"（《本草别录》），"血不归脾则睡卧不宁者，宜用此（酸枣仁）大补心脾，则血归脾而五藏安和，睡卧自宁"（《丹溪心法》），二药合用，养心补脾而安神，是为君药；夜交藤、百合、远志则养血宁心安神，辅君药补益心脾之气血，煅龙牡、茯神则重镇安神，使浮越不守之心神安宁归位，共助君药；丹参和调心血，使心血补而不滞不瘀，使心血足而运动不休，心窍藏神，神守眠甜。全方重补心脾，兼养五脏，气血双调，心之气血旺盛，脾主统血则心神归于心窍，神能守舍则寐安矣。

四、临证加减

（1）头昏而晕较甚者，可选加天麻 20g、川芎 15g、潼白蒺藜各 10g、菊花 10g、钩藤 15g（后下）。

（2）彻夜不寐、惊惕不安者，可选加琥珀粉 3～5g（冲服）、珍珠粉 3～5g（冲服）、五味子 10g、远志 10g、珍珠母 30g（先煎）。

（3）胸闷善叹息者，可选加柴胡 5g、薤白（头）10g、瓜蒌皮 10g、橘络 10g、郁金 10g、丝瓜络 10g。

（4）汗出较甚，以盗汗为多者，可选加浮小麦 30g、碧桃干 20g、五味子 10g、糯稻根 40g。

（5）畏寒怕冷，尤四肢为甚者或以腰以下为甚者，可选加狗脊 10g、淫羊藿 10g、补骨脂 10g、菟丝子 10g、鹿角片 15g（先煎）、肉桂 3～5g（后下）。

（6）手足心热、面颧潮红者，可选加地骨皮 10g、牡丹皮 10g、生地黄 10g、银柴胡 10g、杭菊花 10g。

（7）咽部似有物相阻、口干欲饮者，可选用绿萼梅 10g、木蝴蝶 3g、玄参 10g。

五、方剂来源

失眠乃临床常见病证之一，每日均遇多例，先师长期临床总结了治疗心脾两虚、心神不宁之经验，综合甘麦大枣汤和酸枣仁汤之义而设制此方。

六、案例选载

窦某，女，49 岁，教师。1987 年 11 月 3 日初诊。

长期失眠，间断服用安定类药物，严重时彻底不眠，甚为苦恼，月事2～3月一行，量少色暗紫，腰酸痛，头昏时晕，双手作麻，手足心热，夜寐时有盗汗，近年来消瘦5公斤，查体无特殊，求诊于先师，察得头发枯而不泽，面色萎黄，畏寒怕冷，苔薄，舌质淡而有齿印，脉细弱无力。

恙属操劳烦心、思虑过度，暗耗心血，思则伤脾，心脾两虚，日久及肾，脾肾阳虚，故而施治养心、补脾、益肾并用。方用麦仁安神汤化裁。

淮小麦200g（另煎，以汤代水）、酸枣仁30g、远志15g、五味子15g、百合30g、沙苑子15g、首乌藤30g、茯神15g、龙齿30g（先煎）、丹参30g、续断15g、炙甘草6g、珍珠粉2g（冲服）。

7帖药后，盗汗除，已能入寐，断续5小时左右，然梦多。上药加补骨脂10g、黄精10g，增添温补脾肾之用，前后共进四旬，月事至，量中等，精神转佳。再以十全大补丸善后调理2月余，体丰，增加5.5公斤，寐安食香而愈。

第十节 芪味止汗汤

一、药物组成

黄芪30g、五味子15g、百合20g、山茱萸10g、茯苓神各15g、首乌藤20g、浮小麦30g、糯稻根40g（先煎）、碧桃干20g、煅龙牡各30g（先煎）、生甘草4g。

二、适应病证

盗汗，五脏气阴不足所致。心之气阴不足者、肺之气阴不足者、脾之气虚不足者、肝之阴血亏虚者、肾之阴精不足者均可患之。

证候表现：夜间寐则汗出，醒则汗止，手足心热，疲乏无力，夜寐不实，或口干，或便秘，或心烦，或腰痠，舌苔薄少，舌质红绛或淡瘦，脉细数。盗汗大都见之虚者，但实证亦少见之。排除其他器质性病变。

三、方剂评析

临床见盗汗十之七八为气阴不足者，气虚不能滋生阴津，阴虚则不能维阳，津气外泄成盗汗，所以盗汗也以补气为第一法则。益气固表者非黄芪莫属，配合五味子敛肺补肾、宁心安神、生津收汗，一补气一敛阴，气旺则固摄阴津，阴生则护阳，共同益气敛阴而止汗，是为君药；百合、山茱萸，补肺肾两阴，肺之气阴充盛则卫表腠理实，肾之气阴充盛则能滋养一身之阴，阴液则守而不得外泄，以辅助君药；浮小麦、碧桃干、糯稻根、煅龙牡则是固表敛阴止汗之品，亦为臣药；茯苓、茯神健脾安神，生甘草调和诸药。全方止汗为纲，气阴同补，五脏俱养。

四、临证加减

（1）夜寐不实，多梦心烦者，可选加酸枣仁 30g、柏子仁 15g、远志 10g、琥珀粉 3g（冲服）、珍珠粉 3g（冲服）。

（2）面颧潮红、手足心热者，可选加牡丹皮 10g、地骨皮 10g、生地黄 10g、胡黄连 5g、鳖甲 10g（先煎）、龟板 10g（先煎）。

（3）心悸气短者，可选加西洋参 5g（兑冲）、党参 10g、丹参 30g、五加皮 10g、黄精 10g。

（4）大便干结难解者，可选加玄参 10g、柏子仁 15g、郁李仁 15g、火麻仁 15g。

（5）腰酸痛，男子遗精，女子经多、带下频者，可选加杜仲 15g、菟丝子 15g、金樱子 10g、桑螵蛸 10g、芡实 10g。

五、方剂来源

乃先师治疗盗汗之验方，专治气阴不足之盗汗方剂。

六、案例选载

姚某，女，48 岁，店员。1985 年 10 月 11 日初诊。

平素体弱，近 2 周来出现盗汗，夜间 2～3 点钟，醒后汗止，颈、胸、头部为甚，每每用毛巾拭汗，量多，夜寐不实，疲乏无力，形体消瘦，口干不多饮，目花头昏，心慌手麻，月经 2～3 月并之，腰膝酸软，苔薄少、舌质偏红，脉细数，他人介绍至先师处诊治。

恙属心肺肾之气阴不足，气虚表弱，阴不护阳，津气外越成盗汗。故而治以益气敛阴，养脏止汗。方拟芪味止汗汤化裁。

生黄芪 30g、五味子 15g、百合 30g、山茱萸 10g、枸杞子 15g、浮小麦

30g、糯稻根 40g（先煎）、碧桃干 20g、煅龙牡各 30g（先煎）、酸枣仁 30g、炙甘草 5g。

7帖药后汗出减半，前方有效，原方加陈皮 10g，当归 10g，再调 2 周。汗出已止，余证亦好大半，再以西洋参、麦冬、五味子以茶代饮调理善后 2 月，病证痊愈，随访 1 年未作。

第十一节　芪泽消肿汤

一、药物组成

生黄芪 30g、泽泻 30g、车前子 20g（布包）、猪苓 20g、防己 10g、连皮茯苓 15g、薏苡仁 30g、川牛膝 15g、生甘草 5g。

二、适应病证

水肿病（功能性水肿、肾炎水肿、心功能衰竭浮肿等），脾虚湿盛证。

证候表现：周身浮肿，或双下肢浮肿为甚，身困少汗，不思纳谷，或腰瘆，或便溏，或腹满胀大，或喘息不得卧者，苔白腻或水滑，舌质淡，或紫暗，或淡胖有齿印，脉细或结代或促。

三、方剂评析

本方是先师取仲景之防己黄芪汤之义，扩大其药物组成，并赋予更多的治疗范围和病证。方中取生黄芪补益肺脾之气，且能走表行水，善治气虚水肿；泽泻淡渗利水，利水而不伤阴，方龙潭云"泽泻有固肾治水功……能宣通内脏之湿"，泽泻乃治疗一切水肿之首选药物；黄芪配伍泽泻，通利周身之水气，益肺脾，利水湿，利不伤正，两者为君药。猪苓渗湿气、利水道，分理表阳、里阴之气而利小便；防己善走十二经，通利全身经络之水气；车前子直利水湿，三药共为臣药，辅君药泽泻以利周身之水，且不伤正气。又用连皮茯苓、薏苡仁辅黄芪健脾益肺，又有运湿之用，二药亦为臣药。以川牛膝入下焦血分，下气、和血、通络，引药下行，为佐使之用。生甘草调和诸药。全方固护三焦，通利水湿之气而不伤正。

四、临证加减

（1）伴恶寒、怕风者，可选加防风 10g、羌活 10g、葛根 10g、紫苏叶 10g、荆芥 10g、连皮生姜 2 片。

（2）伴发热、尿频、尿急、腰疼痛者，先去黄芪，可选加连翘 10g、淡竹叶 10g、大小蓟各 10g、萹蓄 10g、辣蓼 15g、川续断 15g。

（3）伴血尿者，可选加白茅根 30g、小蓟 10g、仙鹤草 30g、当归炭 10g、茜草 20g、三七粉 3g（冲服）。

（4）心悸、喘息、脉结代或促者，可选加丹参 30g、川芎 20g、茺蔚子 15g、薤白 10g、桂枝 5g、葶苈子 15g（布包）。

（5）浮肿较甚、按之凹陷、久之不起者，可选加茺蔚子 15g、王不留行 10g、马鞭草 20g、蝼蛄 3g（焙干研末冲服）。

（6）腹满胀大叩之如鼓者，可选加大腹皮 10g、木香 10g、厚朴 10g、娑罗子 10g、枳实 10g。

（7）长期大量蛋白尿、腰疼、面黄乏华者，加生黄芪用量 60～100g，另可选加山茱萸 10g、杜仲 10g、玉米须 30g、芡实 10g、党参 15g、菟丝子 10g、金樱子 10g。

（8）阳虚湿盛、面色㿠白、手足清冷、苔白水滑者，可加桂枝 10g 或肉桂 5g、熟附子 10g（先煎）、补骨脂 10g、鹿衔草 15g、淫羊藿 10g。

（9）大便稀溏、肠鸣辘辘者，可选用炒防风 10g、煨葛根 10g、炒薏苡仁 30g、炒白扁豆 20g、煨诃子 10g、荷叶 10g。

（10）苔白腻伴不思纳谷者，可加炙鸡内金 10g、草果 10g（杵碎、后下）、苍术 10g、神曲 20g。

五、方剂来源

二十世纪七八十年代重症水肿患者较多，先师总结前贤经验并结合自己的临证经验，创立了此方，验之效佳。

六、案例选载

任×，女，48 岁，商场职员，1988 年 10 月 12 日初诊。

罹"水肿"病两载有余，曾查多项检查后，诊为"功能性水肿"，屡用中西药利尿之品，均收效甚微，十分苦恼，寻至先师处就诊。察其面目浮肿，精神疲乏，面黄乏华，双下肢水肿，按之凹陷，久久不复，口干不欲饮，夜寐不佳，月事量多，色暗，腰痠稍怕冷，手足清冷，纳谷不香，苔薄白，舌质淡胖，脉细弱无力。

恙属患病日久，叠用利尿之药，更伤脾胃，水湿蕴而不化，泛滥肌肤。治以益气化湿健脾补肾。方遣芪泽消肿汤化裁。

生黄芪 40g、泽泻 30g、猪苓 15g、防己 10g、连皮茯苓 20g、薏苡仁 30g、菟丝子 10g、黄精 10g、当归 10g、鹿衔草 15g、淫羊藿 10g、炙甘草 5g。

7 帖药后，浮肿消退一半，面有笑容，亦能安寐。上方有效，原方再图。两周后，恙愈大半，后以原方去防己，加炒白术 10g、山药 20g、山茱萸 10g、川续断 10g。两周来告之水肿尽消，月事如期而至，面色渐转红润，以归脾丸调之。

〔〔〔〔〔 第十二节　清肠化浊汤 〕〕〕〕〕

一、药物组成

石菖蒲 15g、土茯苓 30g、炒地榆 20g、地锦草 30g、车前草 15g、仙鹤草 30g、秦皮 10g、炒薏苡仁 30g、炒防风 10g、生甘草 5g。

二、适应病证

溃疡性结肠炎以及急慢性泄泻病，属湿热蕴结肠腑证。

证候表现：为腹痛时作，以脐腹部为甚，泻下秽浊或痢下赤白黏冻，泻后或痢后痛不减，时肠鸣，或肛门坠胀，面黄乏华或消瘦、夜寐不佳或纳谷不佳，舌苔薄黄或腻，舌质偏红，脉细弦。

三、方剂评析

此病证是湿热为患。湿为秽浊之邪，热为内外之邪，两邪相合犯于中焦。故而使用石菖蒲芳香化浊，"去湿逐风，除痰消积，开胃宽中……"（《本草备要》），尤其是祛肠胃之秽浊之湿邪最佳；土茯苓甘淡清湿热，解秽毒，健脾胃，量可用至 50～80g，二药为君药，共同辟秽化湿，清解湿毒。炒地榆、地锦草、车前草、仙鹤草、秦皮均能清热止泻或止痢，其中地榆、仙鹤草又能凉血、安络、止血，以防湿热之邪入肠络而动血，五药共为臣药。炒薏苡仁、炒防风、生甘草健脾祛湿而安土位，是为佐使之用。全方寒温并用，攻补兼施，气血同治，祛湿泄热，以辟秽泄热，清肠而安中。

四、临证加减

(1) 伴有发热者，可选加金银花 15g、黄芩 10g、黄柏 10g、辣蓼 15g、淡竹叶 15g、生石膏 40g（先煎）。

(2) 腹痛阵作者，可选加炒白芍 20g、醋延胡索 30g、乌药 10g。

(3) 脐腹部胀满较甚，且肠鸣辘辘者，可选加大腹皮 10g、煨木香 10g、炒枳壳 10g、乌药 10g。

(4) 便下赤冻较多者，可选加槐花 10g、茜草炭 30g、三七粉 3～6g（冲服）、白头翁 10g、当归炭 10g。

(5) 肛门坠胀者，可选加升麻 10g、枳壳 10g、炒防风 10g、黄芪 30g。

(6) 大便痢下白黄黏冻为主者，可选加煨木香 10g、炒苍术 10g、肉豆蔻 10g、鹿衔草 10g、茯苓 15g、椿根皮 10g、石榴皮 10g。

(7) 病久气血双亏，面黄乏华，精神疲乏，唇淡脉弱者，可选加黄芪 20～50g、党参 10g、黄精 10g、当归 10g、熟地黄 10g、菟丝子 10g、山茱萸 10g。

(8) 病久入络，腹痛隐隐，且固定不移，舌质紫暗者，可选加乌药 10g、醋延胡索 30g、红花 5g、九香虫 10g、失笑散 20g。

五、方剂来源

先师在多年的临床实践中探索到溃疡性结肠炎乃湿浊与热相胶结犯于肠腑，故而设立此方针对于斯。

六、案例选载

胥×，女，42 岁，服装厂工人，1985 年 5 月 18 日初诊。

患溃疡性结肠炎 3 年余（苏北人民医院检查肠镜诊断），间断服用西药痢特灵、复方新诺明等以及中草药治之罔效，经他人介绍至先师处诊治。诊得面黄乏华，消瘦，头发枯黄少泽，月经量少有瘀块，且延期，时腹痛，便下赤白黏冻，黄白冻偏多，时肠鸣，时肛坠，夜寐不佳，心烦焦虑，舌质偏淡，边有齿印，有紫斑，脉细弱无力。

恙属病久脾虚，湿热余邪未尽，肠络瘀阻，治以健脾化湿，清泄余邪，和血安络，方遵清肠化浊汤化裁。

石菖蒲 10g、土茯苓 50g、地榆炭 10g、炒苍术 10g、炒白术 10g、秦皮 10g、炒薏苡仁 30g、黄精 10g、当归 10g、乌药 10g、石榴皮 10g、仙鹤草 30g。

10 帖药后，已无红冻，腹痛亦除。症情已减，上方再图，原方加山茱萸 10g、杜仲 15g，再遣 10 帖。便次明显减，且黏冻亦少十之七八，前后上方出入连续治疗 4 个月，病证已除尽矣。复查肠镜：直肠少许斑点样潮红，余结肠未见异常。以食疗方缓图之，炒薏苡仁 50g、怀山药一尺长、小黄米 30g、百合干 10g、莲子 10 枚，每日一次，水煎服，或煮粥喝，间断服之 1 年余。3 年后随访旧恙未复。

第十三节　清渊通窍汤

一、药物组成

苍耳草 15g、辛夷花 15g、鱼腥草 30g、车前草 15g、淡竹叶 10g、佩兰 10g、车前子 10g（布包）、白芷 15g、川芎 15g、仙鹤草 30g、薏苡仁 30g、生甘草 4g。

二、适应病证

鼻渊病（急慢性鼻炎、鼻窦炎），风邪犯窍，壅阻化热证。

证候表现：鼻塞流涕，初起为清涕，后为浊涕，再则为脓涕，头昏头痛，或发热，或咽痛，苔薄黄，舌质偏红，脉细数。

三、方剂评析

本方实际上是选《济生方》中苍耳散化裁而得，苍耳散可治疗鼻流浊涕不止，其方中苍耳选用其子。而本方中之苍耳用其草，因苍耳有小毒，草之毒性略逊于子，先师在临证中，基于苍耳草之毒性，建议在入全方之前以苍耳草与适量甘草同煎 15 分钟，其毒性则会明显减弱，再以其汁会合其他药物同锅煎煮。方中苍耳草，苦辛微寒，祛风散热，解毒消痈之功效，"治中风伤寒头痛，又疗疔肿困重"（《食疗本草》），辛夷花辛温祛风通窍，治"鼻渊、鼻鼽、鼻窒、鼻疮及痘后鼻疮"（《本草纲目》），二药一寒一温，共治鼻渊之症，是为君药；仙鹤草、薏苡仁、鱼腥草、车前草、车前子、淡竹叶清泄热毒之邪，是为臣药，辅助君药清泄鼻窍壅塞之热毒之气；白芷、川芎，辛温引药走窍，又能活血祛风而止头痛，清利鼻窍中之气血之逆，是为佐药；生甘草解毒且有调和诸药之用，是为使药。全方寒温并用，气血同治，上下分利。

四、临证加减

（1）伴发热不退者，可选加生石膏 40g（先煎）、黄芩 15g、金银花 15g、连翘 10g、蒲公英 20g、野菊花 10g。

（2）头额疼痛较甚，有如鸡啄者，可加重川芎量为 30～40g（女子经期谨慎），或选加蔓荆子 15g、赤芍 15g、白芍 15g、羌活 10g、葛根 15g、醋延胡索 30g。

（3）脓涕较多，其味秽臭者，可选加苍耳子 10g、藿香 10g、败酱草 20g、天竺黄 10g、土茯苓 30g。

（4）大便秘结者，可选加玄参 10g、生大黄 10g（后下）、决明子 20g、冬瓜子 20g、杏仁 10g、桃仁 10g。

五、方剂来源

先师之长期经验用方，其临证加减亦是伺诊时摘录所得，临证用之十分有效。

六、案例选载

孙×，男，48 岁，物资公司职工。1989 年 7 月 23 日初诊。

患鼻窦炎多年，经常发作，发作时即予输液抗炎，方能缓解，今年又作。2 周前直吹电扇后再发，鼻塞流涕，头痛恶寒，周身酸楚。即至医院予丁胺卡那霉素加地塞米松治疗 3 天，恶寒、周身酸楚已无，然头痛不减，且鼻流浊涕不断，黄白相间，便溏，日行 2～3 次，有腥臭味，溲黄，夜寐不实，查血常规正常，他人介绍来先师处诊治，察其舌苔薄黄，舌质偏红、脉数。

恙乃邪气未尽，化热壅阻鼻窍，治以祛风泄热，通利鼻窍，方以清渊通窍汤化裁。

苍耳草 15g、辛夷花 10g、鱼腥草 30g、车前子草各 15g、淡竹叶 10g、白芷 15g、川芎 15g、石菖蒲 15g、仙鹤草 30g、薏苡仁 30g、生甘草 6g。

7 帖药后，头痛除，流涕少，黄涕已无，鼻窍尚未全通。原方加蝉蜕 5g、防风 10g。再进 7 帖，病证痊愈。又以薏苡仁 30g、茯苓 10g、荷叶一角（鲜）、葱白 7 根，白果 7 枚（去芯），连服 3 周。随访 8 个月未发。

第十四节　清中和胃汤

一、药物组成

黄芩 10g、蒲公英 15g、土茯苓 30g、浙贝母 10g、牡丹皮 10g、仙鹤草 30g、白及 10g、薏苡仁 30g、生甘草 5g。

二、适应病证

糜烂出血性胃炎、幽门螺杆菌相关性胃炎、消化性溃疡之脾胃积热证。

证候表现：胃脘部隐痛或阵痛，嘈杂易饥，口干喜凉饮，或口中有异味，嗳气或泛酸，夜寐不安，噩梦较多，大便干燥或便秘，舌苔黄或腻，舌质偏红，脉细数。

三、方剂评析

李东垣之清胃散主治胃中积热，循经上炎致口鼻吐衄，偏重清血热。而对脾胃积热（兼有湿热蕴结之象），不太适合，故而调整用之。黄芩，苦寒，直清中焦之湿热，蒲公英，苦甘寒，入阳明、厥阴经，"泻胃火之药……既能泻火，又不损土……火退而胃气自生"（《本草新编》），二药清中而不伤中，共为君药。土茯苓、浙贝母二药有清泄脾胃之热，又有祛湿化痰之功，使湿热之邪不袭脾胃，而为臣药；牡丹皮、仙鹤草、白及直入阳明血分，和血安络，以防热邪入血分而动血，亦为臣药。薏苡仁配伍生甘草健脾和中，为佐使药。全方清养结合，清泄不伤中，阳明气血同治，临床常用而屡效。

四、临证加减

（1）脘部痞胀较甚，兼见嗳气者，可选加旋覆花 10g（布包）、枳壳 10g、刀豆壳 10g、降香 10g、木香 10g、厚朴 10g。

（2）胃脘疼痛较剧者，可选加炒白芍 30g、醋延胡索 30g、香附 10g、失笑散 20g（布包）、刺猬皮 10g、九香虫 10g。

（3）泛酸较甚者，可选加乌贼骨 30g（先煎）、煅瓦楞子 15g（先煎）、海蛤壳 15g（先煎）、焙鸡蛋壳 10g（先煎）。

（4）呕吐或呃逆者，可选加旋覆花 10g（布包）、代赭石 30g（先煎）、姜竹茹 10g、刀豆壳 10g、丁香 3g。

（5）幽门螺杆菌阳性者，可选加黄连 3g、半枝莲 20g、败酱草 20g、紫花地丁 15g、白花蛇舌草 15g、苦参 10g。

（6）胃镜下观察胃窦部有疣状隆起者，可选加丹参 30g、莪术 10g、夏枯草 15g。

（7）胃镜下观察胃、十二指肠见散在出血点和溃疡出血灶者，可选加白及 15g、三七粉 3～6g（冲）、茜草炭 30g、当归炭 10g、地榆炭 15g、花蕊石 30g（先煎）。

（8）大便秘结者，可选加玄参 15g、生白术 30g、郁李仁 15g、火麻仁 15g、冬瓜子 20g。

（9）大便稀溏者，可选加炒防风 10g、炒白扁豆 30g、煨诃子 10g、赤石脂 10g、石榴皮 10g。

（10）夜寐不实或夜不能寐者，可选加首乌藤 30g、五味子 10g、远志 10g、酸枣仁 30g、百合 30g、莲子 30g、茯神 15g、煅龙齿 30g（先煎）、珍珠粉 3g（冲服）。

五、方剂来源

先师取李东垣《兰室秘藏》中清胃散之义，结合临床用药经验而设制。

六、案例选载

黄×，男，48岁，公司职员，1989 年 5 月 11 日初诊。

长年出差在外，应酬不暇，辛辣过多，操心劳神过度，脾胃积热而致胃脘部隐痛绵绵，胃脘嘈杂易饥，口干欲凉冷，口中有异味，惧怕与人谈事，甚是苦恼，无心工作，胃镜示：胃窦小弯近幽门口两处浅表溃疡，0.5～0.8cm大小，有乙肝病毒携带，拒用西药，故回家医治。遂求治于先师，察其舌质偏红，舌质薄，黄中腻，脉细。

治以清中化湿，安络生肌。方崇清中和胃汤化裁。

黄芩10g、蒲公英30g、仙鹤草30g、白及20g、乌贼骨30g（先煎）、土茯苓30g、三七粉3g（冲服）、醋延胡索30g、炒白芍15g、薏苡仁30g、郁金10g、生甘草4g。

7帖药后胃脘嘈杂易饥已无，脘痛亦大减，前后以上方化裁出入治疗3个月，复查胃镜胃溃疡已修复，嘱其注意休息，饮食有节。

第十五节　清中化浊汤

一、药物组成

土茯苓30g、佩兰10g、黄芩10g、六月雪30g、淡竹叶10g、藿香10g、法半夏10g、薏苡仁30g、生甘草4g。

二、适应病证

脾胃积热证。

证候表现：口中异味，或口臭，或口浊，伴口干不多饮，或嗳气，或泛酸，或不思纳谷，或胃脘部嘈杂，大便干秘，小溲黄赤，苔薄黄腻，舌质偏红，脉弦数。排除口腔疾患，以及糖尿病、肾病等器质性疾患。

三、方剂评析

此方为脾胃积热证所立。土茯苓、黄芩为君药，重在清泄脾胃，土茯苓甘淡平，有解毒祛湿之功效，具有"祛湿热"（《本草再新》）、"健脾胃"（《本草纲目》）之功效，所以凡是脾胃中之湿热、积热、热毒等病证，先师均喜遣之，用量30～50g；黄芩苦寒，善清中上二焦之热邪，二药共用直清中焦脾胃之积热，且清利不伤中，是为君药；六月雪、淡竹叶都是甘淡、微寒之品，清利湿热，利湿而不伤正，盖中焦之湿热宜清利，而不可重伐，二药是为臣；藿香、佩兰、法半夏则能芳化秽浊之气，尤其是舌苔垢腻之患者，湿浊去则热无所依，中焦积热去矣，又可防止君臣药寒凉困遏中焦之弊，是为佐药；薏苡仁、生甘草健脾运中，一是脾旺则湿无所生，二是防止苦寒或渗利而伤中，亦为佐使之药。

四、临证加减

（1）潮热盗汗，手足心热者，去藿香、六月雪，可选加银柴胡 5g、地骨皮 10g、石斛 10g、生地黄 10g、知母 5g、糯稻根 40g（先煎）。

（2）舌苔垢腻，不思纳谷者，可选加草果 10g（杵碎）、砂仁 10g（杵碎、后下）、苍术 10g、石菖蒲 10g、莱菔子 10g、炙鸡内金 10g。

（3）便干难解，便如羊屎状者，可选加玄参 10g、冬瓜子 15g、莱菔子 10g、火麻仁 15g、大黄 10g（后下）。

（4）夜寐不实，心烦易躁者，可选加首乌藤 30g、钩藤 10g（后下）、酸枣仁 30g、煅龙牡各 30g（先煎）、胆南星 10g、琥珀粉 3g（冲服）、珍珠粉 3g（冲服）。

（5）幽门螺杆菌检测阳性者，可加黄连 5g、黄柏 10g、蒲公英 30g、仙鹤草 30g、半枝莲 20g、白花蛇舌草 20g。

五、方剂来源

口中异味虽不说是个大病，但临床十分常见。先师积累了临床中治疗此病证的用药经验，我们在整理资料中将此方命名为清中化浊汤，反复验证效佳。

六、案例选载

卜×，男 45 岁。油漆工，2016 年 8 月 20 日初诊。

口中异味有 2 年，曾查看过口腔科以及全面体检过，均未见异常，后在消化科也测过幽门螺杆菌（阳性），又清杀幽门螺杆菌二次。然口中异味不除，尤其早晨更加严重，很是苦恼，与人说话不敢直面，口干面赤，大便干秘，3～4 日 1 次，手足心热，苔黄垢腻，舌质偏红，脉弦滑。

至脾胃病科诊治，证属中焦脾胃湿热内蕴，胃气不降，治以清化湿热，和中降气，拟先师清中化湿汤加减。

土茯苓 30g、黄芩 15g、六月雪 30g、淡竹叶 10g、车前子 15g、车前草 15g、藿香 10g、佩兰 10g、薏苡仁 30g、薄荷 5g、生甘草 4g。

7 帖药后苔去大半，口中秽浊之味也已减轻较多，大便日一行，原方效显。更进一筹，续用 7 帖，恙去八九。更以上方去薄荷、六月雪、淡竹叶、车前子、车前草、藿香、佩兰，加百合 20g、法半夏 10g、陈皮 10g、郁金 10g、炒白术 10g，又服 2 周而愈。并嘱加强运动，晚餐尽量不吃肥甘油腻之品，随访半年未发此证。

第十六节　仁术健胃汤

一、药物组成

薏苡仁 50g、莪术 15g、仙鹤草 30g、土茯苓 30g、丹参 30g、川贝母粉 5g（冲服）、白花蛇舌草 20g、炒白术 15g、炒白芍 15g、百合 20g、生甘草 4g。

二、适应病证

萎缩性胃炎病或其他慢性胃炎病之脾虚痰瘀热结证。

证候表现：脘部痞满作胀或隐痛绵绵，或嘈杂嗳气，口干口苦，不思纳谷，疲乏无力或夜寐不佳，大便干秘，或稀溏，舌质偏红或紫暗，或紫块，舌苔黄或黄腻，脉细弦。

三、方剂评析

此方循证脾虚生湿，重点在脾虚，痰、瘀、热是致病因素，脾虚是基础，四因错综交着形成此病证，痰为湿聚，瘀因气滞、湿阻、热壅而成，热为气郁、感邪、湿聚等而起。依此本方用薏苡仁健脾化湿，湿去则痰无所生，莪术活血化瘀，有"治一切气，开胃消食，通月经，消瘀血，止扑损痛、下血及内损恶血等"（《日华子本草》）功效，又理血中之气，二药为君药；仙鹤草、丹参有助莪术活血通络之用，仙鹤草虽有活血之功，但又有止

85

血之效，故活血又防动血，川贝母粉助薏苡仁化痰湿，散壅结，土茯苓、白花蛇舌草清泄郁滞之邪热，二药清而不寒、泄不伤正，五药共辅君药以化痰湿，消瘀滞，清邪热而为臣；再用炒白术、炒白芍、百合、生甘草以健脾、和络、调中，为佐使之药。全方寒温并用，消补同方，祛邪扶正，是治疗萎缩性胃炎一则良方。

四、临证加减

（1）胃脘疼痛较甚者，可选用醋延胡索 30g、合欢皮 10g、失笑散 20g（布包）、九香虫 10g、刺猬皮 15g。

（2）脘部嘈杂泛酸者，可选用乌贼骨 20g（先煎）、海蛤壳 15g（先煎）、煅瓦楞子 15g（先煎）、凤凰衣 10g。

（3）中焦脾虚，面黄乏华、神疲乏力，不思纳谷，舌淡有紫气、苔薄白、脉细弱者，去白花蛇舌草，选用党参 10g、黄精 10g、山药 20g、当归 10g。

（4）胃镜下胃腺体萎缩增生者，可选加夏枯草 20g、半枝莲 20g、白英 20g、藤梨根 20g、石见穿 20g、猫人参 15g。

五、方剂来源

本方是先师治疗萎缩性胃炎常用的一则方剂，我们将之名为仁术健胃汤。

六、案例选载

范×，男，55 岁，教师，2012 年 10 月 9 日初诊。

患胃疾十余年，间断服药，或中药，或西药，1 周前查无痛胃镜示：慢性萎缩性胃炎，胃窦腺体肠上皮化生（中度），甚是担心寻至我院脾胃病科就诊。诊得胃脘部疼痛隐隐，时有针刺感，口干不多饮，两胁肋部作胀，嗳气，纳谷不佳，夜寐不实，查 B 超肝胆脾胰肾以及肝肾功能均正常，察其舌质有紫气，舌苔薄黄，脉细弦。

恙属病程日久，气滞血瘀，肝胃不和，郁久化热。治以健脾和中、理气化瘀，佐以清热。方崇先师仁术健胃汤化裁。

薏苡仁 50g、莪术 15g、仙鹤草 30g、丹参 30g、刺猬皮 10g、炒白术 15g、炒白芍 15g、黄精 10g、香附 10g、夏枯草 20g、白花蛇舌草 20g、石见穿 20g、生甘草 4g。

10 帖药后，胃疼减轻，夜卧不安。前方加煅龙牡各 30g（先煎）。前后使用本方化裁 2 月。复查胃镜病理：胃窦腺体肠上皮化生（轻）。前方得效，再图之。4 个月再查胃镜已无胃窦腺体肠化生之征象，示慢性胃炎，再嘱其长期使用薏苡仁米粥。3 年后随访身体康健，复查胃镜为浅表性胃炎，病证乃愈。

第十七节　润肠顺气汤

一、药物组成

决明子 30g、莱菔子 15g、郁李仁 20g、火麻仁 10g、枳壳 20g、木香 10g、生白术 30g、生甘草 5g。

二、适应病证

便秘，肠燥气郁证。

证候表现：大便秘结，3 日以上不能排便，便下干结如粟，或涩滞难下，腹胀满，或腹痛，口干不多饮或口中有异味，纳谷不香，苔白干燥或黄燥，舌质偏红，脉细弦。

三、方剂评析

先师考虑到临床中便秘最常见之证候表现，肠燥气郁证占便秘中十之五六。方中不用峻猛攻下之重药，而用清润之决明子，"清"是清泄肝胃积热，"润"则为润肠通便，又并用莱菔子消积顺气、下行通便，二药共同为君药；再辅郁李仁、火麻仁润肠通便为臣，又枳壳、木香助莱菔子理行中焦郁滞之气机；又佐以生白术、生甘草健脾助运，重用生白术，又有润肠通便之妙用，一般可用在 30g 以上，甚可用至 60g 左右。

四、临证加减

（1）脐腹部疼痛较甚者，可选加乌药 10g、炒白芍 20g、醋延胡索 30g、失笑散 20g（布包）。

（2）腹部胀满，矢气频作者，可选加厚朴 10g、易枳壳为枳实 10g、婆罗子 10g、大腹皮 10g、青皮 10g。

（3）肠梗阻（非机械性）

① 不全性肠梗阻者，可选加厚朴 10～15g、莪术 10g、杏仁 10g、桃仁 10g。

② 完全性肠梗阻者（在胃肠减压引流情况下），可选用急性子 10g、莪术 10g、大黄 10g（后下）、槟榔 10g、青皮 10g、番泻叶 3～5g。

（4）口干，或口中异味者，或伴有口疮者，可选用玄参 15g、土茯苓 30g、佩兰 10g、淡竹叶 10g、丝瓜子 30g、升麻 20g、六月雪 30g。

（5）夜寐不佳、心烦易躁者，可选加酸枣仁 30g、柏子仁 20g、何首乌 10g、煅牡蛎 30g（先煎）、知母 10g。

（6）便秘日久伴疲倦困乏，努责无力，面黄舌淡，脉细弱无力者，可选用生黄芪 30～50g、太子参 10g、黄精 10g、茯苓 15g。

（7）便秘日久伴口干欲饮，唇赤颧红，舌质偏红，苔少花剥或光，脉细数者，可选用玄参 10g、石斛 10g、西洋参 5g（兑服）、生地黄 10g、桑椹子 10g、女贞子 10g。

五、方剂来源

先师在多年临床实践中参合了众多先贤治疗便秘的临证用药经验并结合自己临证用药体会而设计此方。

六、案例选载

闵×，女，68 岁，退休，1987 年 9 月 21 日初诊。

三年前患"中风"，后行动不多，渐而便秘，起始在家自服大黄、番泻叶等后可行圊，然渐次失效，又查钡灌肠示无异常，又服大黄、芒硝等泻热通便之品，亦未起效，大便甚则半月一行，必以指抠方能得通，痛苦万分，所以由其家属携至先师处诊治。察其舌苔花剥，舌质偏红，脉细。

诊为中焦脾胃失调，脾不能升清，浊气不得降泄，蓄聚肠腑，加之用药太多，伤胃耗气，阴津不生，而生肠燥之症，故以润肠顺气汤化裁治之。

决明子 30g、莱菔子 10g、玄参 10g、当归 10g、郁李仁 20g、火麻仁 20g、生白术 40g、生地黄 10g、木香 10g、枳壳 10g、生甘草 4g。

7 帖药后，其间便解 3 次，量仍不多，腹胀亦减大半，原方得效。上方去火麻仁，加冬瓜子 30g、柏子仁 20g，再服 7 天，舌苔已生，精神转佳，本方前后共调 2 月余。半年后来诊眩晕时告之便秘病证已愈。

第十八节　三子定喘汤

一、药物组成

紫苏子 10g、莱菔子 15g、芥子 5g、干地龙 30g、紫菀 20g、炙百部 30g、白前 10g、前胡 10g、桔梗 10g、降香 10g、丹参 30g、当归 10g、徐长卿 10g。

二、适应病证

哮喘病（支气管哮喘、过敏性哮喘、喘息性支气管炎等），属痰涎壅肺证。

证候表现：咳嗽持续不解，喘息不定，喉间有哮鸣音，遇风及刺激性气味尤甚，喘息不得卧，咳吐痰涎，咽痒呕恶，胸闷心悸，大便或溏或干，夜寐不实，不思纳谷，苔白腻或中黄，舌质红或淡胖有齿印，脉细滑数。

三、方剂评析

《韩氏医通》之三子养亲汤是为老年中虚痰涎壅盛之咳喘病所设定。本方芥子温肺利气，快膈消痰，紫苏子降气行痰，莱菔子消食导滞，使气行则痰行，三者合用，痰化、食消、气顺，三者又都有行气祛痰之功，为本方之君药；紫菀、炙百部、白前、前胡，宣肃肺气，止嗽化痰，助君药行痰利肺，丹参、当归、徐长卿、干地龙，有和血通络之功。心肺同在上焦，肺朝百脉，肺气不利，常常引发心血瘀阻，且徐长卿、干地龙有祛风和血通络之功，并有抗过敏之效，所以过敏性哮喘者尤佳，共为臣药；桔梗、降香，一升一降，斡运上下之气机，则肺气得以宣肃，是为佐药；全方宣肃利肺、行气通络以达痰消、气顺、脉通、喘息、嗽止。

四、临证加减

（1）哮证大发作者，可加炙麻黄 10g、细辛 3g、射干 15g、葶苈子 15g（布包）。

（2）喘满腹胀，大便干结者，可加厚朴 10g、葶苈子 15g（布包）、桃仁 10g、生白术 30g、枳实 10g。

（3）心悸胸闷，脉有结代者，可选加煅龙牡各 30g（先煎）、葛根 15g、薤白头 10g、川芎 20g、红花 5g、赤芍 15g、灵磁石 30g（先煎）。

（4）病久面黄，大便稀溏者，去莱菔子，可加炒薏苡仁 30g、炒防风 10g、炒白扁豆 20g、煨诃子 10g、炒山药 30g。

（5）咳痰黄稠，且有低热者，可选加浙贝母 10g、川贝母粉 5g（冲服）、黄芩 15g、桑白皮 15g、冬瓜子 20g、天竺黄 10g、鱼腥草 30g。

（6）口鼻、咽痒者，可加蝉蜕 10g、白蒺藜 10g、白僵蚕 10g、荆芥穗 5g。

（7）哮喘休止期，去三子（芥子、莱菔子、紫苏子），可加生黄芪 30～50g、黄精 15g、山茱萸 10g、菟丝子 10g、五味子 10g、当归 10g、百合 30g、炒山药 30g。

（8）体虚汗出较多，动则尤甚者，可选加五味子 10g、浮小麦 30g、碧桃干 20g、煅龙牡各 30g（先煎）、黄芪 20g、炒白术 10g、防风 5g。

（9）夜寐不佳，或彻夜不寐，或夜梦纷纭，心慌气短者，可选加黄芪 30g、百合 30g、茯神 15g、首乌藤 30g、酸枣仁 30g、柏子仁 10g、淮小麦 30g、五味子 10g、炙甘草 10g。

五、方剂来源

先师治疗痰涎咳喘之经验方，实际上是三子养亲汤扩展方，临床验之效显。

六、案例选载

逄×，男，59 岁，退休工人，1988 年 8 月 7 日初诊。

有慢性支气管炎病史十年，每发作，喘嗽数次，曾长期服用糖皮质激素及氨茶碱，起初有效，后期不显。1 月前因吹电风扇感邪，以致喘嗽发作，咳嗽吼喘，动则尤甚，咳吐白色泡沫样痰，喉中有哮鸣音，面黄乏华，不思纳谷，时嗳气，脘腹胀满，精神疲乏，大便溏薄，夜寐不实，心悸不安，舌苔薄白腻，舌质偏淡有紫气，脉濡数。查胸部 X 线示：慢性支气管炎伴感染，肺气肿。查体：心率 98 次/分，律齐，两肺喘哮音，左下肺闻及湿啰音，血常规正常，肝肾功能亦无异常。

综合而论，恙由外邪犯肺，引发宿痰，肺气不利，痰涎壅阻心肺脉络不畅，治以利肺化痰，和血宁心。先师以三子定喘汤化裁。

芥子 6g、紫苏子 10g、莱菔子 15g、五味子 10g、法半夏 10g、白前 10g、前胡 10g、降香 10g、地龙 30g、徐长卿 10g、射干 10g、丹参 30g、煅龙齿 30g（先煎）、生甘草 6g，7 帖。

5 帖药后病证大减，呕吐痰涎 2 次，色白，均为泡沫样痰，气顺大半。原方再加薏苡仁 30g、茯苓 15g，补土生金，前后共用 4 周，喘息嗽止，再拟参苓白术意合三子养亲、当归补血汤连续调理 2 个月，随访 1 年未再大发作，小发作用药即愈。

第十九节　升柴复肝汤

一、方剂组成

柴胡 10g、升麻 30g、土茯苓 30g、垂盆草 30g、半枝莲 30g、白花蛇舌草 30g、苦参 10g、丹参 30g、山楂 20g、薏苡仁 30g、猪苓 15g、生甘草 5g。

二、适应病证

各类肝炎，肝经湿热证。

证候表现：右胁肋部胀痛，恶心欲吐，不思纳谷，口干而苦，精神疲倦困乏，或有黄疸，或大便干结难解，小溲黄赤，舌苔黄腻或垢，舌质偏红，脉滑数。肝功能异常。

肝炎者可由病毒所致（分为甲型病毒性肝炎、乙型病毒性肝炎、丙型病毒性肝炎、戊型病毒性肝炎等），亦可由药物、酒精、脂肪浸润等所致，凡属肝经湿热者，均可遣用本方治疗。

三、方剂评析

肝炎有多种原因所致，预后各不一样，然祛黄降酶，本方甚佳。方中升麻甘辛微苦凉，有解毒、散邪之功，现代医药理研究有抗菌、抗病毒作用，还有降酶之功用，柴胡辛甘温，疏肝气、解肝郁，"升麻引阳明清气上行，柴胡引少阳清气上行，"（《本草纲目》），二药入肝胆脾胃经，以清利郁遏之邪气，是为君药；土茯苓、垂盆草、半枝莲、白花蛇舌草、苦参，均为苦寒之品，但苦寒不甚，可清解肝脾之湿热毒邪，五药又有利胆、退黄、降酶之功用，辅助君药，是为臣药；丹参、山楂为活血通络之品，邪气入肝脾必犯血络，壅阻肝脾之气血，故用之以辅佐君药，薏苡仁、猪苓则祛湿健脾，湿邪去则脾运安，脾安则不能侮肝亦为辅佐之药，生甘草健中调和诸药为使药。全方寒温并用，肝脾同调，气血同治，清利而不伤正，乃清肝复肝之一则效方也。

四、临证加减

（1）胁痛明显者，选加醋延胡索 30g、郁金 10g、川楝子 10g、香附 10g、失笑散 20g（布包）。

（2）黄疸较甚者，选加茵陈 30g、虎杖 15g、郁金 10g、车前草 20g、辣蓼 15g。

（3）脘腹胀满者，选加莱菔子 10g、木香 10g、厚朴 10g、娑罗子 10g。

（4）大便秘结者，选加大黄 10g（后下）、决明子 20g、冬瓜子 30g。

（5）发热者，选加生石膏 40g（先煎）、黄芩 10g、淡竹叶 10g、连翘 10g。

（6）大便稀溏者，选加炒白扁豆 30g、炒防风 10g、炒白术 10g、煨葛根 10g、煨诃子 10g。

（7）恶心欲吐，不思纳谷较甚者，选加姜半夏 10g、姜竹茹 10g、紫苏梗 10g、炙鸡内金 5g、谷麦芽各 30g、神曲 10g。

（8）腹胀大，B 超示腹水者，选加生黄芪 50g、泽泻 30g、车前子 15g（布包）、王不留行 15g、茺蔚子 10g、马鞭草 30g、蝼蛄 1～2 条（烘焙后研末冲服）。

（9）脂肪肝者，选加决明子 30g、蒲黄 10g。

（10）药物性肝炎者，选加泽泻 30g、车前子 10g（布包）、茯苓 15g。

（11）酒精性肝炎者，选加葛花 10g、当归 10g。

（12）自身免疫性肝炎者，选加黄芪 30g、当归 10g、枸杞子 20g、沙苑子 10g、炒白术 10g、炒白芍 15g。

五、方剂来源

本方是在二十世纪七八十年代甲型病毒性肝炎流行时先师用治于肝胆湿热证的经验方，祛黄降酶效果甚佳，临床验之可治各种肝炎。

六、案例选载

卞×，男，58 岁，农民，1984 年 10 月 21 日初诊。

因在外打工，自觉疲乏无力 1 月余，近周来不思纳谷，恶心欲吐，口干苦，面黄、目黄、溲黄，脘腹痞胀，大便干秘难解，查肝功能：谷丙转氨酶 458U/L，谷草转氨酶 376U/L，谷酰转氨酶 576U/L，总胆红素 44μmol/L，直接胆红素 28μmol/L；B 超示：肝区光点密集，胆囊壁水肿。有甲型肝炎患者接触史。察其舌苔黄腻，舌质偏红，脉滑数。

恙属感受外邪，湿热内蕴，肝胆失疏，脾胃不和。先师拟升柴复肝汤化裁治之。

升麻 30g、柴胡 10g、土茯苓 30g、茵陈 30g、虎杖 10g、垂盆草 30g、苦参 10g、丹参 30g、薏苡仁 30g、牡丹皮 10g、生甘草 4g。

7 帖药后精神好转，纳谷已转佳，大便日行 1～2 次。原方有效，再加车前子 15g（布包）、淡竹叶 10g，10 帖。再诊，病去过半，溲已不黄，纳谷已佳，精神亦转佳，上方化裁前后服用 2 月病证得愈，查肝功能正常。随访 2 年病证未作。

第二十节　升芪清火汤

一、药物组成

升麻 10g、生黄芪 30g、灯心草 3g、人中白 10g、牡丹皮 10g、薏苡仁 30g、炒白术 10g、炒白药 10g、当归 10g、生地黄 10g、熟地黄 10g、生甘草 5g。

二、适应病证

口疮病（慢性反复发作性口腔溃疡病），脾胃虚火证。

证候表现：长期反复发作性口腔溃疡，部位不固定，或舌尖或舌侧或舌下，每发作红肿疼痛不甚，形瘦，不思纳谷，口干不欲多饮，面黄乏华，夜寐不佳，时噩梦，苔薄黄舌质淡或瘦红，脉细数。

三、方剂评析

临床中慢性反复发作性口腔溃疡，责之脾胃虚火者十之六七，古人曾云："脾胃虚弱之火，被迫炎上作为口疮"（明代医家戴元礼《秘传证治要诀类方·口舌》），依此先师设定了此方用于治疗脾胃虚火导致慢性口疮病。方中以升麻升发清阳，降其浊阴，散发上炎之郁结之虚火，再配伍生黄芪益气健脾，升清降浊，二药共为君药；再配灯心草、人中白、牡丹皮清泄心胃之积热和郁火，又用薏苡仁、炒白术、炒白芍健脾燥湿，防湿邪遏抑脾阳，当归、生地黄、熟地黄养血和络而生肌，共同为臣药；生甘草清泄虚火，调和诸药。本方清养结合，升降合用，共治虚火口疮之病。

四、临证加减

（1）面色㿠白，神疲乏力甚者，可选加党参 10g、西洋参 5g（兑冲）、生晒参 10g（兑冲）、黄精 10g。

（2）形寒怕冷，四肢清凉者，可选加肉桂 3g（后下）、干姜 5～10g、补骨脂 10g、鹿角霜 5g、淫羊藿 10g、仙茅 5g、菟丝子 10g。

（3）舌红少苔或花剥苔，或手足心热者，可选加地骨皮 10g、玄参 10g、麦冬 10g、百合 20g、石斛 10g、玉竹 10g、芦根 20g。

（4）大便干秘难解者，可选加玄参 10g、决明子 20g、郁李仁 15g、火麻仁 15g、冬瓜子 15g。

（5）大便稀溏或完谷不化者，可选加炒防风 10g、炒白扁豆 20g、炮姜 5g、诃子 10g、五味子 10g、补骨脂 10g、肉豆蔻 10g、乌梅 10g。

（6）夜寐不佳者，可选加淮小麦 30g、五味子 10g、百合 30g、首乌藤 30g、酸枣仁 30g、茯神 15g、远志 10g。

（7）自汗或盗汗者，可选用浮小麦 30g、桃奴 20g、五味子 10g、糯稻根 40g、煅龙骨 30g（先煎）。

五、方剂来源

此方是先师临床中治疗口疮的常用方剂之一，我们根据其方剂的功效及药物组成而命名。

六、案例选载

杨×，女，38 岁，银行职员，1988 年 3 月 10 日初诊。

患"口疮"三年余，屡发难愈。近因妇科疾患予抗炎治疗 2 周，继之口疮发作，舌边及舌尖均有，溃疡边潮红不甚，中凹表覆白苔，疼痛，不思纳谷，精神疲乏无力，面黄乏华，夜梦较多，睡眠不实，就诊于先师。查：肝肾功能、血糖、血常规、抗"O"、类风湿因子等，均无异常。询之月事量少、色淡、带下较多，腰痠体瘦，脉细弱无力。

恙属久病脾肾两虚，虚火上炎，治以清泄虚炎之火，补益脾肾之虚。先师方用升芪清火汤。

升麻 15g、生黄芪 30g、黄精 10g、熟地黄 10g、当归 10g、杜仲 15g、人中白 10g、灯心草 3g、牡丹皮 10g、防风 5g、菟丝子 10g、沙苑子 10g、炙甘草 4g。

7 帖药后，口疮已愈大半，带下减少。原方再加白及 10g、仙鹤草 20g，再进 7 帖。药后疮愈，纳差、寐佳，再以十全大补汤化裁调补之，又服四周，月事如期而至，量已复原。直至冬令未发，冬令期以中药膏方调理 2 月，随访二年口疮未复。

第二十一节　疏利梅核汤

一、药物组成

合欢花 10g、绿萼梅 10g、厚朴 5g、香附 10g、紫苏梗 10g、佛手花 10g、金橘叶 10g、合欢皮 10g、茯苓 15g、法半夏 10g、桔梗 10g、生甘草 4g。

二、适应病证

梅核气病,痰气交阻证。

证候表现:咽中如物梗之,吞之不下,吐之不出,如有炙脔状肿物,且心情闷郁,胸胁胀痛,嗳气叹息,不思纳谷,夜寐不实或梦多纷纭。妇人常见,男子亦有。苔薄白腻或黄腻,脉弦。

《医宗金鉴·诸气治法》将之称为"梅核气"。排除咽部、食道、肺部胸膈之器质性病证。

三、方剂评析

梅核气是内科临床常见病证之一,与情志密切相关,所以疏肝理气是治疗关键。此方中以疏肝解郁、行利气机之合欢花、绿萼梅为君药,二药又有调心志、安心神之效;厚朴、香附、紫苏梗、佛手花、金橘叶、合欢皮均有理气宽中、和利肝胃之气机的功效,共为臣药;茯苓、法半夏,健脾祛湿,以杜生痰之源,为佐臣之药;桔梗、生甘草为使药,引药至咽喉、食管部位,且甘桔汤又有利咽之功,全方用药轻灵走上,疏理肝胃,健脾化痰,清利咽喉,共同协调治疗梅核气之肝胃不和,痰气交阻证。

四、临证加减

(1)嗳气频作者,可选加旋覆花 10g(布包)、刀豆壳 10g、降香 10g。

(2)恶心欲吐,咳吐清涎者,可选加姜竹茹 10g、荜茇 5g、陈皮 10g、代赭石 30g(先煎)。

(3)胸闷善叹息者,可选加柴胡 10g、玫瑰花 10g、瓜蒌皮 10g、橘络 10g、薤白 5g。

(4)失眠多梦者,可选加五味子 10g、首乌藤 30g、酸枣仁 30g、远志 10g、珍珠粉 3g(冲服)、煅龙牡各 30g(先煎)。

(5)咽部隐痛,常自咽者,可选木蝴蝶 3g、金银花 10g、浙贝母 10g、升麻 10g。

(6)伴便干难解,口干或口中有异味者,可选加决明子 20g、火麻仁 15g、冬瓜子 20g、玄参 10g。

(7)不思纳谷者,可选加谷麦芽各 30g、焦山楂 20g、莱菔子 10g、炙鸡内金 5g。

五、方剂来源

此方是先师根据张仲景之半夏厚朴汤合甘桔汤扩展而来。

六、案例选载

王×，女，38岁，会计。

3月前曾与单位办公室同事争吵，之后就觉音哑，喉中有异物感，即至医院五官科诊治，予以泼尼松、六神丸等药治疗10天，声音已发出，然咽中异物感不除，似有物阻，吞之不下，吐之不出，饮食似有感觉，又至上级医院请中医诊治，予清利咽喉之法则，依然罔效，亦查胃镜示：慢性胃炎，即来先师处就诊。

询之仍未与同事和调，建议她休息，并以疏利梅核汤加橘络10g、丝瓜络15g，以疏肝和络治之，初拟5帖，药后病证大解。建议她和调与同事的关系，再以原方5帖而病愈。

第二十二节　双黄平消汤

一、药物组成

炙黄芪50g、当归10g、黄精10g、薏苡仁50g、党参20g、白花蛇舌草30g、山慈菇20g、蜀羊泉20g、土茯苓30g、猪苓20g、生甘草5g。

二、适应病证

临证中肿瘤发病率日益上升，对于肿瘤手术后或失去手术机会而选择放化疗后的患者，临床遇之很多，很多患者十分主动要求中医中药治疗，此时患者处于正虚而余邪未尽之状态。

证候表现：精神疲乏，困倦无力，面色萎黄，或㿠白无华，语言低弱，不思纳谷，夜寐不能，或形寒怕冷，腰膝酸软，舌苔薄白或黄腻，舌体瘦小或淡胖有齿印，或有紫瘀斑块，脉细弱无力。

三、方剂评析

肿瘤的生成机理十分复杂，中医认为癌乃瘀痰互结所致。瘀和痰均为阴邪，互结致癌则为阴毒之邪，阴毒之邪蕴藏日久亦可化热或动血，然手术后或放化疗后，气血阴阳俱损，此时治疗大法以扶正为主，祛解阴毒余邪为辅。故而用炙黄芪、当归益气养血而扶正，如偏阳虚可用炙黄芪，用量偏大点，气旺则能生血、生阴津，气又能温煦阳气，所以气血阴阳虚者，尤以补气为要，二药共为君药；黄精、党参、薏苡仁则以补益脾气为主，脾为后天之本，脾旺则气血生化有源，所以补脾又是补五脏之关键，三药辅助君药；白花蛇舌草、山慈菇、蜀羊泉、土茯苓乃清解余毒，消壅散结，以清余毒残留体内，防壅结再发，亦为臣药；猪苓，甘淡平，"味淡，淡主于渗，入脾以通水道，用治水泻湿泻，通淋除湿，消水肿，疗黄疸……助补脾药以实脾，领泄药以理脾，佐温药以暖脾，同凉药以清脾"（《药品化义》），现代药理研究，猪苓有较好的利尿消肿和抗肿瘤的作用，是为佐使药；生甘草，调和诸药，为使药。全方攻补兼施，寒温并用，古今理合，不失为肿瘤病人术后及放化疗后调理第一方。

四、临证加减

（1）阴血亏虚明显，口干较甚，舌光剥或花剥，舌质干瘦潮红者，可选加阿胶 10g（烊化）、麦冬 10g、北沙参 10g［或西洋参 5g（兑服）］石斛10g、玉竹 10g、生地黄 10g。

（2）脾肾阳虚，舌淡胖有齿印，形寒怕冷，四肢清凉，便溏或完谷不化者，可选加红参 5g（兑服）、淫羊藿 10g、补骨脂 10g、菟丝子 10g、鹿角霜10g、干姜 10g。

（3）恶心欲吐，或呕吐不欲饮食者，可选加姜半夏 10g、姜竹茹 10g、公丁香 5g、旋覆花 10g（布包）、菝葜 10g、荜茇 5g。

（4）面色萎黄，大便稀溏，或完谷不化者，可选加炒白扁豆 20g、炒防风 10g、煨诃子 10g、肉豆蔻 10g、炮姜 10g、神曲 20g。

（5）大便干结者，可选加决明子 30g、郁李仁 15g、冬瓜子 30g、火麻仁 15g、莱菔子 10g、玄参 10g、杏仁 10g、桃仁 10g。

（6）白细胞低下，疲乏无力者，可选加红参 5g（兑）、地榆 30g、仙鹤草 30g、菟丝子 10g、熟地黄 10g、桑椹子 10g、阿胶 10g（烊化）、鹿角胶

10g（烊化）。

（7）汗出较多，动则尤甚者，可选加浮小麦 30g、桃奴 20g、炒白术 10g、炒防风 5g、五倍子 10g、五味子 10g、糯稻根 40g。

（8）体虚不甚，余毒之邪较盛者。可选加皂刺 10g、石见穿 30g、猫人参 20g、龙葵 15g、藤梨根 20g、夏枯草 20g。

（9）夜寐不实或彻夜不寐者。可选加首乌藤 30g、茯神 15g、酸枣仁 30g、五味子 10g、远志 10g、煅龙齿 30g、琥珀粉 3g（冲服）、珍珠粉 3g（冲服）。

五、方剂来源

我们根据先师多年临床经验及常用处方整理而成。

六、案例选载

高×，女，72 岁，退休，1988 年 10 月 28 日初诊。

个月前患贲门癌，手术后又行两次化疗，患者实难坚持，放弃化疗，要求中医治疗。先师诊得患者面色萎黄，消瘦，神疲乏力，少气懒言，怕冷肢凉，不思纳谷，汗多易感，夜寐不实，苔白腻。舌质边有紫瘀斑，脉细弱无力。查：白细胞 $2.68×10^9/L$，血红蛋白 89g/L，血小板 $90×10^9/L$，肝肾功能正常。

恙属病后脾肾阳虚，余毒未尽，治以健脾益气温阳补肾，佐清余邪。

炙黄芪 50g、炒当归 10g、党参 10g、炒白术 10g、黄精 10g、猪苓 15g、炒防风 5g、淫羊藿 10g、补骨脂 10g、山慈菇 20g、白花蛇舌草 30g、土茯苓 30g、藤梨根 20g、炙甘草 4g。

十天后，汗出明显减少，食纳已香。上方得效，继服之。前后稍略化裁共服 1 年，身体复原十之有八。复查胃镜：B 超肝胆脾胰肾无异常，血癌胚抗原（—）。嘱其薏苡仁米加怀山药、红枣 3 粒熬粥，常年食用。

第二十三节　天泽定眩汤

一、药物组成

天麻 30g、泽泻 30～50g、白蒺藜 15g、川芎 20g、鸡血藤 30g、白僵蚕

10g、川牛膝 15g、煅龙牡各 30g（先煎）、茯苓 15g、炒白术 10g、生甘草 5g。

二、适应病证

眩晕病，风痰上扰证。

证候表现：眩晕欲仆，恶心欲吐，或呕吐痰涎，动则尤甚，耳鸣时作，手足作麻，面黄乏华，不思纳谷，夜寐不实，苔薄白或腻，或黄腻，脉细弦。

经各项检查确诊为内耳眩晕证（梅尼埃病）。

三、方剂评析

内耳眩晕所发生之病证十之五六为风痰上扰型，或外风或内风挟宿痰上扰，阻塞脑窍，络脉不通而致眩晕。故遣用甘平之天麻息风定眩，"主头风，头痛，头晕虚旋，癫痫强痉，四肢拘急，语言不顺，一切中风风痰"（《本草汇言》）。天麻又名定风草，治风之神药，无论治外风，还是内风都为第一要药；泽泻甘寒，"渗湿热，行痰饮"（《本草纲目》），虽渗利，但不伤阴，临床经验，泽泻用量可增加至 50～80g 而无副作用，"治五劳七伤，主头旋、耳虚鸣……"（《日华子本草》），"其人苦冒眩，泽泻汤主之"（《金匮要略》），二药一治风、一治痰湿，共为君药。白蒺藜、白僵蚕则祛风化浊；川芎、鸡血藤则祛风和血通络；川牛膝活血通经，引血下行；煅龙牡则镇肝潜阳息风；三组药共为臣药。茯苓、炒白术、生甘草则益气健脾以杜生痰之源，是为佐使之药。全方内外同治，标本兼顾，阴阳分理，不失为内耳眩晕证之风痰上扰阻塞脑窍之效验方。

四、临证加减

（1）痰湿重浊，舌苔垢腻者，可选加石菖蒲 10g、草果 10g、郁金 10g、苍术 10g、砂仁 5～10g（布包后下）。

（2）恶心呕吐者，可选针刺内关穴、外关穴，捏刺合谷穴，生姜敷贴神阙穴，或用生姜汁兑冲慢饮，或公丁香 3～5g 煎水频饮，或于方中加姜竹茹 10g、姜半夏 10g、旋覆花 10g（布包）、荜茇 10g。

（3）气血不足、神疲乏力，面黄乏华、脉细弱无力者，去泽泻、川牛膝，可选加黄芪 30g、当归 10g、党参 10g、黄精 10g。

（4）肝阳上亢而致血压增高者，可选加牡丹皮 10g、双钩藤 20g（后下）、菊花 10g、石决明 30g（先煎）、夏枯草 20g。

（5）高血脂症者，可选加决明子 30g、石菖蒲 15g、丹参 30g、昆布 10g、海藻 10g、山楂 30g、红花 5g、三七粉 6g（冲服）。

（6）夜寐不实者，可选加酸枣仁 30g、合欢皮 10g、五味子 10g、远志 10g、石菖蒲 10g。

五、方剂来源

此方是先师治疗眩晕常用的方剂之一。

六、案例选载

曾×，女，40 岁，会计，1988 年 9 月 28 日初诊。

有"眩晕"病史，近周来在单位加班，又吹电风扇感受风寒，以致眩晕突作 1 天，天旋地转，动则尤甚，恶风头痛，恶心欲吐，手足作麻，不思纳谷，精神疲乏，面色㿠白，胸闷心慌，月经量少色淡，苔薄白腻，舌质偏淡，脉细弦。心电图、血脂正常，曾患胃疾经常在先师处诊治，此次眩晕又作，再请先师诊治。

综合而论，风寒外邪挟宿饮上扰清空，遂以祛风散寒，化饮定眩，天泽定眩汤化裁。

明天麻 30g、泽泻 50g、紫苏叶 6g、桂枝 6g、白蒺藜 15g、川芎 20g、姜半夏 10g、连皮茯苓 15g、煅龙齿 30g（先煎）、炒白术 12g、荜茇 6g、炙甘草 4g，共 4 帖。

先以艾条温灸神阙穴和足三里穴，加上兑饮少许生姜汁，待不剧烈呕吐后，再施上方汤药治之，药后，已能下床走动，亦能进食，手足作麻亦除。前方得效，上方去紫苏叶、桂枝、荜茇，加陈皮 10g、炒山药 20g、百合 20g，继服 4 贴，病证向愈。

第二十四节　通络理中汤

一、药物组成

木香 10g、莪术 10g、枳壳 10g、香附 10g、醋延胡索 30g、乌药 10g、

丹参 30g、薏苡仁 30g、炒白芍 15g、生甘草 4g。

二、适应病证

肠粘连腹痛病，术后脾虚，气滞血瘀证。

证候表现：腹部手术后，间断性脘腹部阵发性隐痛或剧痛，疼痛走窜不定，腹胀肠鸣，便秘，或矢气不多，或矢气不得，面黄乏华，疲乏无力，不思纳谷，或恶心欲吐，苔薄白脉细弦。均排除其他急腹症，完全性肠梗阻者。

三、方剂评析

先师多年来接诊了众多腹部手术后肠粘连腹痛患者，长期的临床中总结了治疗肠粘连腹痛行之有效的验方。方中以辛苦而温之木香，理气止痛，和中走泄，"乃三焦气分之药，能升降诸气。"（《本草纲目》），莪术破血通络，临床验证，莪术虽为破血之品，但其性平，破血而不耗气动血，二药配合行气活血，通络止痛为君药；枳壳、香附乃气药，走中焦，协助木香行气宽中，醋延胡索、乌药、丹参，入血分助莪术活血化瘀，通络止痛，共为臣药；薏苡仁、炒白芍佐治脾胃，生甘草健脾调和，是为佐使药。腹部术后患者均有不同程度的脾虚之证，健脾助运，应贯穿于整个治疗过程中。全方消补同用，气血双治，是治疗腹部术后肠粘连患者之效方。

四、临床加减

（1）脘腹部胀满较甚，矢气不得者，可选加娑罗子 10g、厚朴 15g、大腹皮 15g、易枳壳为枳实 10g、莱菔子 15g、槟榔 10g、青皮 10g。

（2）腹痛较剧，肠鸣辘辘者，可选加王不留行 15g、三棱 10g、合欢皮 30g、失笑散 30g（布包）、九香虫 10g、急性子 10g。

（3）大便秘结不通，矢气亦不得者，可选加大黄 10g（后下）、决明子 30g、莱菔子 20g、火麻仁 20g、玄参 20g、槟榔 10g。

（4）病证缓解期，腹痛不甚，疲乏面黄者，可选加黄芪 20g、黄精 10g、山药 15g、茯苓 15g、生白术 30g、当归 10g。

（5）舌苔垢腻，口中异味者，可选加草果 10g（杵碎）、石菖蒲 10g、藿香 10g、紫苏梗 10g、佩兰 10g、土茯苓 30g、砂仁 6g（杵碎、后下）。

五、方剂来源

我们根据先师临证治疗肠粘连腹痛用药经验而命名此方剂。

六、案例选载

周×，男，42岁，工人，1987年10月21日初诊。

有"外伤脾破裂切除术""胆囊结石胆囊切除术"病史。曾因肠粘连、完全性肠梗阻住院四次，十分痛苦，情绪紧张，经他院外科医生介绍到先师处治疗。平素腹痛隐隐，精神萎靡，面黄乏华，不思纳谷，矢气频作，或便秘或便溏或泻下黄色泡沫样稀便，夜寐不实，头发稀少，肠鸣辘辘，不思纳谷，亦不敢多食，苔薄白，舌质淡胖，边有齿印，脉细弱。查：超声波示胆囊切除，脾切除，腹部平片示腹部胀气，无气液平。

综合而论，多次手术中焦脾胃劫伤，运化不健，气滞而血瘀，络阻不通则痛，治当虚则补益健脾，实则理气和络止痛，方用验方化裁。

木香10g、莪术10g、醋延胡索30g、乌药10g、炒枳壳10g、陈皮10g、炒薏苡仁30g、失笑散20g（布包）、黄精10g、炒白术10g、炒白芍10g、生甘草4g。

7帖药后食纳已香，精神好转，腹痛亦减，其中有二天未有腹痛症状，患者欣喜。仍以原方加荷叶10g，连服10帖，面色转佳，便溏亦干，矢气得，夜寐亦佳。前后以上方出入共进3个月，服药中未出现发作，后间断服用近半年，随访2年未发。

第二十五节　香苏安中汤

一、药物组成

木香10g、紫苏梗10g、枳壳10g、香附10g、陈皮10g、香橼皮10g、降香10g、醋延胡索30g、生甘草4g。

二、适应病证

痞满病之气滞血郁证。

证候表现：脘腹部痞满胀痛或走窜不定，嗳气较甚，口干欲饮，或不多饮，不思纳谷，夜寐不佳，大便或干，或便秘，舌苔薄白或中黄或腻，舌质偏红，脉细弦。急慢性胃炎常见此证型。

三、方剂评析

　　理气和中，通络止痛的方剂很多，先师根据临床中脾胃病最常见病证制订了最为常用又行之有效的方剂。方中用木香、紫苏梗疏理中焦脾胃之气机，使之转运正常，气血方能不郁，是为君药；枳壳、香附、陈皮、香橼皮理气和中，共为辅臣之用，此四味理气而不燥；降香、醋延胡索均为血中之气药，以和血通络，以治气郁而致血滞之证，气滞必然导致血郁，所以二药是为佐使之品；生甘草调和药性是为使药。全方理气和血，理气不燥，和血不烈，相辅相用，气血同治，共运中焦而除胃痞。

四、临证加减

　　（1）脐腹部胀满较甚，矢气频作而不解者，可选加厚朴 10g、大腹皮 10g、易枳壳为枳实、娑罗子 10g、三棱 10g、青皮 10g。

　　（2）嗳气甚者，恶心欲吐者，可选加旋覆花 10g（布包）、刀豆壳 10g、金橘叶 10g、炙枇杷叶 10g（布包）、金沸草 10g。

　　（3）大便秘结，或矢气不通者，可选加莱菔子 15g、槟榔 10g、火麻仁 20g、冬瓜子 20g、决明子 20g、大黄 10g（后下）。

　　（4）嘈杂泛酸者，可选加乌贼骨 20g（先煎）、瓦楞子 15g（先煎）、鸡蛋壳 15g（先煎）、珍珠母 20g（先煎）。

　　（5）口中有异味者，可选加土茯苓 30g、黄芩 10g、佩兰 10g、鱼腥草 20g。

　　（6）脘中冷痛，呕吐白沫者，可选加干姜 10g、甘松 5g、荜澄茄 10g、生姜取汁（兑服）。

　　（7）苔垢腻，不思纳谷者，可选加砂仁 5g（杵碎，后下）、草果 10g（杵碎、后下）、苍术 10g、藿香 10g、炙鸡内金 10g。

　　（8）胃脘疼痛较甚者，可选加合欢皮 20g、失笑散 20g（布包）、九香虫 10g。

　　（9）夜寐不佳，或夜梦纷纭者，可选加夜交藤 30g、五味子 10g、合欢皮 10g、茯神 15g、酸枣仁 30g、淮小麦 30g、煅龙齿 30g（先煎）、珍珠粉

3g（冲服）、琥珀粉 3g（冲服）。

（10）幽门螺杆菌阳性者，可选加黄芩 10g、蒲公英 15g、黄连 5g、仙鹤草 30g、败酱草 20g、白花蛇舌草 20g。

五、方剂来源

先师依据香砂养胃丸和香苏饮的方义结合临床中常见的胃痞之气血郁中病而设制此方。

六、案例选载

杨×，男，42 岁，购销员，1989 年 10 月 12 日初诊。

2 年前曾有"十二指肠球部溃疡"病史，经过抗溃疡治疗 2 个月后，病证缓解，仍然不注重调理，烟酒正常，常作胃痛，自服雷尼替丁后缓解。十天前在外吃海鲜而作胃胀隐痛，又服雷尼替丁 15mg，一日 2 次，1 周后病症不减，即来先师处诊治。询其中焦脘部痞胀不畅，疼痛隐隐，嗳气频作，不思纳谷，口干不欲饮，舌苔薄中稍黄，脉细弦。复查胃镜示：糜烂性胃炎，十二指肠球部溃疡瘢痕期。即予香苏安中汤化裁。

广木香 10g、紫苏梗 10g、枳壳 10g、香附 10g、醋延胡索 30g、降香10g、仙鹤草 30g、乌贼骨 20g（先煎）、白及 10g、生甘草 4g。

7 帖药后，胃痛即除，痞胀亦减轻，前方有效，稍加出入再进 1 周，嗳气亦失，再用参术养胃汤调理二旬而愈。随访半年恙疾未作。

▦▦▦▦▦▦ **第二十六节　玉屏固表汤** ▦▦▦▦▦▦

一、药物组成

黄芪 30g、炒白术 10g、防风 5g、百合 20g、黄精 10g、仙鹤草 30g、浮小麦 30g、碧桃干 20g、炙甘草 4g。

二、适应病证

自汗，表虚不固证。

证候表现：汗出较多，甚则淋淋，动则尤甚，汗出畏风，神疲乏力，面色㿠白，或萎黄无华，声低气短，不思纳谷，心悸阵阵，舌苔薄白，舌质淡，脉细弱无力。

心肺之气虚，卫表不固，汗液外出过度者。排除其他器质性病变。

三、方剂评析

本方主要是治疗表虚不固之自汗证，以固表止汗为准则。故以黄芪甘温益气，大补脾肺为主，辅以炒白术健脾益气，固表止汗，且脾气旺则土能生金，肺气足能固表实卫，二药合用能健补中气，肺脾健旺，则肌表充实，汗不得外泄，故二药为君药；百合、黄精、仙鹤草共为臣药，辅助君药健旺脾肺之气；浮小麦、碧桃干二药为止汗之圣品，收敛固表止汗，则为佐药；防风走表而散风邪，以防表虚汗出，腠理开泄而邪气外袭，黄芪、白术、黄精、百合等配伍防风则补益脾肺，固表实卫而不留邪，防风配伍黄芪之属祛邪而不伤正，且用量较少，是为佐使之药；炙甘草和中健脾，调和诸药。全方益气固表，实卫止汗，疏敛同用，相反相成。

四、临证加减

（1）畏寒怕风易外感者，可选加桂枝 5g、生姜 2 片、大枣 7 枚、羌活 10g。

（2）面黄少华、气短乏力较甚者，可选加生晒参 10g（兑冲）、党参 15g。

（3）汗出淋淋者，可选加煅龙牡各 30g（先煎）、麻黄根 10g、玉米须 30g、五倍子 10g。

（4）失眠多梦，或惊惕不安者，可选加茯神 15g、淮小麦 30g、五味子 15g、首乌藤 20g、酸枣仁 30g、煅龙牡各 30g（先煎）、珍珠粉 3g（冲服）、琥珀粉 3g（冲服）。

（5）大便稀溏者，可选加炒薏苡仁 30g、炒白扁豆 20g、炒山药 20g、补骨脂 10g、煨诃子 10g。

（6）四肢不温、腰膝酸软，男子阳痿，女子宫寒、带下频多清稀者，可选加补骨脂 10g、狗脊 10g、淫羊藿 10g、金樱子 10g、鹿衔草 15g。

（7）伴阴虚口干苔少者，可加西洋参 5g（冲服）、五味子 10g、麦冬 10g、枸杞子 15g、莲子 10g。

（8）如伴大便干结，口干欲凉饮者，则去白术、黄精，可选加玄参10g、柏子仁 30g、冬瓜子 20g、瓜蒌子 15g、决明子 20g。

五、方剂来源

本方先师以《丹溪心法·卷三自汗门》之玉屏风散为基本方加味而成，参合自己经验用药，其效甚佳。

六、案例选载

叶×，男，58岁，工人。

1988 年 1 月中旬查出胃腺癌，后行胃癌根治术，术后做了四次化疗，白细胞 1.92×10^9/L，血红蛋白 7.8g/L，形体消瘦，大汗淋漓，动则尤甚，自己停用化疗，询求中医诊治。先师诊得患者面色㿠白无华，头发稀少，语言低弱，周身汗出，动则尤甚，大汗淋漓，四肢不温，疲乏无力，不思纳谷，头昏欲寐，苔薄白，舌质淡体胖有齿印，脉细弱。

恙属术后体弱，加之化疗，脾土损伤，气血亏虚，表虚不固，虚阳外越，故以玉屏固表汤化裁。

炙黄芪 30g、炒白术 15g、炒防风 10g、五味子 10g、百合 20g、黄精10g、浮小麦 30g、碧桃干 20g、补骨脂 10g、煅龙骨 20g（先煎）、炙甘草5g，7 帖。

药后汗出明显减少，仍不思纳谷，原方加陈皮 10g、神曲 20g、炒山药20g，再服 7 帖，病证已痊大半。然体弱未复，原方化裁调理月余，自汗出已止，纳谷已香，然不能多食，少食多餐，精神已明显改善，已能安眠 6 小时左右。患者拒绝再次化疗，则以扶正解毒之中药调理之。

第二十七节　参麦养心汤

一、药物组成

西洋参 10g（另煎兑服）、麦冬 20g、五味子 20g、白薇 15g、黄精 20g、当归 15g、丹参 30g、煅龙齿 30g（先煎）、牡丹皮 20g、京菖蒲 15g、琥珀粉 3g（冲服）、天竺黄 15g、三七粉 6g（冲服）、炙甘草 15g、葶苈子 15g。

二、适应病证

心悸不定，或怔忡不安，胸闷气短，心烦易惊，失眠多梦，口干喜凉，头昏目眩，或低热盗汗，舌苔薄少或苔黄，脉细数。

三、方剂评析

快速性心律失常的病理机制大多责之于本虚标实。本虚者常表现为心之气阴亏虚不足，阴虚者火热，火热灼液成痰，而互结为痰热证候。所以先师在制设此方时则以生脉散为基础方。西洋参性凉而补，益气养阴生津，固脱而安神；麦冬甘寒，有养阴润肺，清心除烦，益胃生津之功用，配西洋参则大补心肺之气阴；五味子酸微温，能敛心肺之气阴，三药合用补养心肺之气阴，清心中之烦热。黄精配伍白薇再固心之气阴而强心之所能，丹参、三七粉、当归、牡丹皮活血化瘀而通心脉，使心窍不为痰热所阻，天竺黄、葶苈子则能化消痰热，天竺黄亦能镇静安神，葶苈子具有强心、减慢心率之作用；煅龙齿、琥珀粉则能镇静安神，京菖蒲则引药入心窍，大剂炙甘草甘温补气，缓急养心安神。全方配伍合理，虚实共治，补气益阴，和血利脉，清烦镇静。

四、临证加减

（1）口干引饮，舌苔花剥或无苔质红者，可选加石斛 20g、玉竹 15g、生地黄 15g、玄参 10g、炒白芍 30g。

（2）潮热盗汗甚者，可选加地骨皮 15g、知母 10g、玄参 10g、桃奴 20g、糯稻根 40～100g（先煎）。

（3）失眠多梦，惊惕不安者，可选加珍珠粉 3～5g（冲服）、灵磁石 30g（先煎）、酸枣仁 30g、茯神 15g、远志 20g、首乌藤 30g。

（4）头昏目眩，或耳鸣者，可选用天麻 30g、川芎 30g、菊花 15g、沙苑子 15g、葛根 15g。

（5）大便干结难解者，可选用玄参 15g、柏子仁 20g、瓜蒌子 20g、决明子 20g。

（6）疲乏无力，短气少言者，可选加黄芪 30g、白术 15g、百合 30g。

五、方剂来源

快速性心律失常，临证常遇之，中医学认为心率过速责之于火热，火热可由阴虚和痰热所致，虚与实也是相互转化的。先父究其原因而设此方，以生脉散为基础方，适加和血通脉、化痰清热、镇静安神等功效中药为辅，临床运用效果显著。

六、案例选载

薛×，女，47岁，职员，1982年10月9日诊。

1周前不慎外感致恶寒发热，头昏咽痛，即在门诊予以输液抗炎等治疗，咽痛除，大汗出，仍心悸，精神疲乏，头昏而晕，口干欲饮，大便五日未解，已两天彻夜不寐。查心电图：窦性心律，心动过速。即请中医诊治，察其舌苔少，舌质偏红，脉细数。

诊为心悸，恙由外邪化热，出汗较多，气阴即伤，心神不宁。则选参麦养心汤化裁治之。

太子参30g、麦冬15g、五味子15g、黄精15g、茯神15g、浮小麦30g、防风5g、丹参30g、天竺黄15g、龙齿30g（先煎）、琥珀粉6g（冲服）、金银花10g、淡竹叶10g、炙甘草15g，共5帖。

二诊，药后汗出明显减少，口干不甚，夜寐已转佳，心悸减轻，测心率100次/分。药已投机，原方去金银花、淡竹叶、防风，加远志15g，再服半月而痊愈。

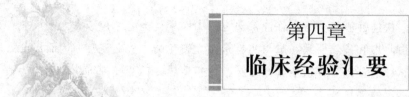

第四章
临床经验汇要

第一节　参药小议

《中药大辞典》中记载参的种类有 50 多种，种类繁多，虽都有"参"字称谓，但其科属各有不同，性味亦有差异，功用自然不尽相同，有的甚至有毒，所以不可认为"参"即可补也。

一、人参

1. 药性简介

其分类方式很多，分产地、环境、炮制方法等。以产地来分，有高丽参、辽宁参、吉林参、东洋参等之别，其性味、功用一样，唯在效力上有强弱之分，参龄越长，功效越强。以环境来分，有野山参、移山参、园参等之分，功效由强减弱，其性味、功用亦一样。以炮制方法来分，有生晒参、红参、白糖参等之别，由于炮制方法的不同，参的功用亦有差异，生晒参自不用言，红参是生晒参经蒸熟烘焙而成，增强了温补之功用；白糖参是鲜山参或园参洗净置沸水中浸烫 5 分钟左右，取出晒干，后用特制的尖针刺孔，再浸入冰糖水中（100mL 水中加冰糖 25～150g），24 小时后取出烘干，此法2～3 次为佳，其功用以养阴、益气、生津见长。

性味：甘，微苦，微温。

归经：入肺、脾、肾经。

功用：大补元气、复脉固脱、补脾益肺、安神益智、生津止渴。

功效类别：峻补。

方剂运用：《十药神书》独参汤；《太平惠民和剂局方》四君子汤；《太平惠民和剂局方》参苓白术散；《瑞竹堂经验方》八珍汤；《金匮要略》人参汤；《内外伤辨惑论》补中益气汤；《内外伤辨惑论》生脉散；《景岳全书》举元煎等。

《药性论》："主五脏气不足，五劳七伤，虚损瘦弱……补五脏六腑，保中守神。"

《本草纲目》："治男妇一切虚证。"

《本草蒙筌》："大抵人参补虚，虚寒可补，虚热亦可补；气虚宜用，血虚亦宜用。"

人参乃治虚劳内伤之第一要药。

2. 案例选载

郭×，男，71岁，农民。1973年10月6日初诊。

1周前2天内曾黑便5次，头昏而晕，面色㿠白，肢乏无力，脘部嘈杂，即去公社卫生院治疗。即拍上消化道钡餐片，诊断为十二指肠溃疡。在卫生院住院予以输液止血等治疗，精神疲乏至极，下床后不能行走，面色㿠白，口唇淡白无华，不思纳谷，查血常规示重度贫血，血源紧张，故延中医诊治。

先师遵循有形之血不能速生，则当先补无形之气。

即以生晒参50g，煮水浓缩为300mL间隔4小时分二次服用。参汤用后精神转佳许多，再以黄芪60g、生晒参10g（另煎兑冲）、仙鹤草30g、乌贼骨30g（先煎）、阿胶15g（烊化、兑冲）、陈皮10g、炙甘草10g，每日1帖。

1周后患者精神大增，已能下床生活自理。原方加当归10g、白及10g、鸡蛋壳（碎）2个。治疗2月病证而愈。

二、西洋参

1. 药性简介

以产地分有进口（美国、加拿大）西洋参和引进栽培西洋参之别。由于地域气候、土壤等不同，原产地之西洋参其功效较好，目前国内也在不断地改进其培植之技术和要求，品质越来越接近原产地。

性味：甘，微苦，凉。

归经：入心、脾胃、肺、肾经。

功用：益气补虚、养阴清热、生津止渴、补养心肺。

功效类别：凉补。

方剂选用：由西洋参引进时间不长，古方中运用不多。《类聚要方》："治肠红，西洋参蒸桂圆服之。"

现今在平常保健补养品中，西洋参已被百姓广泛接受并运用，亦为广大医者所推崇。常单味用之，或与其他补气、补阴、补血等药品或药食两用之品同用。如西洋参配石斛、西洋参配黄芪、西洋参配阿胶、西洋参配三七、西洋参配紫河车、西洋参配灵芝等。

《医学衷中参西录》："（西洋参）能补助气分，兼能补益血分。"

《本草从新》："补肺降火，生津液，除烦倦。虚而有火者相宜"

《本草再新》："治肺火旺，咳嗽痰多，气虚呵喘，失血，劳伤，固精安神，生产诸虚。"

人参性温，偏温补元气，阴虚火热者慎用；西洋参性凉，偏养阴清热，阳虚体寒者慎用；白糖参性偏凉，偏益气生津，无清热之功用。

2. 案例选载

唐×，男，65岁，农民。1980年6月21日初诊。

因发热咳嗽1周，在当地卫生院予安乃近、复方新诺明、川贝枇杷露等治疗而未见效，后查全胸片示：右下肺大片状模糊影，拟大叶性肺炎住县人民医院治疗两周出院。热退，咳止，胸片复查：右下肺模糊影已淡化缩小（吸收期），嘱其出院。然患者口干引饮，疲乏无力，大便干涩难解，舌质光剥，舌红绛，脉细数。故请先师诊治。

诊为温病后气阴大伤，肺胃两虚。

嘱西洋参20g煮水浓缩成300mL，间隔4小时分二次服用，同时再施沙参麦冬汤化裁以润肺养胃，佐清余邪。

西洋参5g（另煎兑冲）、南沙参15g、麦冬15g、玉竹10g、石斛15g、鱼腥草30g、芦根15g、金荞麦30g、生甘草6g、牡丹皮10g。

前后共治2旬，复查胸片右下肺病灶基本吸收，病恙即瘥。

三、党参

1. 药性简介

是临床中十分常用的补气之药。由于产地不同可分西党参（主产陕西、甘肃等地）、东党参（主产东北等地）、潞党参（主产山西等地，多为栽培品）、川党参（主产四川、湖北等地）。

性味：甘、平。

归经：入肺、脾经。

功用：补益脾肺、益气生津。

功效类别：平补。

方剂选用：常常替代人参用于各个方中，然无救脱之力。《得配本草》上党参膏；《不知医必要》参耆白术汤；《喉科紫珍集》参耆安胃散。党参性平，无论虚寒、虚热均可配而用之。

《本草正义》："党参力能补脾养胃，润肺生津，健运中气，本与人参不甚相远。其尤可贵者，则健脾运而不燥，滋胃阴而不湿，润肺而不犯寒凉，养血而不偏滋腻，鼓舞清阳，振动中气，而无刚燥之弊。"

2. 案例选载

卢×，男，48 岁，农民。1980 年 10 月 11 日初诊。

因夏季饮食不洁之物后腹泻，亦未正确治疗，久泻肛坠，日便四、五次，每解必致肛坠 1 小时许，甚是苦恼，即来先师处诊治，察其舌质淡，舌体瘦小，脉细弱。

恙属久泻脾胃虚弱，运化不健，气陷不升，治以健脾升陷，方遵参芪白术汤加味。

党参 30g、炙黄芪 30g、炒白术 15g、肉豆蔻 10g、茯苓 15g、怀山药 30g、炙升麻 10g、仙鹤草 30g、神曲 20g、荷叶 10g、炙甘草 6g。

前后以此方略施增减共调治 2 旬而愈。

四、太子参

1. 药性简介

又称孩儿参、童参，主产于江苏、山东等地。有书记载辽参之小者为"太子参"。但通常把石竹科孩儿参的根称为"太子参"。

性味：甘、微苦，微苦，微温、或平。

归经：入脾、肺经。

功用：补益脾肺、益气补虚、生津止汗。

功效类别：轻补。

方剂选用：用于儿科脾肺虚弱之方剂中有人参者，均可以用太子参代替使用，或成人脾肺虚弱之轻证亦可以太子参易人参。

如《小儿药证直诀》异功散、白术散。如先师经验方参术健中汤等。

太子参补益肺脾、益气生津之功用力薄，不如人参、西洋参、党参，可大剂量持续服用，方显补益之功。用量 10～50g，以补养阴气见长。

2. 案例选载

肖×，男，8岁，学生。1981年10月8日初诊。

腹泻 2 月余，体瘦多汗，不思纳谷，夜惊，大便散松，时见不消化食物，家长甚是担忧，求医多处不效。即询先师之处求医，察其头发稀疏而黄，形瘦多动，唇色淡白少华。

辨之为泄泻，日久致中焦脾虚，运化不健，治以健脾益中，顾护后天之本。

则遣太子参、茯苓、炒薏苡仁、炒白扁豆、怀山药、莲子、建曲等分取30g 碎成粉与等量大米和炒面煮成糊状，每日一服。

2 月后孩子体重增加 5 斤，唇色转红，日便 1 次，成形不散而愈。

五、北沙参

1. 药性简介

又称辽沙参、银条参等，主产于辽宁、河北、山东等地，是伞形科植物珊瑚菜的根，生长于海边沙滩。

性味：甘，微苦，凉。

归经：入脾、胃、肺经。

功用：补养肺胃、润肺止咳、益胃生津。

功效类别：滋阴。

方剂选用：《温病条辨》沙参麦门冬汤；《续名医类案·心胃痛门》一贯煎；《温病条辨》益胃汤；《景岳全书》四阴煎；

《本草从新》："专补肺阴"；

《饮片新参》："养肺胃阴"；

《林仲先医案》："治一切阴虚火炎……烦渴咳嗽，胀满不食……"

2. 案例选载

江×，男，49岁，职员。1988年9月8日初诊。

1月前因急性胰腺炎在县人民医院住院治疗，痊愈出院。然因住院期间禁食 2 周，以及大剂抗生素的治疗，以致口干较甚，每以水含之，饮水甚多仍不解其渴，舌质红，舌苔全剥，形瘦体弱，夜寐不实，经人引之至先师处诊治。脉之细数。

恙乃气阴大伤，尤以胃之阴伤甚矣，以吴鞠通氏之沙参麦冬汤加减治之。

北沙参 30g、麦冬 20g、石斛 20g、玉竹 20g、生地黄 30g、黄芪 30g、荷叶 10g、生甘草 6g，每日 1 帖。

此方后期略做调整，共用 1 月，病证乃愈。

六、南沙参

1. 药性简介

南沙参种属很多，大致分为轮叶沙参、杏叶沙参、线齿沙参、云南沙参、泡沙参、糙萼沙参、川藏沙参等。

性味：甘、微苦、凉。

归经：入肺、脾、肝经。

功用：养阴清肺、润肺止渴、除热止烦。

功效类别：滋阴。

方剂选用：《温病条辨》沙参麦门冬汤，治燥伤肺卫阴分，或热或咳者；《卫生易简方》独味（南沙参）治肺热咳嗽；《湖南药物志》杏叶沙参治虚火牙痛；《景岳全书》四阴煎，治虚劳咳嗽之症，乃保肺清金之剂。

《本草纲目》："清肺火，治久咳肺痿。"

《饮片新参》："清肺养阴，治虚劳咳呛痰血。"

《本草正义》："南沙参空松而肥，皆微甘微苦，气味轻清，而富脂液，故专主上焦，清肺胃之热，养肺胃之阴……"

北沙参以清养肺胃之阴，生津止渴为主要功效，润肺止咳次之；南沙参以清肺、降火、止嗽为主要功效，养阴次之。

2. 案例选载

李×，男，34 岁，农民。1980 年 12 月 11 日诊。

有肺结核病史，经县人民医院传染科抗结核治疗，病证好转。然干咳依然，口干不多饮，形瘦体弱，汗出较多，尤以盗汗为甚，手足心热，不思纳谷，夜寐不实，大便干涩。请中医治疗，舌质偏红，舌苔花剥，脉细数。

恙由肺胃阴伤，治遵景岳滋阴生津，保肺清金之四阴煎加味。

南沙参 30g、麦冬 15g、生地黄 10g、地骨皮 10g、百合 20g、茯苓 15g、茯神 15g、莲子 10 枚、黄精 15g、生甘草 6g。

每日 1 帖，前后共调 3 月有余。1 年后随访，胸片病灶钙化，体重增加 12 斤，病证向愈。

七、玄参

1. 药性简介

又名重台、玄台、元参等，生长于安徽、江苏、浙江等地。其炮制方法：生药洗净，置蒸笼上蒸至熟透，取出晾成 6～7 成干，焖至透黑，切片、晒干待用。

性味：苦、咸、凉。

归经：入肺、肾经。

功用：滋阴降火、凉血解毒、润燥除烦。

功效类别：滋阴。

方剂选用：《温病条辨》增液汤；《温病条辨》化斑汤；《类证活人书》玄参升麻汤；《温病条辨》清营汤；《外科正宗》玄参解毒汤；《验方新编》四妙勇安汤；《医学心悟》消瘰丸。

《本草纲目》："滋阴降火，解斑毒，利咽喉，通小便血滞。"

《医学衷中参西录》："玄参，味甘微苦，性凉多液，原为清补肾经之药。又能入肺经以清肺家烁热，解毒消火，最宜于肺病结核，肺热咳嗽。"

《神农本草经》："谓其治产乳余疾，因其性凉而不寒，又善滋阴，且兼有补性，故产后血虚生热及产后寒温诸症，热入阳明者，用之最宜。"

2. 案例选载

印×，男，48 岁，农民。1975 年 9 月诊。

因患肺结核经抗结核治疗三月余，然低热依旧，咳嗽阵作，并咳吐少量血痰，口干欲饮，心烦失眠，形瘦体弱，大便干秘，面颧潮红，延请先师诊治，察舌质绛红，舌苔光剥，脉细数。嘱继续抗结核治疗，结合中药施治。

恙属肺热络伤，治用清燥救肺汤加玄参等。

南沙参 15g、冬桑叶 10g、麦冬 12g、杏仁 12g、胡麻仁 12g、炙枇杷叶（布包）15g、煅石膏 20g（先煎）、炒白芍 12g、玄参 20g、阿胶 10g（烊化冲）、仙鹤草 30g、茜草 20g，每日 1 帖。

10 天后咯血止，低热亦除，大便二日一行，诸证好转，原方化裁略施调整共服 2 月有余。病证向愈。

八、五加参

1. 药性简介

又称刺五加，或五加皮。有二种，一为南五加（五加科落叶灌木细柱五加的根皮），一为北五加（萝藦科落叶灌木杠柳的根皮）。一般认为南五加效果较好，北五加效弱，而且有小毒。

性味：辛、甘、温。

归经：入肝、肾经。

功用：祛风湿、和血络、利水湿、补肝肾、壮筋骨。

功效类别：祛风湿。

方剂选用：《本草纲目》五加皮酒；《外科大成》五加皮酒；《保婴撮要》五加皮散；《千金要方》五加酒；《太平惠民和剂局方》油煎散；《卫生家宝方》五加皮散；《瑞竹堂经验方》五加皮丸。

《本草纲目》："治风湿痿痹，壮筋骨。"

《本草再新》："化痰除湿，养肾益精，去风消水，理脚气腰痛，治疮疥诸毒。"

《别录》："疗男子阴痿，囊下湿，小便余沥，女人阴痒及腰脊痛，两脚疼痹风弱，五缓虚羸，补中益精，坚筋骨，强志意。"

2. 案例选载

邵×，男，51 岁，农民。1981 年 5 月 3 日诊。

有腰背痛病史五六年，长年劳作，腰痛不停，时轻时重，曾查抗"O"类风湿因子未见异常，腰椎 X 线摄片示腰椎骨质增生，B 超（肝、胆、脾、胰、肾）均无异常，亦曾服过止痛药，暂时有效，即来先师处就诊。

乃长年劳作过度，肝肾两虚，筋骨受损，血气不和，脉络不通，病程较长，病证恢复缓慢，故以药酒缓图之。

五加皮 250g、杜仲 200g、枸杞子 250g、乌梢蛇 200g、丹参 200g。

浸入 10 斤白酒，1 个月后慢饮之，每日五钱左右。

3 个月后随访病证明显好转，腰痛已除，嘱避免过劳。

九、丹参

1. 药性简介

又称紫丹参，赤参、活血根、大红袍等。主产于安徽、江西、四川、江苏等地。

性味：苦、微寒（有书认为微温）。

归经：入心、肝经。

功用：活血祛瘀、安神宁心、消痈止痛。

功效类别：活血类。

方剂选用：《妇人良方》丹参散；《集验拔萃良方》调经丸；《时方歌括·寒能胜热》丹参饮；《刘涓子鬼遗方》丹参膏；现代方：冠心苏合丸；宫外孕方；复方丹参滴丸等。

《本草纲目》："活血，通心包络。"

《吴普本草》："治心腹痛。"

《日华子本草》："养神定志，通利关脉。"

《云南中草药选》："活血散瘀，镇静止痛。治月经不调，痛经，风湿痹痛，子宫出血，吐血，乳腺炎，痈肿。"

《本草汇言》："丹参，善治血分，去滞生新，调经顺脉之药也。"

2. 案例选载

徐×，男，35岁，工人。1982年10月8日诊。

曾因胃脘疼痛，在县医院摄X线片示：十二指肠球部溃疡。经用西药雷尼替丁、硫糖铝等治疗一个多月稍好转，饥饿嘈杂感已除，疼痛依旧不解，故至先师处诊治。

察舌质点片状紫瘀，舌苔薄白，治以和血、通络、止痛、护膜制酸。

丹参30g、乌贼骨20g（先煎）、白及10g、仙鹤草30g、炒白芍15g、甘草5g。

前后以此略事增减，共服30帖而愈。

十、苦参

1. 药性简介

又名苦骨、川参、牛参，为豆科植物苦参的根，炮制方法：鲜者以水浸泡或以糯米汁泡或以米泔水浸泡，一昼夜即可，捞出晒干切片用。

性味：苦，寒。

归经：入肝、肾、大肠、小肠经。

功用：清热燥湿、杀虫止痒。

功效类别：清热燥湿类。

方剂选用：《外科大成》苦参地黄丸；《医学心悟》治痫散；《仁斋直指方》苦参煎；《太平惠民和剂局方》苦参丸；《王秋泉家秘》神功至宝丹。

《本草从新》："燥湿，胜热，治梦遗滑精。"

《滇南本草》："凉血，解热毒，疥癞，脓窠疮毒。疗皮肤瘙痒，血风癣疮，顽皮白屑，肠风下血，便血。消风，消肿毒、痰毒。"

《本草正义》："苦参，大苦大寒，退热泄降，荡涤湿火，其功效与芩、连、龙胆皆相近，而苦参之苦愈甚，其燥尤烈，故能杀湿热所生之虫，较之芩、连力量益烈。"

2. 案例选载

程×，男，49 岁，农民。1983 年 9 月 8 日诊。

右侧小腿处丹毒反复发作 2 年余。每次均予输液治疗，近 1 周方能控制，甚是苦恼。此次发作已 1 周余，亦予输液加青霉素，略有控制，焮红疼痛缓解，局部皮肤暗红，依然肿胀，即延先师诊治。

诊为丹毒，乃湿热流毒所致，治以清热燥湿，和血通络，方拟苦参地黄丸加味。

苦参 30g、生地黄 10g、黄柏 10g、当归 15g、薏苡仁 30g、山慈菇 30g、泽泻 30g、牡丹皮 20g、生甘草 5g。

前后以此方略事化裁，共服 2 月余，随访 3 年未作。

十一、拳参

1. 药性简介

又称疙瘩参，石蚕等，为蓼科拳参的根茎，主产于华北、西北以及江苏、山东、浙江等地。

性味：苦，微寒。

归经：入肝、胃、大肠经。

功用：清热解毒、凉血止血、止泻治痢。

功效类别：清热解毒类。

方剂：现代用药：内服治疗菌痢、肠炎、肺结核等，外用常治痈疮疔毒等。

《现代实用中药》："内服治赤痢……外用治痔疮及肿疡。"

《中药志》："清热解毒，散结消肿。"

《广西中药志》："治肠胃湿热，赤痢，外用治口糜，痈肿，火伤。"

2. 案例选载

吴×，女，45 岁，工人。1984 年 8 月 7 日诊。

2 月前因调护不慎，以致腹泻，起始为稀水便，五天后渐行下赤白黏冻便，时腹痛，经大便常规及细菌培养，排除菌痢，予口服抗炎和静脉输注抗炎药治疗十余天疗效不显，依然痢下赤白冻，较之前略有减少，时腹痛、形瘦，又在县人民医院查钡剂灌肠亦无异常，初步诊断为结肠炎。即至先师处诊治，察舌质偏红，舌苔黄腻，脉细数。

恙由感受湿毒之邪，蕴结子肠，气血不畅，气滞络伤为便下赤白冻，治以清泄热毒、理运止痢。

拳参 10g、苦参 10g、炒地榆 30g、仙鹤草 30g、茯苓 15g、煨木香 10g、炒枳壳 10g、地锦草 30g、生甘草 6g。

每日 1 帖，停用西药，连续以上方稍作调整，前后共服近 3 月而愈。

十二、其他

如：猫人参、明党参、小红参、太白参、凤尾参、龙须参、兰花参、奶浆参、百味参、华山参、血参、羊角参、红骨参、鸡肾参、青羊参、刺参、狗尾巴参、空桶参、珠儿参、峨参、菊花参、野丹参、盘龙参、猪獠参、福参等，临床中不甚常用。

这些所谓参药中，有补益、有祛风湿、有清热、有解毒、有活血等，各种不同，有寒、有热，甚至有毒等，临证中必须分辨用之。

第二节　附子的临证运用

附子为大辛大热之品，其功效长于温肾回阳，祛寒止痛。因为其性刚烈峻猛，具有毒性，故有人畏而不用，亦有善用者。张仲景以此药组方达 20 首，为三阴病首选之药。近代对本品的药理做了深刻的研究。认为本品有明显的强心作用，且能兴奋垂体-肾上腺皮质系统，且有松弛平滑肌及改善循环系统的功能。本品具有毒性，张景岳云："附子性悍，独任为难，必得大甘之品，如人参、熟地黄、炙甘草之类，皆足以制其刚而济其勇，以补倍之，无往而不利矣"。

现代动物实验亦证明单用附子具有毒性，但与甘草、干姜等组方或入水久煎则毒性大为降低，功效增强。先师常以本品配伍运用，每愈久顽病证。

一、回阳救脱

经云："阳气者，若天与日，失其所，则折寿而不彰。"说明人体的阳气是生命的根本。附子为回阳救脱之要药，对于某些病邪损害至深，全身机能濒于衰竭而出现阴阳离决的病证，当须急救亡脱之阳时，附子当为首选，但必须与人参、黄芪、白术等益气之品相伍，其效更彰。

徐××，男，52岁，农民。1981年11月12日诊。夙患咳喘二十余年，每于冬春发作。近二年来每发愈重。动则咳剧喘甚，夜不能卧。日前感寒而咳喘大作，额汗如淋，张口抬肩，面色青暗，小便自遗，肢冷脉伏，以吸氧维持。

西医诊断为"慢性支气管炎、肺气肿、肺心病"。先师辨证为肺肾两损，肺肃降失司，肾纳气无权，肾之元阳浮越欲脱。以回阳救脱为急务。处方：

熟附子15g（先煎1小时）、红参10g（另煎兑冲）、黄芪30g、沉香6g、五味子8g、煅龙牡各15g。

服药2剂，额汗已敛，咳喘稍平，续服5剂，症状基本缓解。后拟人参、蛤蚧、紫河车各5g研末早晨冲服，取血肉有情之品填补其精气，中午服桂附八味丸10g，以温其肾阳，晚间服六君子丸10g，以健运脾胃，间断服用竹沥水，以祛痰浊。经治2年之久，其病乃愈。

二、温肾益脾

脾居中焦，主运化，为后天气血生化之源。脾虚则化源亏乏，常出现一系列气虚血弱的症候。脾虚有阴虚和阳虚之别，脾阳虚者又可累及肾阳。如果因脾虚或脾肾阳虚而贫血者，仅予归、芍、胶、地一类补血药，而忽视脾的运化及阳生阴长的特性，非但不能取补血之效，反而腻滞中焦，影响运化水谷，使其不能"受气取汁变化而赤"，此谓"呆补"也。鉴于此，先师对严重贫血者，常于归、芍、杞、地等养血药中配伍附子。脾气陷者再加升麻、柴胡以升提脾阳。脾运差者或加焦山楂、神曲、谷芽、麦芽以疏通助运，常应手操胜。

吴×，女，35岁，1978年3月以来，面色渐见苍白，齿龈轻度渗血，精神萎靡。去上级医院做骨髓象检查，确诊为"再生障碍性贫血"。经西药及服十全大补类百余剂均未见明显疗效。乃就诊于先师。诊其形衰肉脱，面无华色，毛发枯脆，纳差便溏，肢末欠温，舌淡胖印齿，脉细微欲绝。

此证为脾土衰败，化源枯竭，脾虚及肾，精血内夺，虚损之重症。初用双补气血法，非药不对证，而因其脾运欠佳，既不运水谷，又不能运厚味腻补之药，而且脾肾之阳不生，则精血不长。故以温脾补肾法。处方：

熟附子 15g（先煎 1 小时），红参 10g（另煎兑冲），炒白术 15g，薏苡仁 30g，炙黄芪 30g，鹿茸粉 0.6g（冲服），炮姜 6g，肉桂 3g，制首乌 15g，紫河车粉 6g（冲服），焦楂曲各 15g。

服本方 5 剂后，精神已振，食纳增进，肢末转温，便已不溏，脉按有力。尔后仍按前方去鹿茸粉改鹿角胶 10g 烊化，加山药、鸡内金等，连服 120 多剂，诸证消失。复查骨髓象正常。

三、温化寒湿

黄疸型肝炎，中医分阳黄和阴黄。阴黄发病因素大致有二：①患者体质禀赋阳虚，湿邪易从寒化；②阳黄误治、失治，病邪缠绵，正气大伤，阳虚阴盛，导致阴黄。因此阴黄一证多属寒湿互结，肝失疏泄，脾阳受困。故治疗宜乎温化。仲景之"茵陈五苓散"实为温化阴黄之法。先师常师其法，加附子为君，每收卓效。

吴×，男，29 岁，1982 年 9 月 3 日诊。患者素体虚弱，患"慢性肠炎"5～6 年。近两月来日进冷饮若干，谷食少进，精神渐差。巩膜及周身皮肤逐渐发黄，其色晦滞不鲜，其腹胀满，脘痞胁痛，便溏或泄，尿少而黄，舌质淡暗，苔白水滑，脉细而弦。肝功能查示：黄疸指数为 $28\mu mol/L$，凡登白直接定性阳性，血清麝香草酚浊度试验 18 单位，絮状（＋＋＋），硫酸锌浊度 18 单位，谷丙转氨酶＞200U/L，白蛋白 3.35g/L，球蛋白 3.28g/L。诊断为："急性黄疸型肝炎（甲型病毒性可能）"，辨证为"阴黄"。治疗以西药及输液后泛恶欲吐，故改用中药，以温化法。处方：

熟附子 12g（先煎 1 小时）、川桂枝 6g、干姜 3g、茵陈 30g、炒白术 10g、大腹皮 10g、茯苓 15g、焦麦芽 15g、炙黄芪 15g、泽泻 10g。

服本方 7 剂，黄疸明显减退。续拟上方加丹参以养肝和血，加柴胡以通散肝阳，经治 1 月余。最后以归芍六君汤做善后调理，肝功能复查正常。

四、温肾利水

一身之水为肾所主，如果外感之邪辗转伤其肾气，或纵欲劳累夺其肾精，则肾气衰弱，气化无权，水湿泛滥，发为水肿。其病迁延日久，则棘手难治。先师对阳虚水泛的慢性肾炎肾病者或肾功能衰竭者，多以大剂量附子温欲竭之肾阳，配伍黄芪补虚败之脾气，配伍茯苓以助其补，更可利水，每能逆转败局。

王×，男，42岁，1974年4月2日诊。患者"慢性肾炎"三年余，曾往上海某医院住院治疗乏效。延先师就诊时，全身漫肿，下肢按之如泥，阴囊亦肿，尿极少，面色㿠白无华，脘痞泛恶，舌淡如洗，胖嫩、有齿印，脉细若绝。尿、血及酚红试验均符合"慢性肾炎并发肾功能衰竭"。辨证为脾肾阳衰，水湿泛溢，浊阴上逆。治以温阳化水。处方：

熟附子30g（先煎1小时）、黄芪60g、桂枝10g、红参10g（另煎兑冲）、连皮茯苓30g、炒白术15g、怀山药30g、制大黄6g（后下）。

本方以附子为君，佐制大黄以泄其浊，加山药以护其阴。3剂药后，尿量显著增多，诸证明显缓解。后以本方递减熟附子为15g，余则随症加减，连服60余剂。尿、血检查均趋正常，酚红试验35%。最终以金匮肾气丸，取红参6g、黄芪30g煎汤送服。并嘱以鲜山药代菜食用，经治1年之久，痊愈至今未发。

五、温补命火

命门火衰，或致阳痿滑泄，或腰膝痿废。其火衰而不暖土者，常致便溏泄泻，轻则计日而愈，重则累月经年难愈。四川某老中医临证善用附子，多与磁石为伍，意在用磁石之重沉而镇，制附子剽悍不守之性，令其直趋下焦，温肾阳，益命火。先师每仿其法，以附子为君，配伍磁石，合肉桂，再配伍甘温之品补火暖土，治疗慢性结肠炎，效称卓著。

姬×，女，71岁，1982年11月2日诊。患者三年前暑季多啖冷饮，中阳受损，以致腹泻。曾服多种药片及中药参苓白术散、理中汤类无效。近一年腹泻逐渐定时于黎明发作。诊其面部虚浮，形弱畏寒，头目昏眩，耳鸣不聪，脘腹胀满，肠鸣辘辘，进食油脂食品则症状加重，苔薄白而水滑，脉细弱而迟缓，尺部沉取始得。诊断为："慢性结肠炎"。辨证认为七旬之躯，先天命火已衰，再加多啖冷饮，脾阳亦损。治以温补脾肾之阳法，少佐升清之品。处方：

熟附子12g（先煎1小时）、灵磁石30g（和附子同煎）、肉桂6g、小茴香6g、煨肉豆蔻10g、炮姜6g、柴胡6g、炙黄芪30g、乌梅炭10g、怀山药

30g、车前子 15g（布包）。

本方用山药意在温阳的同时，兼以护阴，用车前子意在分利其湿以走膀胱。服 7 剂后，腹泻已于第四日未作，耳鸣亦轻，仍拟前方加干荷叶 2 角，共服 30 余剂，腹泻已除。

六、温寒通络

痹证寒气胜者为痛痹。治疗大法以温寒通络为主。张仲景设"乌头桂枝汤"，乌头、附子同属一类，乌头毒性较大，附子毒性较小，且乌头长于止痛，而附子既可止痛，更能温阳祛寒，通行十二经络。先师常以附子易乌头，每愈痛痹顽症。

黄×，女，18 岁，1980 年 11 月 6 日诊。患者常发"扁桃腺炎"，继而周身关节疼痛，尤以下肢膝、踝关节为重，伴有关节轻度肿胀，发作剧时，步履活动不利，肢末冰冷。就诊前查抗"O"1250 单位，血沉 40mm/h，类风湿因子阴性，心电图正常。诊断为"风湿性关节炎"。辨证为风寒袭于经络，发为痛痹。遂治以温阳散寒通络法。处方：

熟附子 18g（先煎 1 小时）、川桂枝 10g、薏苡仁 30g、赤芍 15g、白芍 15g、生地黄 30g、牛膝 15g、当归 10g。

服药 10 剂，关节疼痛明显缓解，关节肿胀亦消。续似上方加黄芪 24g、甘草 6g，连服二月余，其痛若失。抗"O"、血沉复查正常。

第三节　人参败毒散应用经验

人参败毒散出自《太平惠民和剂局方》，由人参、羌活、独活、柴胡、前胡、川芎、枳壳、桔梗、茯苓、甘草、生姜、薄荷等药物组成，具有"培其元气，败其邪毒"之功。先师临证常喜用本方治疗疑难杂证，每获捷效。

一、腰痛（腰椎间盘突出症）

黄××，女，45 岁，营业员。1989 年 10 月 21 日初诊。半月前上班时曾负重致汗出，翌日即感双下肢酸痛，不能久立，夜间尤甚，辗转艰难，曾接受针灸、推拿、西药止痛等治疗，仅得一时之效。后去外地行 CT 检查，确诊为"腰4、腰5椎间盘突出症（中央型）"。拟手术治疗，因患者惧怕而回本地，邀先师诊治。

诊得患者下肢腿痛难忍，表情苦楚，面色欠华，四肢不温，舌胖边有齿印，苔白微腻，脉濡细。辨为寒湿为困，经脉不利。治宜祛寒化湿，舒筋和络，佐以益气和血。方用人参败毒散加减。

党参、羌活、茯苓各15g，荆芥、川芎、当归各12g，独活8g，枳壳、防风各10g，桔梗、甘草各5g，柴胡6g，大枣5枚，生姜3片。

并予卧床牵引，每日不少于6小时。治疗1周后病减大半，经治1月而诸症悉除。

二、腹痛（慢性盆腔炎）

张××，女，34岁。1985年6月2日初诊。4月前即觉小腹部坠胀疼痛，带下量多，色黄白相兼，质黏稠有腥味，月经延期，量少色淡，头昏而晕，面色少华，肢困乏力。舌淡、苔薄白腻，脉细滑。B超示：慢性盆腔炎。

先师辨为病久脾虚，重用苦寒（抗炎药），阳虚寒湿困遏胞中，冲任脉气不得畅通。治宜温阳化湿，运脾建中。方用人参败毒散化裁。

党参、川芎各12g，荆芥炭、枳壳、乌药、白果、杜仲各10g，羌活、独活各8g，柴胡6g，生甘草、薄荷各5g，茯苓18g，大枣7枚，生姜2片。

4剂后，带下锐减，小腹痛轻。原方去薄荷、枳壳，再进4剂，小腹及腰骶冷痛除，带下止，精神佳。B超示盆腔无异常。后以早晨服参苓白术丸、晚间服金匮肾气丸，交替治疗1月而瘥。

三、头痛（病毒性脑炎）

杨××，男，18岁。1978年9月21日初诊。2周前始觉恶寒发热，头昏重如裹，恶心欲吐，以为感冒未作处理。后病情加重，头额部重痛，精神委顿，欲睡，呕吐，每日三四次，为胃内容物，故而住院治疗。查得体温38.2℃，颈部稍僵硬，心肺无殊，肝脾未及，肥达氏反应（－）。经脑脊液检查，确诊为"病毒性脑炎"。西医对症处理，同时延请先师诊治。诊得头额部重痛，时恶心，昏睡，稍咳，两手不温，面色苍白，舌质淡、苔薄白腻，脉细弦。

揆度此证，系由寒湿困遏，清阳被蒙，中焦胃气失去和降。治宜祛风散寒，化湿开窍，佐以益气助阳。方用人参败毒散加减。

生晒参（另煎兑入）、柴胡各 6g，桔梗、羌活、独活、枳壳、荷叶各10g，川芎、葛根各 12g，石菖蒲 20g，泽泻 30g，生甘草 5g。

3 剂后，恶心除，头昏痛锐减，药对病症，乃继拟上方加减治疗两旬而痊愈出院。

本方临床适用范围极广，关键在于临证者心有准备。先师曾教导我们说："临证无须局限于正虚外感和痢疾初期之概念，只要符合风寒湿邪内侵，气血经脉不得畅达之病机者均可运用，且用之无不取效。"

第四节　益气养阴法及运用治验

在临床辨证论治过程中，对于典型的阴虚证候及运用滋阴疗法，常常易于掌握，而对于气阴两虚的证候及运用益气养阴法，则较难掌握。不论是外感温热病，还是内外杂病，或为邪热所伤，或为久病所耗，或误于汗下，或失于调护，均可导致气阴两虚。先师就此有关问题并结合临床阐述了益气养阴法的具体运用。

一、气和阴的关系

中医基础理论认为，"气"属无形，为人体的生理功能活动；"阴"属有形，为人体的生命物质基础。"气"相对于"血"，"阴"相对于"阳"，而"气"归属于"阳"，"血"归属于"阴"。一般说来，"气虚"者，即归为"阳虚"，"血虚"者即归为"阴虚"，那么，在疾病演变过程中所出现"气阴两虚"的证候，是不是就等于"阴阳两虚"呢，这个问题有必要加以讨论。

人体的生命功能活动（阳）和人体的生命物质基础（阴）是相互依存的。人患疾病会过多地消耗人体的"阴"，人体的"阳"也相应地低下，这就是所谓"阴虚及阳"，相反地则为"阳虚及阴"或者为"阴阳两虚"。如果病情较轻，人体生命功能活动低下不甚严重，可称为"气虚"，人体生命的物质基础消耗不严重，可称为"阴伤"。气虚和阳虚，阴伤和阴虚有程度上的差别，气虚之甚者为阳虚，阴伤之甚者为阴虚。一般说来气阴两虚的证候，多出现在疾病的中、后期，病邪或退或未退，或退而未清，而人体的正气已伤，阴津已耗而表现为一派气阴两虚的证候。先师认为温热病邪大多是先出现阴虚症状，若不及时纠正阴虚，而后必致气虚，乃成气阴两虚之证，故温邪伤人，多先耗阴津，后伤其气。而内伤杂病则不然，大多久病缠绵，先损其气出现气虚症状，若不及时补益其气，或多用甘温香燥之气，复伤其阴，故亦可导致气阴两虚。

二、气阴两虚的病机及证候

气阴两虚有其一定的病因病理基础，一般多为外感温热病、或内伤杂病延久不愈，或误汗、误下、失血，既伤耗了精、血、津液等物质（阴），又伤损了机体活动功能（气），于是形成了"气阴两虚"的证候。概括说来，病邪对气和阴液的耗伤、气阴生化障碍和水谷摄入不足是气阴两虚的三个基本因素。近年来各学者对阴虚证本质的研究，认为阴虚患者，除了一部分表现交感神经兴奋，能量代谢增高，内分泌功能紊乱以及血液流变性改变等外，大多数表现为细胞免疫功能低下，并且易招外感。临床上大部分阴虚证，经仔细辨证，多伴有气虚征象，若纯从滋阴治疗而不顾及益气，非但无效，反有呆腻凝滞之弊。由于病因不同，邪之所伤脏腑有别，人体体质差异，因此表现的气阴两虚的证候既有共同性，也有不同性。兹分述之。

（1）气阴两虚的共同证候表现　身多发热，形瘦面倦，精神疲倦，声低息微，口干少津，舌淡或红，苔少或脱，脉多虚数。

（2）气阴两虚的不同证候表现　大多与脏腑密切相关，各脏腑阴的属性有别，如心脾之阴，谓之营血；肺胃之阴，谓之津液；肝肾之阴，谓之精髓，因此，其气阴两虚的证候表现，除相同者外，伴随症状则各不相同。其伤于心者，必见心悸心慌，失眠而烦等；其伤于肺者，必见咳嗽或少气而喘，或咯血，或咽干，或潮热盗汗等；其伤于肝者，必胁痛隐隐，头昏目涩，或烦躁易怒，失眠多梦，或生虚风而手足蠕动等；其伤于脾胃者，必脘部嘈杂似饥，或脘痞纳呆欠运，舌苔少或中心花剥；其伤于肾者，必腰痛酸软，或遗精耳鸣，头目昏眩等。此外，尚有伤于肠腑，伤于经络，伤于血分者，均可见气阴两虚之证。临床必须掘其证候之共性，以明辨证之细，求其脏腑之个性，以张施治疗目的。

三、益气养阴法的组方原则

气阴两虚之证，既不是单纯气虚，也不是单纯阴虚。因此，治疗既不可只顾益气，亦不可只顾滋阴。书云："气有余，便是火""壮火食气"，可为过剂益气之诫。滋阴之品，其味多厚，易于腻滞气机，故亦不可过偏养阴。《景岳全书·传忠录》云："善治精者，能使精中生气，善治气者，能使气中生精"，故益气养阴宜取清平甘淡之品寓于厚味养阴之中，动静相合，以动促静，以静守动，相得益彰。此外，尚须根据各脏腑的特异性组合方药，方以法立，法因证设。

先师临床习用太子参、南北沙参、白糖参等清平甘淡益气之品。亦常用黄芪，本品性虽甘淡，但配伍于养阴药中，并无偏温之弊，堪为益气良品。养阴常取石斛、麦冬、生地黄、山药、白芍、乌梅、枸杞子等。盖甘味多长益气、酸味多常养阴，酸甘相合可以化阴。故常以太子参、石斛、甘草之甘，配乌梅、白芍之酸为益气养阴的基本方。随其证候变化而加减，据其脏腑所伤而变通。

四、临床运用举例

1. 病毒性心肌炎

一般认为本病属"心悸""怔忡"范围，为内伤杂病。验之临床，本病初起大多为外感发热，故是否属于外感温热病范围，尚待研究，但本病发病大多为平素不尚运动，心气不足，或劳心过度，或酷好烟酒、心营暗耗之人。叶天士《温热论》中云："温邪上受，首先犯肺，逆传心包"，心包者，心之属也，叶氏所谓"心包"，当为特指。一般概念认为"逆传心包"当有蒙眬之状，其实验之临床，邪热伤心者多，亦不尽皆有蒙眬之状。叶氏所谓"逆传"，包括病邪之重和不循卫气营血之层次递传之意。故先师认为病毒性心肌炎，亦当属温邪逆传。盖温邪伤人易耗其阴，病毒性心肌炎除部分因禀赋体质因素而表现痰浊证候外，大多为心之营阴先受邪热伤，渐致心气亦损。治宜益其心气，养其心阴而病可愈。

谢××，女，48岁。1980年4月15日初诊。患者半年前初因感冒发热较盛，五天未退，且发现背部外症，经西医注射青霉素后又出现过敏反应，经抢救及愈。后经其他西药治疗热退，外症亦消。但觉心慌若悬，心悸不宁，经心电图检查示：窦性心律不齐伴发频发室性早搏，诊断为：病毒性心肌炎。经多种药物治疗，阅其所用中药，多为炙甘草汤加减，去胶、地，而重用桂、附、丹参，意在温通，然而越治越重。转来医院就诊时，患者竟已步履艰难，须人扶持，视其形瘦若削，精神疲怠，动则心悸，气喘欲脱，多汗若淋，观其舌苔光脱如剥，切其脉象细数虚软而结。

辨证分析：初因邪热伤其心营，继而不辨苔、脉，药偏温燥，既耗其阴津，又损其心气，导致气阴两虚。乃治以益气养阴法。

太子参 15g、丹参 30g、黄芪 30g、黄芪 30g、麦冬 10g、生地黄 15g、炙甘草 10g、火麻仁 15g、当归 10g、酸枣仁 15g、山茱萸 10g、五味子 3g。水煎 2 次，日夜 4 次分服。另白糖参粉 3g，每日早晚各吞服 1.5g。

二诊：服上方 5 帖，精神大振，心悸稍平，自汗尽敛，大便调畅，续拟上方，酌减其量，并去山茱萸、火麻仁，不再敛汗润便也，而加柏子仁、炙远志、九节菖蒲，取其引药入于心经也，加生麦芽以疏通运脾，又服 7 帖。后以上方略为加减，共服 50 余帖，诸证均解，心电图复查正常，随访 3 年未发。

2. 空洞型肺结核

本病属中医"肺痨"范围，为慢性消耗性疾病，西药早有治疗肺结核的特效药。然而在临床常见有些病人虽经抗结核常规治疗，但疗程较长，疗效不甚理想，特别是空洞型肺结核更是如此。由于病程较长，临床常表现气阴两虚之证候。据此，先师临床常配合中药益气养阴，疗效甚为满意。

杭×，男，42 岁，1982 年 3 月 6 日诊。患者因纳少便溏，微有咳嗽，日见消瘦而就诊于某医院，诊断为"脾胃虚弱"，进服香砂六君子汤、补中益气汤等，或因苔厚而加苍术、厚朴，或因便溏而增桂枝、附子，先后约服 30 余帖，症状未减且不重。后因咳嗽咯血乃就诊于先师。经 X 线胸透并摄全胸片示：右上肺大片模糊阴影伴见约 3×2cm 稀疏透光区。确诊为：右上肺空洞肺结核。诊其形瘦面苍，精神疲乏，咳嗽气促似喘，晡时潮热颧红，夜间盗汗湿衣，纳谷不馨，便溏，口干唇燥，苔薄欠润，舌质鲜红，脉虚细数。拟用抗痨常规治疗 1 月余，咯血虽止而一派气阴两虚之证候未减。

辨证分析：此案初病虽虚不甚，故临床症状不典型但误投辛香温燥之品后，致其气阴耗伤，其纳少便溏者，世医只知究脾阳衰弱，殊不知脾胃气阴不足，亦可欠运致泄也。当配合中药益气养阴法，肺脾同治，培土生金。方拟百花散加减。

蜜百部 30g、川百合 15g、款冬花 15g、南北沙参各 10g、山药 30g、麦芽 15g、白扁豆 15g、干石斛 15g、麦冬 10g、乌梅肉 15g、黄芪 15g、甘草 6g、紫河车粉 6g。

服上方 7 帖后，咳嗽已平，纳增便聚，潮热盗汗亦除。后拟本方加白及片 10g、功劳叶 10g、五味子 6g，去麦冬、乌梅肉治疗 3 月余。服药百余帖，自觉症状解除，体重增加 10 多斤，经 X 线摄片复查示：右上肺病灶已明显吸收，稀疏透光区已消失。

3. 慢性迁延性乙型肝炎

本病表现为气阴两虚证候者，病因大约有三：①病邪隐伏，迁延失治，肝气先受其伤，渐而伤损其阴；②肝病易郁，情志之火亦可伤损肝家气阴；③治不得法，本病常有肝区疼痛、嗳噫等症，医者常不细辨其症，深究其因，多诊为气郁证，治拟香燥疏肝理气之剂，且又不知适度，以求速效于一时，及致肝之气阴两虚。

孙××，女，32 岁。1982 年 5 月 8 日诊。患者患急性黄疸型肝炎，住某医院治疗，叠服中西药二月余，黄疸退净，肝功能复查：黄疸指数 7μmol/L，血清麝香草酚浊试验 8 单位，麝怒（＋＋＋＋）。硫酸锌浊度 14 单位，谷丙转氨酶＞200U/L，有乙肝病史。因其肝区隐痛持续不已，医者拟柴胡疏肝散，共 20 余帖乏效，转来我院就诊。患者自诉神疲肢乏，纳差，但喜饮水，诊其形瘦肤燥，面容憔悴，舌红欠润且舌中裂纹，脉细弦数。

辨证分析：此证初因湿热所困，后经治疗黄疸虽退，但余邪未清，肝区隐痛持续者，非气郁也，乃肝之气阴已损之征，其舌苔、脉象足以为据。不予养肝，而予疏肝，乃犯"虚虚"之误。当予益气养阴，以纠其偏，方拟新加一贯煎（先师经验方）。

生地黄 30g、丹参 30g、枸杞子 15g、当归 10g、白芍 15g、黄芪 30g、五味子 6g、甘草 10g。醋炒柴胡 8g、醋延胡索 10g、生麦芽 20g、夏枯草 15g。

上方服 3 帖后，渴饮已止，舌面稍润，肝区疼痛明显缓解，后拟上方随证加减治疗，服 40 余帖，复查肝功能各项均已正常。

总之，气阴两虚证候可常见于多种疾病演变过程中，除上述三种疾病外，还有如糖尿病、萎缩性胃炎等，正确运用益气养阴法，都能取得良好疗效。其辨证论治的关键在于首先结合病程，掌握证候，再据舌苔、脉象以裁定之。至于运用益气养阴法，则根据《内经》中"虚者补之""损者益之"的原则，酌选清平甘淡之品以益其气，稍佐酸味以取酸甘化阴之意。此类药物性多柔静，故于其中佐一二味疏导之品如生麦芽等，则得配伍之妙。

第五节　攻下通腑法

攻下通腑法属中医治法下法，下法有很多，寒下、温下、峻下、润下、攻补兼施等，均作用于肠腑积滞；大肠与肺相表里，所以肺部疾病兼有肠腑积滞亦可使用攻下法，即有上病下取、或釜底抽薪之意。

一、咯血案

李××，男，29岁，职工。1972年11月2日因大咯血收住入院。患者因事不遂，情志抑郁，时或胸胁胀痛，易生躁怒，口干、咽燥、喜饮，平素亦喜欢饮酒，大便常干结而秘。本月一日晚，酒后长谈，黎明之际即大咯血，量多达600mL。入院抢救，给予脑垂体后叶素、青霉素等对症治疗。咯血虽无大涌之势，但仍未净止。患者面赤心烦，呛咳胸痛，脘腹灼热，自觉有气上冲，大便五日未解，舌红欠润，脉弦细数。查体：体温37.5℃，心肺（一），胸部X线透视摄片：肺纹理粗乱，余无病灶可见。血常规示：白细胞总数12000mm³、嗜中性粒细胞72%、嗜酸性粒细胞2%、淋巴细胞26%。

诊断为支气管扩张，咯血。中医辨证为肝气郁结，久而化火，火气上逆迫肺，损伤肺络而致咯血。治以清肝降气，凉血止血。

黄芩10g、栀子10g、桑叶10g、牡丹皮10g、瓜蒌皮15g、侧柏叶30g、藕节5个、三七6g（研末冲服）、阿胶10g（烊化）、杏仁10g、贝母10g（研末分冲）、紫苏子10g。

连服2帖，咯血未止。思之，证见肝郁化火刑金，用栀、芩清其肝火；气逆迫血，用紫苏子、枇杷叶、牡丹皮降火凉血，本证腑气未通，气火唯有上逆之路，而无下导之经也。扬汤止沸，莫如釜底抽薪，乃于前方中加生大黄10g（后下）、制大黄10g、瓜蒌子15g、玫瑰花6g，1帖。大便畅行，尽为黑色燥屎若干枚，咯血顿止。唯胸痛、气息微弱、汗多。再予前方去生大黄，加白糖参15g（另煎兑冲），橘络6g，服药4帖。尔后调理旬日出院。

按：本案气火上逆，犯于肺系，而致咯血，乃木火刑金之证，凉血止血而无效，再诊时原方不更，加生大黄以通泄腑气，制大黄以化瘀止血，瓜蒌子以润燥结，玫瑰花以解肝郁。仅服 1 帖，腑气得通，气火得以下降而咯血顿止。可见中医的整体观念以及"肺与大肠相表里"这种脏腑经络学说，对临床辨证论治实具有重要的指导意义。

二、风温案

钱××，男，57 岁，菜农，1980 年 6 月 16 日因恶寒而战、发热、咳嗽伴右胸痛持续 2 天来我院门诊。就诊时，患者高热，咳嗽、右侧胸痛，咳吐铁锈色痰，挟有血丝，气促声粗，面赤口干，心烦口渴，索冷饮，胸腹灼手无汗，舌红苔黄厚，脉浮数。查体：体温 40.5℃，心率 110 次/分，律齐无杂音，右中肺呼吸音低，可闻及湿性啰音，右上腹肌略有紧张。血常规示：白细胞总数 19000mm^3，嗜中性粒细胞 88%，淋巴细胞 12%、X 线胸透示：右中肺可见大片模糊阴影。

诊断为右中肺大叶性肺炎，西医未作治疗。中医辨证：风温之邪袭肺，清肃之令失司，肺络为其所伤，已成入血之势。治拟重剂辛凉以清热宣肺，佐以清营之品以透热转气。

麻黄 6g、杏仁 10g、生石膏 50g（先煎）、甘草 6g、金银花 15g、连翘 10g、牡丹皮 10g、黄芩 10g、薄荷 6g（后下）、淡豆豉 6g。

服 1 帖，病情未减。又服 1 帖，复见气粗而喘。乃询之，得知大便四日未解，此腑气壅滞，肺热无由下行出表。故于前方中加生大黄 10g（后下）、芒硝 10g（冲化）、桑白皮 10g。连服 2 帖，大便通而身汗出，热势退而咳喘平。后拟前方去麻黄、生石膏、薄荷、淡豆豉，加瓜蒌皮 15g、薏苡仁 30g、炒冬瓜子 15g、金银花加至 30g，生大黄、芒硝减为半量，隔日用一次。如此治疗 11 天，诸证缓解。胸透示肺炎病灶完全吸收。

按：临床常见风温犯邪之证伴有大便秘结，医者治疗常只顾肺部的局部症状，而忽略腑气不通则肺热壅阻不能下行。先师运用攻下通腑，常明显地早期消除症状，促进肺部病灶的吸收。

三、喘嗽案

郑××，男，44 岁，干部。1981 年 10 月 12 日因气喘咳嗽而就诊。患者素体丰肥，善啖肥甘，嗜好烟酒。昨日因暴食后入睡，起床时即觉胸脘胀满，呼气为快，继而口黏泛恶，喉中痰声辘辘，渐至喘促而嗽，端坐挺腹不能卧。诊得苔白厚腐，脉滑数。胸透无异常。

诊断为喘息性气管炎。证属暴食伤脾，脾失运化，痰浊内生上阻，肺失肃降，痰喘发作。

法半夏 10g、橘红 10g、茯苓 15g、莱菔子 15g、芥子 6g、葶苈子 15g（布包）、瓜蒌皮 15g、焦山楂 15g、神曲 15g、紫苏子 10g。

连服 3 帖，虽有效而不捷。审方度证，药证并非不对，药量亦不算轻，无非骤生之痰浊多，以单纯消化之品，尚嫌缓慢，须通腑。于是乃拟前方加生大黄 10g、槟榔 15g、芒硝 10g（冲化）、枳实 10g、海藻 15g、竹沥水 1 支兑服。仅服 1 帖，矢气频转，大便畅行三四次，尽为秽垢黏液，咳喘顿平。

按：痰喘证常用化痰平喘为常用之法，而运用攻下通腑治痰喘，则较少见。本案初用化痰平喘乏效，而加通腑泄浊之品（海藻亦为化痰良品），痰喘尽去而收卓效，实开治痰喘之变法也。

第六节　运用下法治疗中医急症经验

"下法"是中医学治疗八大法之一，是对人体内的积滞类病证采取的泻下之法，积有"热积""寒积""瘀血""食积""饮积"等之分，"下法"的临床运用十分广泛。先师乃我市名老中医，在二十世纪七八十年代运用"下法"医治众多中医急症，收效良多。

一、清痈泻下疗肠痈

急性阑尾炎属中医学中"肠痈"之范畴，临床发病常见，乃热积肠腑所致，病见右下腹部急剧疼痛为主症，依据张仲景《金匮要略》："肠痈者，少腹肿痞，按之即痛如淋，小便自调，时时发热……脓未成，可下之……大黄牡丹汤主之"。对于单纯性或早期化脓性阑尾炎以及急性阑尾炎脓肿包裹，先师常以本方合红藤散结汤（先师经验方），药用：生大黄 15g（后下）、牡丹皮 20g、桃仁 10g、冬瓜子 30g、红藤 30g、紫黄地丁各 30g、败酱草 30g、辣蓼 20g、车前子 15g、车前草 15g、生甘草 5g、降香 10g。如高热，可加生石膏 40～50g（先煎）、黄芩 15g；如脓肿包裹不消可加土贝母 15g、薏苡仁 30g、皂刺 10g、威灵仙 10g。

用药特点：①大黄攻下热积，初期三天用生大黄，三天后则改用制大黄；②弃用芒硝内服，而可改用芒硝炒热与辣蓼草水泡捣成糊状外敷；③急遣清热解毒之品，中病即减，以防苦寒伤胃；④清热解毒合活血化瘀通络之品，以防热毒入血络而致病情严重；⑤辣蓼草辛温，虽温不烈，但在大堆苦寒药中，无温燥之弊，亦可抑制苦寒之甚，辣蓼草是民间用药品种。七八十年代本地区运用此药广泛运用于肠道急性感染性疾病，收效甚捷，所以先师亦常用此药治疗急慢性阑尾炎。

二、温下寒积愈冷痢

细菌性痢疾在二十世纪六七十年代的里下河地区是常见的肠道传染性疾病之一，当时农村尚未通自来水，细菌性痢疾多见，无论成人还是小孩，疫毒痢（中毒性菌痢）所占比例也较多，病死屡见不鲜，其间抗生素十分缺乏，经济也落后，先师诊治众多痢疾之患，积累很多治痢经验。冷痢的发生次于热痢，成因复杂，或饮食冷品，或体弱阳虚，内有寒饮之伏邪与外邪相搏，常致寒积于中焦而发冷痢，症见腹痛剧烈阵作，痢下白冻为主，苔白腻等，治疗温下寒积，叶天士曾云"治痢大法，不过通塞二义。"寒积于中者，当以"温寒通下"。先师每遇寒积引发之冷痢者，均以大黄附子汤合胃苓汤化裁治之。药用：制大黄15g、熟附子10g（先煎）、细辛3g、高良姜10g、乌药10g、车前草15g、仙鹤草30g、辣蓼30g、苍术10g、厚朴10g、茯苓15g、石菖蒲10g、苦参10g、生甘草4g。如肛门坠胀甚者可加枳壳10g、升麻20g。如夹有血便者可去细辛，易高良姜为炮姜，加炒地榆30g。

用药特点：①寒温并用，制大黄仍性寒凉，同苦参与数品温寒药共合，相反相成，互制为用；②弃动血之桂枝，而改用散寒止痛入脾胃经之高良姜；③以里下河民间用药之辣蓼草、车前草合仙鹤草，共用祛湿止痢。三药均是治疗痢疾之良药；④大黄配伍厚朴有小承气汤之义，以下积滞；⑤攻下不忘顾脾，以茯苓配伍甘草，健运脾土。

三、泻下痰饮平喘嗽

痰饮喘嗽临证遇之甚多，常由急慢性支气管炎、肺部感染、胸膜积液、肺心病、心力衰竭等引发。《病机汇论》中云："夫肺气清虚，不容一物，若痰饮水气上乘于肺，则气道拥塞而喘。"又"惟夫邪气伏藏，痰涎浮涌，呼不得呼，吸不得吸，于是上气促急。"（《仁斋直指方》）。张仲景则设泻肺平喘之葶苈大麦泻肺汤治之。泻肺者则泻"肺中之痰饮水气"。"肺痈喘不得卧，葶苈大枣泻肺汤主之""肺痈胸满胀……咳逆上气，喘鸣迫塞，葶苈大枣泻肺汤"(《金匮要略》)。先师认为此处肺痈非专指肺脓疡者，乃指肺气痈闭之机制，先师以葶苈大枣泻肺汤合三子养亲汤并用泻下肺中痰饮水气，使肺气得以宣肃，而喘嗽平息。药用：葶苈子15～30g、紫苏子12g、莱菔子20g、芥子6g、射干10g、厚朴10g、降香10g、茯苓20g、生白术30g、大枣7枚。如大便秘结难解者，可加制大黄10g、牵牛子5g；便溏者，可加炒薏苡仁30g、煨诃子10g、炮姜5g、五味子10g；伴胸闷、口唇紫绀者，可加薤白头10g，桂枝10g，丹参30g。

用药特点：①重用葶苈子。《本草求真》中认为"葶苈辛苦，大寒，性急不减硝黄，大泻肺中水气……观《金匮要略》所云，用葶苈以治头疮，药气入脑杀人。"有云"久服令人虚"(《别录》)等。使得今人鲜少用之，先师研习古人之典籍，并结合其多年临证之经验，考证葶苈药力专一，用之合证，效如桴鼓，正如李时珍所云"肺中水气䐜满急者，非此不能除。"《本草经百种录》又云"葶苈滑润而香，专泻肺气……故能泻肺即能泻水"。先父用之量亦不小，曾用至30g，除前2～3天便溏外，无其他副作用，考证现在药理，此品有较好的强心利尿之功效；②久服葶苈令人虚，主要是其有导泻之弊，故在用该药时，李师又配用生白术、大枣、茯苓，健补脾气，以制其弊；③泻肺必须与理肃肺气协同而用，如厚朴、降香、紫苏子、莱菔子，气行则水饮之积亦泄；④饮积肺中，壅遏肺气，气滞则血瘀，所以理气亦须合用和血通络之品。

四、逐下瘀结肠梗阻

瘀结型肠梗阻，临床上常见于腹部有手术病史的患者，粘连性肠梗阻为多。临床证候为腹痛骤剧，绞痛阵作，痛有定处，常常拒按，恶心欲吐，或呕吐频作，肠鸣辘辘，矢气不多，便秘，辗转不安，舌质紫瘀，苔薄白或薄黄，脉细弦。多为术后瘀血停滞，肠腑之间，阻遏肠间之气机，不通则痛。先师常以通络理中汤(先师经验方)治之，药用：桃仁15g、红花6g、制大黄10g、牡丹皮20g、川桂枝10g、乌药15g、醋延胡索30g、莪术10g、九香虫10g、木香15g、厚朴10g、生甘草5g。另以芒硝适量伴合葱白炒热外敷。如矢气与大便俱不通者则用胃肠减压法，再用药从引流管中注入；如呕吐频作不止，先予针刺合谷、内关及足三里穴，再行服药。

用药特点：①保留桃核承气汤之义，速下瘀血之积；②外治与内服药同用，药用多途，开拓用药思路；③寒温并用，相反相成，相互佐制，瘀为阴邪，故方中温药偏多，如桂枝、乌药、九香虫等，若有出血倾向，即撤桂枝以防动血；④每方必用九香虫，九香虫俗称臭虫、打屁虫，开水焯死或盐焗而入药，性咸温，"治膈脘滞气"（《本草纲目》），"治胸脘胁痛"（《吉林中草药》），先师认为此药不仅是理气止痛之用，留头足同入药有强效的活血、逐瘀止痛之功，常与莪术、乳香、没药等合用，用于胃肠间之瘀血内积之疼痛尤其有效。

第七节 论治胆腑疾病经验

一、胆腑之生理病理

（1）胆是六腑之一，又是奇恒之腑，具有双重性；腑的功能是泻而不藏，什么是"泻而不藏"呢？先师理解为六腑是消化系统，不断地接纳饮食物进行消化运输，即"泻"也，只具有正常的通行、运送、消化功能，而不能有所停留，这就所谓的"不藏"。然而胆又有"奇恒之腑"之属性，胆藏精汁，胆汁的分泌是常满常泄，不宜太过，不宜不及，需保持相对的恒定状态，中医学的这种认识也符合现代医学的认知——胆是消化系统的一部分。常常是收藏浓缩胆汁，然后又得以排泄帮助消化食糜。

（2）胆主决断，中医学认为胆参与了人的精神意识、思维活动，这是从整体观念出发来认识的，肝胆属木。木与其他火、土、金、水之间关系十分重要，千丝万缕，尤其是胆木与心火之间的关系更为密切。胆病会影响心神之异常，或致心火亢旺，或致心血不足，均能导致心神失调而不宁，符合现代医学之胆心综合征。正所谓"凡十一脏，取决于胆"（《黄帝内经·素问》）。

因为胆属腑，腑的功能是泻而不藏，以通降下行为顺，滞塞不通为逆，如果胆腑不通，胆气疏泄不畅，则可致不通则痛、胆溢成黄等病理现象，也符合现代医学之急慢性胆囊炎、胆管炎、胆道息肉、胆道结石、胆道肿瘤等发病机制。所以，胆气不通是胆腑疾病的病理机制的关键所在，也是其主要矛盾。中医学运用利胆通下法治疗胆腑疾病也是以此作为理论依据的。

二、胆腑疾病的病因病机

气：胆附于肝，肝之余气为胆，所以胆腑亦是多气之腑，肝之气郁亦致胆气郁闭而气机壅滞不通，胆汁疏泄失常，表现为胁部胀满疼痛，口干口苦，周身黄疸等。

湿："土虚木壅"，中焦脾胃虚弱，运化不力，湿困中州，壅遏胆木之气，肝胆失疏而致脘胁痞满作胀，隐痛绵绵，纳呆口苦，疲乏无力，便溏肠鸣，黄疸不甚等。

食：食滞土伤，或肥甘厚味，脂浊过度，脾胃被劫，中焦壅滞，气机不畅，木失条达，不通则痛，脘胁部胀满疼痛，嗳气酸腐，口干而苦，恶心欲吐，或便泻、或便干等。

热：素本肝胆郁热，加之感受湿热之邪，或嗜食辛辣甘腻之品，湿热中阻，蕴结肝胆，胆腑之气不得疏利，则可见脘胁部疼痛，口干苦，喜冷而不多，大便干结或黏腻不畅，溲黄，或黄疸等。

虫：肠道寄生虫上行性感染，阻塞胆道，胆腑气机不利，不通则痛，脘胁部钻顶样疼痛，恶心欲吐，口干而苦，或黄疸等。

瘀：久病胆疾，或气滞、或感邪、或伤食等均可致使胆腑络脉瘀滞而不通，胁肋部的刺痛，尤以夜间为甚，口干苦，面色晦滞，或黄疸等。

虚：久病必虚，或肝虚，或脾虚、或气虚、或血虚、或阴虚、或阳虚，均可致胆虚不得疏泄，胆之精汁不足，胆气不足，则表现为胸胁部痞闷作胀、胆虚气怯，惊惕不安，心悸不宁，失眠多梦等。

三、胆腑疾病的证候特点

1. 疼痛

刺痛，固定不移者，大多属血瘀阻络；绞痛，持续不解者，大多属砂石阻道；胀痛，走窜不定者，大多属肝胆气郁；隐痛，绵绵不休者，大多属气血不足；灼痛，凉食不减者，大多属肝胆实热。

2. 胁胀

兼痛者，多属气机郁滞；兼痞者，多为痰湿蕴结；兼满者，多为肝胆不和。此类证候又常常兼夹而现。

3. 寒热

（1）只寒不热　寒邪外候或胆胃虚寒。

（2）只热不寒 感受湿热之邪或肝胆经之实（湿）热。

（3）寒战高热 外邪郁闭肝胆之经，正邪相争。

（4）往来寒热 肝胆经郁热半表半里，相争不解。

4. 口苦

（1）只苦不干，乃胆经郁结。

（2）又苦又干，乃胆经实热。

（3）干苦不饮，乃湿热内蕴。

5. 纳谷

纳谷如常，病在胆而未及于胃；纳差兼胀，气郁肝胆而及脾胃；呕恶不食，胆胃不和而胃气不降。

6. 二便

大便稀溏，乃久病及脾，脾运不佳；大便干秘，乃胆胃积热，腑气不通；小溲清淡，乃肝胆气郁不甚，或胆气虚弱；小溲黄赤，乃肝胆湿（实）热也。

7. 黄疸

黄疸鲜亮，乃肝胆经实（湿）热，病程短，病势急，属阳黄；黄疸晦暗，乃肝胆经寒湿或为肝胆经虚证，病程短，病势重，属阴黄；黄疸兼痒，乃肝胆之经之气血被阻，胆汁不能泄下而溢于皮外，病证重、病势急，阳黄、阴黄都有。

8. 不寐

失眠噩梦，口干而苦，烦躁易怒，目赤溲黄，乃胆经火热心神被扰所致；失眠多梦，惊惕不安，气怯少言，形寒目滞，乃胆气怯弱，心神失养所致。

9. 舌苔

舌淡苔薄，病证较轻，肝胆气郁；舌红苔黄，病势深入，肝胆经热，或苔黄腻为湿热之征，或燥黄为肝胆经实热；舌红苔少，乃肝胆经实（湿）病久，气阴被伤，苔呈花剥或光滑无苔。

10. 脉象

（1）脉弦 乃主肝胆气郁或气滞。

（2）脉数 乃主肝胆经热。

（3）脉滑 乃主肝胆气滞或湿蕴胆腑。

（4）脉细弦　乃主肝胆虚证，或久病及脾。

四、辨病与辨证相结合

人们普遍认为西医辨病不辨证，中医辨证而不辨病，这种认识是不太正确的，较为确切地说中医、西医既辨病又辨证，只是中医偏重于辨证，而西医侧重于辨病，什么是病？大家都十分清楚，中医的病可以涵盖西医的多种病，而什么是"证"呢？先师认为，就是一个人在某一时间段人体整体脏腑的结构和机能的特异性的一个系列的综合反应状态（证候群），它包括了疾病在某一时段的病因病机，病性病位，转归预后，具体比如肝胆病，"湿热蕴结，肝胆失疏，胆腑气机不畅"其中指明了病因是湿热之邪，病机是湿热蕴结，影响了肝胆的疏泄，导致胆腑不得通降，病性是热证、实证，病位在胆。至此辨证也可以导致论治了，但是否是十分完善了呢？还尚未完善，那就得需要辨病了，中医辨病可以是胆胀、黄疸、胁痛，而西医辨病则是辨清是肝脏疾病，还是胆道疾病。胆道疾病是胆囊炎呢？还是胆道结石病？还是胆道息肉类病？其治疗的疗程和康复预后均有不同。而西医的病中又有中医的辨证，如胆囊结石病，它有肝胆气郁，肝胆湿热，胆胃不和等证候之不同。所以要想全面认识和治疗肝胆类病证就必须是辨病和辨证相结合，才能优化治疗胆腑疾病的方法。

五、胆与其他脏腑之间的关系

（1）胆与肝　部位相连，胆附于肝，表里相关，同主疏泄，肝气条达不郁则胆气疏泄正常，胆汁藏泻也如常，反之则生胆气郁滞，所以利胆必先疏肝，疏肝有利于利胆，相辅相成，肝之余气乃生胆汁，肝虚必致胆虚，胆虚证必补肝也。

（2）胆与脾胃　肝胆属木，脾胃属土，脾胃的运化必须依赖肝胆的疏泄，所谓木克土，克伐过度则木乘土也，所以胆腑疾病常兼见脾胃病证，而中土脾胃之气机壅滞又可影响肝胆之疏泄异常，所谓"土壅木贼"，而脾胃虚弱则肝胆失养，而疏泄不能，既谓"土虚木萎"也，所以治疗胆病常兼顾中焦脾胃。

（3）胆与心　胆属木，主疏泄，周身之气血运行则有赖于胆气之疏泄条达，所以心之气血运行与胆之疏泄有关。心属火，胆木生火也。胆木火热炽盛则可攻窜于心，致心神不宁（如急性化脓性胆管炎，急性胰腺炎，癔症、精神分裂症等）。不泄胆火则心神不能守窍而乏效；胆虚亦然，肝胆主藏血，肝胆虚证气阴血虚，而不能充养心之气血，则心神不宁而致失眠惊惕不安，治疗不补胆木，则心神失养而不宁，其效不显也。

（4）与其他脏腑　凡十一脏腑取决于胆，一取脏腑功能，必须取得胆木之疏泄，二取胆木与心火之间的关系，心主神明必须依赖肝胆之疏泄与滋养，而"心者，五脏六腑之大主，精神之所舍也"（《灵枢·邪客篇》）所以胆与其他脏腑之间的关系也是十分重要的。有云："五脏不和调于胃"，先师则认为："中焦不调治从木"。

六、治胆七法

胆附于肝，肝胆相合，互为表里。胆既属六腑，又属奇恒之腑，具有双重的生理功能。属六腑者，以其不能壅塞，所谓"传化物而不藏，故实而不能满也"；属奇恒之腑，以其"为中正之官，藏清净之液，故曰中精之府"。祖国医学特别重视胆的生理功能，《素问·六节藏象论》在论述了脏腑的各自生理功能之后，特别指出："凡十一脏，皆取决于胆也"。李东垣云："胆者，少阳春生之气，春气升则万化安，故胆气春升，则余脏从之。"可见胆的功能正常与否，关系到人体整个的脏腑功能。

胆系疾病为常见、多发病。本文就先师之治胆之经验概为清、泄、温、和、利、消、补七法。

1. 热郁于胆宜乎清

症见：右上腹疼痛急迫，或初缓而后剧，引及同侧肩背，或伴发热，或有呕恶，口苦，苔黄，舌红，脉弦或数。众多肝胆疾病者均为此症候表现。

治法：清胆法。

方用：清胆汤（自拟方）。黄芩 12g、栀子 10g、黄花地丁 30g、茵陈 15g、川楝子 15g、延胡索 15g、赤芍 15g、木香 10g、枳壳 20g。

方中黄芩、栀子苦寒，直清胆热为主药；配黄花地丁助黄芩之力，且可疏肝；合茵陈助栀子之力，且可利胆；配伍以川楝子、延胡索可入肝胆；木香、枳壳可理气机，共奏止痛之功，更以赤芍入肝，凉血而清胆。

按：胆病多苦热，热郁当清胆，胆属六腑，六腑为阳，病邪犯之，易从热化，故胆病属热证者多，属寒证者少。湿热之邪蕴结于肝胆，胆腑受邪为主，或七情气郁于肝，郁而化热，由肝及胆。此类证候，在治疗上若见痛治痛，投香燥疏利之剂，非但不能止痛，相反会助热化火，其痛益剧。故以清胆除热为宜，胆热清而痛自除。注意苦寒不可太甚，止痛勿用香燥太重。

2. 热结于胆宜乎泄

症见：右上腹疼痛，反复发作，或轻或重，或累及脘腹胀满，呕恶，口苦，苔黄或燥或中心剥脱，舌红，大便干结，或秘而不通，或数日一行，脉弦滑数。

治法：泄胆法。

方用：泄胆汤（自拟方）。大黄（后下）10g、玄明粉10g（冲化）、青皮10g、郁金10g、黄芩10g、木香10g。

方中以大黄苦寒攻下，通其腑气为主药；玄明粉咸寒软坚，助大黄之力，以泄腑结；青皮、郁金引药入肝胆，且可破结行气；黄芩清热；木香止痛。

按：泄者，攻下通腑之意，似不治胆而实为治胆，胆腑内藏精汁，功同其他五腑，宜通畅，宜疏泄，不宜郁滞。郁滞轻者，病在本腑，郁滞甚者病及阳明，以致腑气结滞不通。郁者，结之渐；结者，郁之甚也。故临床细心辨证可见热郁于胆者，唯有疼痛、发热为主，可清而解之；热结于胆，除疼痛，发热而外，更兼腑实便结，非取苦寒泄下不可。此所谓"釜底抽薪"之法。此类证候常经反复疏利肝胆而无效，一经攻下，即应手而解，大便畅行，则其痛顿除。注意泄求彻底，中病即止。

3. 痰饮作祟取温胆

症见：右上腹部引及脘腹胀满而痛，呕恶频频，或呕痰涎，或呕酸苦，脘间或痞或嘈，纳谷欠佳，心悸，苔滑或白腻，脉细弦而滑。

治法：温阳化饮。

方用：加味温胆汤。法半夏10g，茯苓15g，陈皮10g，枳实10g，姜竹茹10g，柴胡10g，吴茱萸3g，甘草6g，草果10g，生姜3片。

方中以法半夏配茯苓燥湿健脾化痰饮；枳实配伍柴胡行气疏肝利胆；吴茱萸合草果暖肝而温中；陈皮合姜竹茹降逆以和胃；甘草、生姜辛甘和中通阳；诸药合成使痰饮化而脾阳得伸，肝得疏达而胆汁得泌。

按：部分患者经西医物理检查，诊断为胆囊炎，同时合并慢性胃炎。其人或形体丰肥，或喜啖肥甘，或嗜饮茶、酒。致使痰浊蕴于中，水饮聚于中，中阳困乏不振，运化失职，脾土虚壅，侮反肝木，肝失者水谷精气之养，胆失疏利分泌之常。故此证宜温阳化饮为主。若用苦寒之剂则败损脾阳，若用补益之剂则滞其气机。注意勿见炎症而投寒凉治之，亦不可温燥太过。

4. 胆胃相侮当和解

症见：脘胁相引而痛或伴胀满，多善太息，嗳噫，或吞酸、口苦、咽干，不欲食，或微有寒热，二便及苔，脉均无明显异常。

治法：利胆和胃。

方药：加味四逆散。柴胡 10g、郁金 10g、白芍 15g、枳壳 10g、甘草 6g、蒲公英 15g、茵陈 10g、左金丸 6g（布包入煎）。

方中以柴胡、郁金利胆为主；白芍、甘草酸甘和胃为辅，且白芍味酸可制抑肝胆之亢；更以茵陈、左金丸以佐其力；蒲公英味苦健胃，枳壳疏导气机，如此则胆得利而胃可和。

按：临床常见有胆胃不和的证候，但仔细辨证，其中有一部分实际上当属"胆胃不和"，以胆囊炎为主。有一些慢性胆囊炎患者其临床表现以"胃病"的症状较多，也有一些直接诊断为胃病，其临床表现可见胆病的症状，如胆汁的返流性胃炎。对于胆胃相侮者，当予和解，而和解之要，在于治胆，胆和则胃亦和。注意和解胆胃之要在于利胆，胆泄则胃和，胆郁则胃气不和也。利胆疏泄不可伤中损胃。

5. 木郁土壅须疏利

症见：右上腹痛轻胀甚，引及胃脘作痞，纳呆欠运，易躁易怒，口干咽燥，目眩，苔厚或黄，质红或暗，脉左弦右细。

治法：疏利肝胆，佐以健脾。

方药：加味逍遥散。柴胡 10g、黄芩 10g、茯苓 15g、甘草 6g、当归 10g、白芍 15g、蒲公英 30g、薄荷 6g、玫瑰花 6g、党参 15g、白术 10g。

方中以柴胡、黄芩、蒲公英疏利肝胆；佐以白芍、玫瑰花、薄荷以解肝胆之气郁；当归辛润合白芍酸味养肝，党参、茯苓、白术健脾益气，甘草和中。

按：肝胆相附，在五行属木，生木者水，所侮者土，而土又为万物生化之源。木性条达宜畅，肝胆疏泄宜有度。如果肝胆疏泄失常，则郁结为患，亦可横犯脾胃，侮其纳运之权，形成"木郁土壅"的证候。治疗上如果单纯利胆消炎往往无效，必须同时调理肝、脾。在疏利肝胆的药物队中，佐以健运脾胃之品，使木郁得舒，土壅得畅。虽不专于治胆，但肝气得舒，脾胃得和，则胆之疏泄功能自然恢复。注意不可清利太过，以防伤中，土壅更甚。利则疏利胆气，土壅亦会自除。

6. 结沙成石可消化

症见：右上腹部疼痛，反复发作，甚或绞痛，呕吐胆汁，或有黄疸，或有寒热往来，苔黄质红，病久者或呈剥脱苔，脉弦滑。经 B 型超声波检查，多诊断为胆石症。

治法：利胆化石。

方药：胆石溶排汤。虎杖 30g、青皮 15g、玄明粉 10g、威灵仙 20g、川楝子 15g、枳壳 10g、金钱草 30～80g、鸡内金 6g、郁金 10g、生大黄 10g、木香 10g。

方中以虎杖、威灵仙活血、利胆、化石；青皮功坚破结；金钱草合鸡内金可消石散结；更以木香、枳壳、川楝子、郁金理气止痛，且此四味可收缩胆囊，扩张胆管利于排石；用生大黄，玄明粉通腑泄气，导石下行。全方合溶石、排石于一队，溶中有排，以排促落，溶排结合。若先溶化结石而后排石者，减生大黄、玄明粉，加重虎杖、威灵仙、青皮、金钱草、鸡内金之量。排石后必须补益肝胆以巩固善后，以防结石重新形成。注意生大黄应间断使用，其下泄效显，溶石排石均有破气散结之功，易伤中焦脾胃，宜饭后服用或于方中加白术、百合，亦可间断使用。

7. 肝损胆怯虚当补

症见：右上腹疼痛隐隐，稍劳则甚，精神疲倦，心悸易惊，口苦或口淡，食纳较差，便溏或干结数日一行，苔少质淡，或苔剥质红，脉细弱或虚数。西医检查大多诊断慢性肝炎或肝炎后综合征慢性胆囊炎，或胆囊萎缩等。

治法：养肝益胆。

方药：强肝益胆汤（自拟方）。黄芪 30g、当归 10g、白芍 15g、生地黄 15g、枸杞子 15g、甘草 6g、山茱萸 10g、茵陈 15g、柴胡 10g、枳壳 10g、蒲公英 15g、猪胆汁粉 2g（冲或装胶囊吞服）。

方中以黄芪益气补肝为主；辅以当归、生地黄、枸杞子补血养肝；白芍、山茱萸、甘草酸甘化阴；再以枳壳、柴胡、茵陈利胆之品寓于补肝队中，既取强肝之效，又兼益胆之功；更取猪胆汁粉配蒲公英，取其苦能健胃，又能清胆，益胆。

按：胆受气于肝，两者相合为表里，故肝病常及胆，胆病可累肝。肝气郁则胆失疏泄，肝气虚则胆亦虚怯。肝虚宜补，为临床常用治法。对"胆病"则一般认为"胆无补法"。其实不然，临床常见一些胆病，其证候常表现为"虚证"，其中一部分为肝损及胆，慢性肝炎以及肝炎后综合征常合并有慢性胆囊炎；也有一部分则为胆腑自家病变，如胆囊萎缩或胆囊收缩功能不良。对于肝损及胆者，治疗上既不可专于治肝，又不宜专于利胆，必须两者兼治，配伍得当，才能相得益彰。对于胆腑自家病变以虚证为主者，如治以疏利法，非但无效，反益其疾，为犯"虚虚"之误。故而用补益肝胆，最为得当。注意肝损及胆，胆气虚怯，补肝益胆，决断灵焉。不可滋腻太过以防胆气被遏，亦可不漫投疏利，又防虚虚之误。

七、手术与保守疗法

临床中对于胆道结石和息肉瘤的治疗，必须克服唯药可治、或唯刀是术，这两种观念都欠全面，其实胆道结石和息肉瘤治疗各有其选择治疗的指征。手术指征：①巨大胆囊结石；②结合嵌顿且和组织粘连；③虽结石细小且反复排石无效；④结石梗阻引起阻塞性黄疸；⑤胆病及肝，肝功能欠佳，或引起胆源性胰腺炎者，先保守治疗后手术；⑥胆囊胆管充满结石且胆囊萎缩，无促排之可能者；⑦胆囊息肉超过 0.8cm 者，或在短期内不断增大者；⑧病久体弱且经常复作者。手术指征对于胆道结石之患者在手术后如何防止再生结石，尤为重要，这点先师认为良好的饮食结构的改变，以及术后的中医药的调整亦很重要。

第八节　治痛九法

疼痛是临床最常见的症状，其涉及范围极为广泛，其病因、病机亦颇复杂，故临床治法甚是丰富，若不得其要者，亦常令医者其所痛。

《内经素问》中，载存"举痛论"之专篇论述。先师结合临床体会将治痛之法，归纳九则，兹分述如下。

一、理气止痛，宜乎轻芳流动

祖国医学对"气"的认识较为深刻，概括地说来，人体脏腑运动，所产生的功能谓之"气化功能"，故而人体之"百病皆生于气"（素问·举痛论）。

"气"贵其充足，勿令其虚；贵其流畅，勿令其滞。气虚则人体衰弱，令其虚者，多因劳损所耗，或大病久病所伤，所谓"劳则气耗""久病必虚"。气滞则病生，令其滞者，多因情志之变，尤其是惊恐、思虑、恼怒，或因于寒，营卫气伤，所谓"惊则气乱""恐则气下""怒则气上""思则气结""寒则气收"等。由此看来，人的情志变化，可以影响某些脏腑气化功能失调，常表现为疼痛症状。如冠心病患者，突受惊恐常诱发心绞痛；肝病患者，恼怒之后，常见肝区疼痛发作或加剧；思虑过度者，可致食欲减退等。而情志变化又多与心、肝、脾三脏相关，因为心主神志，肝为将军之，主谋虑，脾主思。所以心、肝、脾三脏气机郁滞，均可致疼痛。

临床治疗此类痛证，法当疏理气机。气属无形，因药宜轻灵透达之品，气贵流动，选方当宗芳香流动之剂。又且气滞生痛，多因情志之变，治疗务必怡其情怀，解其郁结，令其畅达，而达平和。而当此治疗之任者，当推花类药物。一般说来，花类药物既具轻灵透达之性，又具芳香流动之用，两兼其类。如：玫瑰花、合欢花、佛手花、绿萼梅，又如柴胡、薄荷、木香、苏合香等，亦属其类。根据现代药理分析认为花类药物具有调整大脑皮层及自主神经功能，调整脏腑功能，解除平滑肌痉挛、止疼痛的作用。气机郁滞日久，易于化火伤气耗阴，故辛香燥烈之品虽有理气止痛之功效，但其性刚燥易于伤耗气阴，一般宜从慎选用，如草果、厚朴花之类，如需运用，亦当配合适量清润之品。

运用理气止痛法，临床需辨清其痛症之部位，有心气郁滞而致胸痹者，可取苏合香、降香之类佐以瓜蒌薤白半夏汤；有肝气郁滞而致胁肋痛者，可取玫瑰花佐以柴胡疏肝散或四逆散；有脾气郁滞而致脘腹痛者，可取木香、砂仁之类佐入六君子汤或平胃散；有气郁咽间，如有异物而胸膈闷痛者，可取佛手花、薄荷、旋覆花之属佐入四七汤；有气滞肠腑，如鼓胀然而痛者，分清属虚属实，属虚者可用芍药甘草汤加香附、木香之类，属实者，可用承气汤加草果、青皮之属。

二、和血止痛，贵在药物平和

不管从理论上，还是从临床实践上，一般认为，血液凝结瘀滞，均可产生疼痛性病证。如"久痛必瘀""血瘀必痛"，因此，化瘀止痛，为众所推崇之治疗大法。但除血液凝瘀致痛而外，血行之道逆乱不调，亦可产生诸股痛证。如《素问·调经论》中说："五脏之道皆出于经隧，以行血气。血气不和，百病变化而生"。临床治血证者，除化瘀大法之外，和血止痛诚为良法。

所以唐容川所著《血证论》一书在"用药宜忌论"中云："至于和法，则为血证之第一良法"。又进一步的强调："和血止痛，究其本源"。当清代程国彭氏所论"医门八法"祖国中之和法。和法不外调和寒热、脏腑、气血。南京中医学院主编的《中医方剂学讲义》指出："和法的适应范围很广，凡伤寒邪在少阳……肝脾不和、气血不和等等都可使用和法。"血行逆乱不畅而病者，并无存形之瘀结，则非化瘀破逐之法所适宜。唯有调和气血一法，最为确当，然而和血止痛所用药物，既不可大辛大热，又不可大苦大寒，最宜性平中和之类，四物汤可冠和血方剂之首。血之不和所生证多端，均可以此方加减予之。如偏头痛因血不和者，亦即现代医学之血管神经性头痛，又可加蔓荆子、白芷之品；胸络因血气不和而痛者，可加桃仁、红花、郁金、瓜蒌皮等通络之品；胁肋因血气不和而痛者，可合四逆散、金铃子散；病在肝脾者亦可加丹参、泽兰之品；腹痛而无明显阳性病灶可见，亦可因气血不和，可以此方配伍香附、乌药行气之品，妇科少腹诸痛，因血气不和者多，此方随证增损，最为确当。

三、化瘀止痛，求速莫如缓图

《内经》一书对瘀血的病因病理，临床特征及治疗，均在理论上做了原则性概括。张仲景所著《伤寒论》《金匮要略》首先创制了活血化瘀方剂。此后，清代王清任所著《医林改错》，唐容川所著《血证论》，对瘀血学说及活血化瘀疗法，均做了重大贡献，特别是王氏所创活血化瘀诸方，堪为后学临床制方的楷模。近年来，对"瘀血""活血化瘀法"已引起广泛的重视，并对其基本原理进行大量的实验研究并积累了大量的临床资料。方书常谓"久病必瘀""怪病必瘀"，对许多疑难杂症在方案束手之际，选择活血化瘀治疗，常可化险为夷，绝处逢生。血液瘀滞不通，常见突出的症状为疼痛。而疼痛之部位，常是瘀血之所在；疼痛之性质，常是瘀血气虚、气实之依据；疼痛之伴随症状，常是瘀血之寒热的征象，疼痛之加剧、减轻，抑或消失，又常是判断瘀血之消散与否的标准。瘀血证形成的病理演变过程中，人体内的脏腑、阴阳气血的变化是相当复杂的。因此，活血化瘀法绝不是一个简单的问题，其实质是协调其脏腑生克，平衡其阴阳偏颇，调和其气血流畅，消散其有形瘀结。先师认为，对此复杂的治理工程，欲想霍然求速，似乎是不可能的，唯有因势而利导之，因其久而缓图之，其瘀坚者，斧砍不如蚁啃，峻猛、急攻常使瘀未去而正先伤，采取轻剂缓图，或能最终使瘀去而收工。

先师在临床中，常选用王清任所著《医林改错》一书中之活血化瘀方，治疗瘀痛顽症，常能应手取效。王氏之方的特点是配伍精当，求效可靠卓著，选药多轻平之品，避免峻猛攻伐，如三棱、莪术、水蛭、虻虫之属，祛瘀而不伤正，活血不忘行气。据疼痛部位，分别配以引使，据瘀痛之性质，或者配伍以补气，或者配伍以行气，或者调补阴阳，或者配伍以解毒之品等。在几个常用的逐瘀方中，大致均在桃红四物汤的基础上，灵活变通而成。如其瘀痛在头者，配伍麝香、葱白以行气于上；其瘀痛在血府者，配伍枳壳、桔梗、柴胡以开胸郁；其瘀痛在脘腹者，配伍甘草以和中，枳壳、香附以理气；其瘀痛在肌肤经络者，配伍秦艽、羌活、地龙以疏通经络；更有补阳还五汤治中风偏瘫，重用黄芪，配伍以地龙，以取益气化瘀之妙。

四、通络止痛，宜乎辛润走窜

经络是人体运行气血、联络脏腑、沟通内外的通路，是人体对抗邪气的主要防线，亦是发病的必由之路。但经络发病最基本的病理变化规律是相交于气血，源归于脏腑，它不同于瘀血痛证，瘀血痛证为有形之瘀结，其病位较深、病情较重。病在经络致痛者，只是经络之气失于和畅、疏通，其病位较浅、病情较轻。其临床辨证的关键，是必须分清邪之所犯经络，偏于气分，还是偏于血分，伤于阴络，还是伤于阳络。

经络之病变的临床见症，归纳起来，不外乎酸、麻、胀、痛，或肢体瘫痪痿弱，或肌肤拘急痒痛等，尤以疼痛为突出。

究其经络病变致痛的病因，或因六淫所伤，或因情志之变，或负重劳伤。六淫之中，以风、寒、湿之邪最易伤于经络；七情之中，以郁、怒、忧、思最易扰乱经络之气；负重劳伤，或伤胸络，或伤肝、脾、胃之络，或伤肢体之络，伤络者多生痛证。

通络止痛是临床治疗的一种常用治法。所谓"通络"，亦当取活血化瘀法，但其源同而流异，通络又不等于是活血化瘀。所谓"通"者，非攻逐之谓，而是疏通、流窜、散结之意，攻逐之方药大多性温或凉，味多具苦，攻其有余，逐其瘀滞。通络之方药一般多具辛味。辛可开、可通、可散，多能流窜疏通经络，而起散结止痛之作用。

如某些偏头痛，其病既不在血分，又无有形瘀结，故用王氏通窍活血汤常无效，改用四物汤加重川芎、当归之用量，佐入芥子、干地龙，其效颇

147

捷。倘若是三叉神经痛，运用小柴胡汤加全蝎、芥子多能应手。又如胸痛一证，临床所见者，常无阳性病灶可作诊断之凭据，患者仅觉胸痛，轻者常绵绵不休，重者常痛彻胸背，追溯其病史，常有负重劳伤史，或久伏案工作，或久伤寒湿，服用一般止痛方药，鲜有效者，先师常于方中佐入辛润之品，其负重劳伤伤于胸络者，拟活络效灵丹加杏仁、桃仁、地鳖虫；再加辛散苦降、温通滑利之薤白；或加辛散温通，既能行气、又能活血止痛的醋炒延胡索；如久伏案工作而致胸络不和者，常拟枳桔散加瓜蒌皮、橘络、郁金、玫瑰花等；其久伤寒湿而致胸络不和者，避桂附之辛热，常用理中汤之温中之法，合瓜蒌薤白半夏汤之辛润，振其阳气，通其胸络。再如胁肋痛，亦常责之于络脉不和，肝炎后综合征及胸膜炎症后胸膜粘连，常可胁肋疼痛作胀，既非瘀血，又非单纯之气滞，若用活血化瘀或理气止痛，颇难奏效，而用通络之品甚合，一般可选用四逆散合金铃子散加味；肝炎后综合征之胁肋痛可佐入当归之辛润，胸膜炎症后胸膜粘连之胁肋痛，可佐入瓜蒌皮、薤白、郁金、丹参之品。更有某些胃痛，患者常为饮食失节，劳倦伤中，胃络受损而致脘痛如刺，食后更甚，用香燥理气止痛，常使其痛益甚，如用失笑散加当归之辛润，丹参通络，芍药、甘草之缓中，常可应手取效。

对于肢体酸痛、拘急挛痛，先师常拟用黄芪桂枝五物汤随证加减，或配伍辛散不燥之秦艽，或配伍养血通络之鸡血藤，或加滑利通络之桃仁。倘若为风寒湿痹痛证，多喜用阳和汤，伍入上述之品。顽症可加虫类药以搜络。

至于肢体瘫痪痿弱者，可给予养血之剂，或予益气之品，或予健脾之药，亦可配伍制乳没、干地龙、桃仁等通络之品。先师认为其疗效非比一般。

总之，通络止痛不宜香燥劫液，不宜辛热耗散。而辛润之品，既能起疏通经络之效，又能达调和气血之功，经络通、气血和，则病自愈。

五、温阳止痛，注意阳中求阴

经云："阴平阳秘，精神乃治"。如果阴阳失其平衡，百病乃生，所产生的疼痛症状较多，特别是阳虚之体易招外寒侵袭。寒主痛，寒性凝滞，寒邪入侵机体，使其气血凝结阻滞，不通则痛。《素问·痹论》云："痛者，寒气多也，有寒故痛也"。故当根据"寒则热之"的原则，运用温阳、散寒、止痛的方法。选用具有温热特性的药物。一般说来，温热药物其性温热、其味多辛。温热多能祛寒，寒去则痛缓。辛味能散、能行、能升、能通。寒证的主要特点是"寒主凝滞，主收引"，气血因寒凝滞不通则痛，唯辛味药物能解除之。

运用温阳、散寒、止痛，当分辨其疼痛之部位，寒邪之轻重，阳虚之盛否。如寒凝肝经之头痛，其痛引巅顶，伴有呕吐涎沫，或形寒畏冷，若用其他止痛剂无效者，投予吴茱萸汤，常常只服二三剂，其痛即除；如胸阳不振之胸痛，寒邪客于心脉，卒而痛者，证见而作闷，或痛而如刺，唇青、舌暗、肢厥、脉细沉而涩者，可予瓜蒌薤白半夏汤，或加参附，或合通脉四逆汤，佐以失笑散，温其胸阳，通其心脉；如脾胃阳虚之脘痛，寒邪客中，症见痛时喜热喜按，呕吐清涎，舌苔白，脉细沉弱，可予理中汤或合黄芪建中汤，或佐入椒附，若其痛引腹，下痢清谷，脉沉迟者，脾肾之阳均虚，可予桂附理中汤，或合四神丸，或佐椒梅（乌梅炭为佳）；少腹痛证，可见寒滞肝经，症见少腹两侧疼痛隐隐，或痛甚厥冷，可予当归四逆汤，以官桂易桂枝，佐入小茴香之类；寒湿痛痹，先师用乌头汤，偏于肢节痛者，配伍地龙、乌梢蛇、忍冬藤之类，偏于腰关节痛者，配伍桑寄生、金狗脊、补骨脂等，如关节久痛不已，诸药罔效，又当从"肝主筋、肾主骨"考虑，重用补益肝肾之品，尤宜温补，如二仙、鹿角胶之类，常常可愈痹证之顽者。

温阳散寒之类药物，多辛热之品，虽能起沉寒痼冷之痛证，但常用、久用、重用必然助阳劫阴，使其向相反的方向转化，产生阳亢阴虚的病理变化。如气虚阳弱之人，一旦感受寒邪，温热药物剂，可以增强机体扶阳留阴的功能，而老年人素体阴虚火旺，虽有寒邪，运用温热性药物，宜适可而止，过量、过剂则动火伤阴。因此，在运用温阳散寒止痛方药的同时，必须遵循《内经》关于"善治阳者必于阴中求阳，善治阴者必于阳中求阴"。及时注意调整阴阳的平衡，如常用、久用、重用温阳散寒方药，常少佐柔养之品，如当归、白芍之类，或于疗程中，间断服用甘平养阴药，这样可减少使用温热药所产生的弊端。

六、敛阴止痛，当宗酸甘之法

阴血亏虚亦可产生各种痛证。经云："气主煦之，血主濡之。"血为阴，阴血亏虚则内而五脏六腑，外而经络肌肤，失去濡养而致疼痛。阴血亏虚所产生的痛证，一般说来，病程均较长，大多是失治、误治，或某些慢性病，伤阴耗血，以误治为多。例如，《伤寒论》之 62 条新加汤证："发汗后，身疼痛，脉沉迟者，倍加芍药、生姜各一两、人参三两新加汤主之。"此证以

"身疼痛"为主要症状，恙由误汗伤阴所致，故用人参、芍药、甘草补益气阴。此外，更有不当下而下之，不当破而攻破之，不当温散而温散之，均可伤阴耗血。再如，临床所见很多慢性疾病，如慢性肝炎、慢性萎缩性胃炎等，其病理基础大多为阴血不足，治疗当用酸甘化阴以达到敛阴止痛的目的。如慢性肝炎经过温热之邪的蕴结或多用香燥劫耗肝阴药后，在慢性迁延过程中，常可见肝区隐痛，口干，舌红，苔脱，脉细弦等肝阴不足征象，如投柴胡疏肝散，往往其痛益剧，宜用一贯煎加乌梅、山茱萸，山茱萸配甘草，其缓和肝区隐痛之效果较明显。慢性萎缩性胃炎，临床以脘痛嘈杂，舌苔光剥为主要症状，辨证当属胃阴不足，先师用益胃汤，或芍药甘草汤，或配合乌梅、石斛、川楝子等，可获止痛之效。对于妇科产后失血过多，阴血不足，络脉空虚，肌肤经络失于濡者，常可产生肢体疼痛症状，一般宜用敛阴养血之品，如参芪、归芍之类（如圣愈汤），阴血充足，则身痛自除。

七、清热止痛，慎防重阴败阳

清热止痛法属程氏《医门入法》中的清法。清法的内容较为丰富。临床所见的各种热证，不论其是实热，还是虚热，均可使用清法，而在临床中使用清热止痛法的各种热证之中，其临床症状，常常又有机体某一部位的疼痛。临床当根据某具体情况，运用各种不同的清热法。

（1）头面部因风热所致痛证大致有：①为阳明经受扰于风热之邪，常表现为头痛偏于前额，痛时口烘口干，多方无效，先师每每使用生石膏佐以白芷、桑菊、荆防之类；②为初受风寒，传于阳明经化热而致风火牙痛，可用清胃散加生石膏配白芷、北细辛等。常令其痛雀然若失。

（2）风热之邪侵袭肺位，肺气失于清肃。如肺炎可见发热、咳嗽，常伴胸痛，于银翘散或麻杏正甘汤中伍以瓜蒌、贝母、郁金类，常令热退，嗽平，而胸痛除。

（3）急性胃炎，胃热炽盛证，胃络失和而致脘痛如灼，口干，便秘、舌红苔黄者，予三泻心汤类佐以栀子、川楝子，腑气通而胃热得泄，脘痛自除。

（4）热郁肝胆之肝炎、胆囊炎，可见胁痛、口苦、目赤、便秘或寒热征象者，可予龙胆泻肝汤，亦可予大柴胡汤。此类之痛证，不论其为肝炎或胆囊炎，先师常善于清肝胆火郁剂中，重用大黄，以清泄之。对肝炎之黄疸，可加速其退黄，对胆囊炎之胁痛，可随大便畅泄而其痛之缓。下焦湿热之急性尿路感染者,尿赤、腰痛较剧,便秘或大便正常,只要不泻者,可予八正散中重用大黄以苦泄之。

(5)妇科之急慢性盆腔炎的腹痛证,予红藤煎佐入金铃子散,其效甚佳。

临床运用清法除热止痛,首要的是应辨清热证之虚实,热之在脏在腑,热之在卫气在营血。更主要的是剂量的轻重,药味的配伍,尤为重要。往往因为病证急,其势也迫,其痛也剧,故常大剂苦寒直折其热,企图求速,殊不知,虽热除痛止,但变证又生,苦寒之品能除热,亦能败损阳气。如常见的细菌性痢疾,运用中药苦寒之品,若剂量过大,服用时间过长,更换药物太多,即可产生菌群失调,肠胃功能紊乱之变证,临床可见腹痛、腹胀、绵绵不休,便溏不聚,舌胖质淡,脉沉细等脾胃阳虚之证,病程或连月、或逾年。又如下焦湿热之尿路感染,若多用苦寒之剂,常使下焦之湿热转变为下焦之虚寒,即所谓"阴盛则阳病""重阴必阳"。西医之细菌培养药敏试验,常见细菌对多种抗生素低敏或不敏感,此类变证,治当变法,先师常用补中益气汤或参苓白术散,或伍入少量桂附使其阳气得振,其病自除。

总之,对于运用清热止痛之剂量不宜过重,疗程亦不宜过长,配伍更不可一边倒。一般来说,用药剂量上,药证必须相当,治疗过程上中病即可易方,选药配伍,少伍监制之品,如此则变端较少。

八、补虚止痛,分辨阴阳气血

"邪之所凑,其气必虚""正气存内,邪不可干"。这种祖国医学的发病学观点认为任何疾病的过程,不是偏重正气虚,就是偏重于邪气实,因此,在治法上,也就确定了"虚则补之""实则泻之"的总原则。治法虽多,但归根结底是——泻邪气之有余,补正气之不足。

临床所见虚证甚多,概言之,不外气血、血虚、阴虚、阳虚。《病机沙篆》说:"夫人之虚,非气即血,五脏六腑,莫能外焉。"因虚致痛,在临床上是极为多见的。治疗时当分辨气血阴阳,联系脏腑经络,给予补虚止痛。

头痛,有因气虚、有因血虚。气虚头痛,其痛绵绵,稍劳则剧,语声低微,或伴自汗;血虚头痛,其痛隐隐,间有止时,面黄心悸,或伴低热。前者用补中益气汤,伍以蔓荆子,后者常投四物汤,佐入二至、白菊、何首乌等。

胃痛,有因阳虚,有因阴虚。阳虚之痛,其病也缓,或喜热喜按,形寒畏冷，呕恶清涎，舌淡质胖；阴虚之痛，其痛也急，或胃脘部嘈杂善饥，舌红苔剥。前者可用小建中汤或入姜、附、吴茱萸；后者可用芍药甘草汤，或入乌梅肉、太子参，必须重用白芍、甘草，取酸甘化阴之妙意。

肝区痛，有因阳气虚，有因阴气虚。阴气虚者，其痛隐隐，多伴口干舌红，或有低热；阳气虚者可用张锡纯之补肝汤，以重用黄芪为主，佐健脾益气之品；阴气虚者常用一贯煎，或加玄参、银柴胡，或加乌梅、白芍、甘草、木瓜以酸入肝，以酸补肝。

腰痛，有因肾阴虚，有因肾阳虚。阴虚者，其痛暮重，或伴有遗精、盗汗；阳虚者，其痛酸软，或伴有形寒畏冷，阳痿滑精，浮肿。前者以六味地黄丸为主，或佐入当归、鸡血藤之类，后者以金匮肾气丸为主，或加桑寄生、金狗脊、补骨脂、鹿角胶类。

总之，因虚致痛，分辨其阴阳气血，补其虚，则其痛可止。

九、驱虫止痛，先后缓急有别

治疗虫痛，祖国医学有其独特的方法。一般分为安蛔和杀虫。

"健脾"三法，必须分辨先后缓急而后图之。当蛔虫在肠腔聚结成团，或上窜胆道中而剧烈腹痛，须以辛、苦、酸法安蛔止痛，如椒、梅、连、芍之类。待其疼痛缓解后，再予杀虫。肠寄生石之患者，一般脾胃较为虚弱，而脾虚生湿，虫易寄生，因此杀虫之后，必须转入"健脾"，即可使其所耗之气血易于康复，亦可杜绝虫蛔之寄生。

第九节　久泻特殊证型的原因及对策

泄泻一证乃脾胃病科常见病证。急性腹泻常常易于处治，然而一些特殊情况的久泻恰难以治愈，常常反复发作，或久治不愈。临床上只要认清发病原因及有效地处治和调护，必会取效。

一、每遇寒凉则泻者

此病型临证遇之繁多，"寒凉"即外感寒邪，或饮食生冷而引发泄泻之病因。患者平素大便调畅，一旦遇此上述原因，即行泄泻。

1. 脾虚夹表

证候表现：平素患者大便尚调畅，或稍便溏，遇寒凉（感受寒邪）后，腹泻即作，日行3～5次，甚或10多次，所泻之物或清稀或水样或黏糊，便下畅快，不夹黏液，面黄乏华，神疲乏力，不思纳谷。夹有表寒证，恶寒，身体酸楚，头身疼痛，苔薄白腻，脉濡。

治疗法则：逆流挽舟，益气健脾，散寒止泻。正如吴琨所云："培其元气，败其邪毒。"

选方用药：先师常以人参败毒散化裁治之。党参、炒白术、茯苓、炒防风、柴胡、羌活、煨葛根、炒薏苡仁、炒白扁豆、生甘草等。

病案选载：吕×，男性，近不惑之龄，先天禀赋薄弱，幼儿时期常常泻肚，至束发之际方才好转。平素每遇寒凉而便溏。此次近深秋时，晚间外出迟归而感寒，以致头痛身疼，怕冷，腹痛隐隐，肠鸣而泻，时已3天，日行7～8次，为稀水样便。此为脾虚之体，外感风寒束表，中虚邪陷，肠失传导，治从逆流挽舟之法。以上方化裁治之5日而愈。

2. 脾阳虚弱

证候表现：平素患者脾胃虚寒体质，每每受寒凉会导致寒邪直中，或由于进食寒凉之物而致脾胃虚寒更重，运化不健，腐熟不能，即生泄泻，腹泻完谷不化或如水样，肠鸣脘冷，喜热饮，面色㿠白，形寒畏冷，苔白腻或水滑，舌质淡白或胖，边有齿印，脉细弱或迟。

治疗法则：温中阳，补脾虚，祛寒湿。

选方用药：理中汤合参防止泻汤（先师经验方）党参、炮姜、炒白术、炒防风、炒薏苡仁、炒白扁豆、法半夏、诃子肉、鹿衔草、炙甘草等。

病案选载：唐×，女，五七之龄，因类风湿性关节炎长期服用激素，身体虚胖而体寒怕冷，时常脘冷腹泻。此时又值秋凉，再啖河蟹后腹泻又作，日行5～6次，为稀溏或稀水，肠鸣辘辘，腹中冷痛隐隐，不思纳谷，面黄而浮，月经量少且不定时，苔白微腻，舌质胖淡有齿印，脉细迟。一派中焦脾阳虚弱、寒湿困中之征象。仿理中汤之意，药用党参10g、炮姜6g、肉豆蔻10g、诃子肉10g、五味子10g、炒白术10g、当归炭10g、炒白扁豆30g、仙鹤草30g、黄精10g、炒防风10g、鹿衔草10g、炙甘草5g。连服10帖泻止，行圊如常，再以参苓白术丸长期调理之。

3. 脾肾两虚

证候表现：脾病日久及肾虚，寒邪更害之；或肾阳本虚，寒邪直中更伤

153

肾阳，肾阳亏虚，不能温煦脾土者，两种情形均可致泄泻矣。腹泻完谷不化，腹中雷鸣，形寒怕冷，腰膝酸软，面黄乏华，目眶或黧黑，男子阳痿，女子宫冷经停或少，苔薄白，舌质淡有齿印，脉细弱或迟若弱。

治疗法则：先后天同补，温寒化湿。

选方用药：附桂理中合四神丸。熟附子、肉桂、补骨脂、肉豆蔻、诃子、炒白术、炒防风、炒白扁豆、炮姜、党参、炙甘草。

病例选载：秦×，男，半百之年，罹肾病有二十余载，一直服药中，曾经服用很长时间的糖皮质激素，后因胫腓骨骨折停服，然素体虚弱怕冷，腰痠软无力。正值夏月，进食较多西瓜，后又露宿乘凉遂致腹泻一夜，稀水夹不消化之西瓜，肠鸣腹冷，隐痛，不思纳谷，恶心欲吐，延至 2 日后来诊，苔薄白腻舌质淡胖有齿痕，舌质淡紫，脉细迟而微弱。恙由肾虚日久，肾阳不足，加之寒邪直中，且进生冷之物，寒邪困脾，加之肾阳被寒中再劫，不能温煦脾土，清阳不升，水谷不化，直趋于下。治遵先后天同补，且温阳散寒，取上方治之 1 周泻止，调补先后天非一日之功也，再以桂附八味丸与参苓白术丸交替缓图之。

二、五更寅卯即泻者

"五更"是古人的一种计时方法，有二种提法，一种是古人把晚夜间时候分成五个时辰，从 19 时至早晨 5 时，两个小时为一更时，有一更、二更、三更、四更、五更之别，故"五更泄"也有"夜间泄泻"称谓一说；另一种是说第五更时段，亦即是早晨 3 点～5 点之时，是为寅时，也是人体经络之气流经肺经之时。肺与大肠相表里，5 点～7 点为卯时，是大肠经所主之时，平素所说"五更泄"主要指 3 点～7 点寅卯之时有泄泻之现象。肺与脾之间的关系是土生金，脾虚土弱则生金不足，则肺气不足，则大肠传导失司；肺与肾之间的关系是互相滋生，肺为水之上源，肾为水之下源，肺主呼吸，肾主纳气，所以肾虚必将影响肺之功能之协调，肺失调节，则大肠传导失司；肝与肺之间的关系是肝经之时是丑时，传气至肺，如果肝经不调必将导致肺之调节失衡，则大肠传导失司，亦致泄泻等。所以五更寅卯泄泻不只是肺与大肠间的失调，实际上与其他脏腑亦有很大的关联，只不过是表现为大肠传导失司之泄泻。

证候表现：临近 3 点～7 点之时（寅卯之时）即出现肠鸣辘辘，或矢气频作，便泻一次以上，或溏或稀水，时腹痛。常表现为疲乏无力，或恶心、或咳逆或肛坠感、或腰膝痠软等，病证不重，常不引起重视。

治疗法则：固肠止泻为首选法则，其次根据伴有证候或补脾、或补肾、或调肝、或治肺。

选方用药：参防止泻汤（先师经验方）。党参、炒白术、炒防风、炒白扁豆、炒山药、诃子肉、炙甘草等。

临证加减：脾阳虚者加炮姜；肾阳虚者加补骨脂、肉豆蔻、肉桂等；肺气虚者加白果、黄精、五味子等。

三、胆气怯弱而泻者

胆气之功能乃禀肝之疏泄功能。一则胆气因结石梗塞怯弱而致疏泄失常，而致脾胃升降失宜，肠腑传导失司则泄泻；二则胆囊摘除术后，胆气怯弱，疏泄不能，脾胃升降失职，肠腑传导失司亦泄泻。临床常遇之，亦难治矣。

1. 胆石犯中

证候表现：胆中结石引胆气失于疏泄而致胆气怯弱不调，脾失升清，胃失和降可现脘部及两胁肋部疼痛，嗳气泛恶，不思纳谷，便下溏稀或黏滞不爽，苔薄黄黄腻，舌边红，脉细弦。

治疗法则：利胆调中，健脾止泻。

方药选用：四逆散合参防止泻汤（先师经验方）。醋柴胡、炒枳壳、陈皮、炒白术、炒防风、炒白芍、党参、诃子肉、炒薏苡仁、郁金、茯苓、合欢皮、仙鹤草、炙甘草等。

2. 胆虚脾弱

证候表现：此证临床众多，胆囊切除术后者十之有三四也。由于胆气怯弱已虚，疏泄不及，中土脾胃亦弱，升降失宜，肠腑传导失司而致泄泻矣。泄泻稀水夹黄色泡沫样便或便泻溏糊样，肠鸣辘辘，口淡无味或口苦，面黄乏华，夜寐不佳或神情不宁，苔薄白腻，舌质淡，边有齿印，脉细弱无力。

治疗法则：温补胆气，健脾止泻。

方药选用：《景岳全书》之举元煎合参防止泻汤（先师经验方）。炙黄芪、党参、炒白术、炙升麻、炒防风、炒薏苡仁、诃子、炒白扁豆、黄精、仙鹤草、炙甘草等。

病案选载：孟×，女性，半百之龄，因胆囊结石伴胆囊萎缩而行胆囊切除术，术后半月即见腹泻，日行 7～8 次，甚是苦恼，3 月来遍服西药止泻剂、肠道活菌制剂，又延请其他中医师调治，不见好转。神疲乏力、面黄乏华，便泻夹黄色泡沫样便，肠鸣辘辘，不敢进食半点油腻，忧心焦躁，夜寐不实，时出盗汗，苔薄舌淡，脉细。乃术后胆气怯弱，疏泄不能，脾胃虚弱不调也。治则益气和中，补虚益胆，拟上方加神曲30g、五味子10g，调之2月而愈。

四、脾胃劫伤而泻者

脾胃被劫而受损伤者，其因众多，如消化系统术后、饮食过量所伤、药物之毒所伤等。其共同之机理乃脾胃被劫而伤，虚弱不运，清阳不升则生泄泻。

症状表现：泄泻稀水便，日行3～4次，肠鸣辘辘，面黄乏华，不思纳谷，精神疲乏，肛门时有坠胀感，或直接滑脱之象，苔薄白或腻，舌质淡瘦，边有齿印，脉细弱。

治疗法则：益气补脾，升阳止泻。

方药选用：补中益气汤加减。炙黄芪、党参、炒白术、升麻、煨葛根、炒薏苡仁、炒白扁豆、陈皮、炒枳壳、茯苓、煨诃子、五味子、肉豆蔻、炙甘草等。

病案选载：盐城姚×，老年患者，男，因食物哽噎在当地医院行贲门癌根治术，术后半月即泻，日行6～7次，完谷不化，不能进油腻，形瘦体弱，自汗出，夜寐差，神疲委顿，面色晦暗，手足不温，头昏而晕，出院2个月中曾自寻"良医妙法"均未得效，未能化疗。经他人所荐，至吾处求治，诊为胃贲门癌术后，脾胃大劫，极虚不运，清阳不升，水谷不化，直下肠腑，探寻他医之法，未从脾气大伤而思，脾虚至极而陷。治从李东垣补中益气汤之意而愈，再以举元煎缓图之。

第十节　论治湿温病临证经验

二十世纪八十年代末江苏里下河地区伤寒病大流行，病发较重，病程较长，高热不休，肠出血等并发症较多，病死率较高，很多情况下无药可治，服用大剂西药亦出现较多副作用，医学界对策鲜少，而中医药的参与提高了治愈率，又减少了西药的副作用，先师其间诊治众多湿温患者，获验良多。

一、对湿温病证的认识

八十年代里下河地区流行的伤寒病乃属中医湿温之范畴，其具有起病急、发病重、并发症多、预后差等特点，符合中医"伏邪"温病之特点。其主要证候是发病急骤，身热缠绵不退或高热身重，或泻或便干，易入营血分而神昏便血等。后凡是符合湿温病特征的其他疾病，如沙门菌感染、病毒感染、流行性乙型脑炎、流脑等亦都依湿温病论治。湿温病名最早见于《难经》，阐发于宋元时朝代，发展于明末清初之时，精深于新中国成立后，百家争鸣，百花齐放，开发了众多行之有效的治疗方法和验方。

二、湿温证候的辨析

1. 发热

历代文献记载湿温病发热特点为"身热不扬""身热起伏""朝轻暮重"，但先师认为伤寒病之"伏邪"湿温发热，往往是不典型的，也不甚规则的。①青壮年发病之初极易高热，老年体虚者发热常不甚亢盛。②素体壮实者退热快，预后好；年老体弱者退热慢，易反复。③平素喜啖辛辣厚味者，多见于热重于湿，且易化热化燥，病证重；平素喜肥甘凉饮者，多见湿重于热，且发热不规则，此证病程较长，恢复慢，如再施过剂寒凉，更损中阳，可至冰伏湿温之邪，易致病证反复不愈。④壮热不退者伴见舌质红绛，舌苔突然剥脱者，乃邪入阴血，伤阴动血，最易出现肠燥出血之危候。八十年代之"伏邪"湿温之伤寒病常不循卫气营血传递规律，直达营血分，热势盛，热程长，并发症多。

2. 出汗

湿家多汗，汗后不爽。先师认为伤寒病之湿温患者的出汗可表现为以下几种情况。①但头汗出或胸颈多汗，病初表示邪在卫气分之间；病后则表示气阳虚弱表卫不固；而在病危期则为亡阳之兆也。②通体汗出，身热蒸蒸，为邪热弥漫三焦之由。③汗出黏腻且臭者，热邪较重，且湿邪缠绵不解；如汗出清冷者，尤以头额及后背汗出明显者，则为心肺阳虚之症也。

3. 白㾦

多见于伤寒病湿温之湿热缠绵不解之际，汗出不透，病程较长，其人疲

157

靡，多为湿邪裹热不解，邪透不尽。①白痦见胸腹部，稀疏不多者，乃病证较轻，预后好；白痦广泛出现在颈以下，密布稠多者，病证较重，恢复较慢。②白痦颗粒大而饱满、晶亮、色鲜者，病证预后较好；颗粒小，顶端平，色滞、不亮者预后差，恢复慢。

4. 舌苔

在湿温的诊治中，舌诊的意义十分重要，病情之轻重，病势之进退，正气之强弱，预后之好转，均可从舌诊中窥其大半。

（1）病初见舌红苔白腻而薄，为邪热在卫，或刚转入气分。

（2）舌红尖部见杨梅样刺点者，苔略见转黄，为邪已入气，伴心烦者为邪有入营之兆。

（3）舌红转深转绛，苔或脱剥者，必见便血。

（4）苔白腻而薄者为邪在卫气之间，其湿邪虽有但不盛；苔白腻而厚者，乃湿邪较重。

（5）苔白腻水滑，舌质淡者为湿邪冰伏，乃脾阳虚弱或脾阳不振；舌苔白腻表面欠润为湿遏气津不宣；如发热剧增，则可见舌苔迅速转黄，或突见剥脱，为气津耗伤，预兆病势增剧，正气易败，或可致便血等之危候。

（6）舌苔黄而腻者为湿热并重；欠润或生芒刺者，乃湿热结于阳明，其人便必溏而黏滞，或便结难解。

（7）舌苔灰黑淡润，乃湿邪冰伏下焦；苔灰黑而燥，乃邪热伤及下焦真阴。

总之，舌象之变化，可以预测其病势，亦可以指导临床用药。

5. 脉象

切脉是诊断疾病的重要方法之一，可以推断病势、病态、病情的发展，在伤寒湿温病的诊治过程中，脉诊必不可缺。如脉濡数转滑大洪数者，则邪热深重也；如热退脉见缓弱而静者为病邪却退，脉仍濡数或躁动者，乃病邪未退，病证乃会反复，身热可能再起；病证中期突见汗出较多，面色㿠白，脉芤大而数者，多见正气将脱之候，如便血、暴泻等。

三、湿温病程中易被忽视的四类证候

1. 湿邪中阻证

脾为湿土之脏，如太阴脾虚湿盛之人感邪后，邪气多从湿化而归于太阴，正如薛生白云"太阴内伤，湿饮停聚，客邪再至，内外相引，故病湿热"。临床多见身热惛惛不彰，头重身困，胸脘痞闷，呕恶口苦，纳呆不食，疲倦面黄，大便溏滞不爽，苔白腻润滑，脉濡。治以苦燥祛湿而泄热，药用法半夏、厚朴、苍术、薏苡仁、石菖蒲、茯苓、陈皮、黄芩等。

2. 湿邪凉遏证

湿热浊邪阻滞气机，郁遏清阳，是湿温病机的主要特点。感受湿热之邪，再加之喜啖冷食，贪凉过重，或误服寒凉之剂，寒与湿交，更遏中阳，湿热之邪亦为之遏伏而不却，症见周身疲乏，胸脘闷塞，口稍干不欲饮，面黄纳差，或形寒，大便溏薄，小溲不畅，舌质略红，苔白腻而滑脉缓软。寒湿遏阳为主要矛盾，故而先予苦温开泄，畅中阳以利三焦之邪气。药用杏仁、豆蔻、薏苡仁、法半夏、苍术、石菖蒲、郁金、薤白、紫苏等。

3. 湿饮寒凝证

乃素体中阳不足，复感湿热之邪，邪似湿化，归于太阴，又因过度饮冷，或误服寒凉滋腻或寒下之品，而改湿盛阳微，使中焦气滞不达，症见胸脘痞满，欲饮热饮，时腹痛或便溏，或肠鸣，四肢不温，小溲清长，苔白腻而水滑，舌质淡红，脉细弱。治宜先予温开，待湿从热化后再予清泄，药先用桂枝、干姜、石菖蒲、豆蔻、苍术、白术、紫苏、炒防风。

4. 寒湿冰伏证

冰伏之证较寒凝为重，并非所有湿温病人一用寒凉即为冰伏，多见于素体肺脾肾阳虚之患者，又暴进冷饮或过用寒凉之品，致使中阳败损，亦致肺肾之阳不得温养，三脏阳败，湿盛阳微，湿热之邪亦为冰伏羁滞。症见面色苍白，神疲困倦，胸脘痞闷，纳呆不饮，气息微弱，四肢厥冷，腹痛肠鸣，便溏且稀，小溲清长，舌淡苔腻多水滑，脉沉迟无力，此时宜急救脏阳，寒散闭开，湿亦得以温化，邪亦无热化之虞也，药用桂枝、附子、细辛、干姜、防风、苍术、白术、砂仁，石菖蒲之类。

四、伤寒病伏邪湿温证诊治思路

1. 诊治思路

融汇明清医家之纵横辨证，综合分析，结合现代医学诊断方法，明辨病之轻重。其诊治思路：贯通主方于全程，更制多法灵活变通；中西医结合提高治疗效果。主方：青蒿 30～60g、生地榆 30～60g、车前草 30～60g、淡竹叶 30～60g、仙鹤草 30～60g。

2. 分类证治

① 芳香宣化法：配藿香、佩兰、白芷、淡豆豉、防风、紫苏叶梗等。

② 芳香疏利法：配香薷、藿香、紫苏梗、葛根、郁金、苍术、豆蔻、厚朴等。

③ 芳香化浊法：配藿香、佩兰、白芷、法半夏、郁金、石菖蒲、姜竹茹、厚朴、豆蔻等。

④ 轻扬宣解法：配紫苏叶、淡豆豉、炒栀子、前胡、杏仁、厚朴、橘皮、苍术等。

⑤ 宣肃疏化法：配杏仁、前胡、法半夏、土贝母、炒栀子、佩兰、淡豆豉、枳壳、厚朴等。

⑥ 轻宣清化法：配薄荷、黄芩、连翘、前胡、桑叶、杏仁、土贝母等。

⑦ 辛开苦降法：配藿香、白芷、法半夏、陈皮、佩兰、黄芩、黄连、豆蔻、薏苡仁、六一散等。

⑧ 宣化通腑法：配藿香、佩兰、炒栀子、淡豆豉、厚朴、枳壳、杏仁、制大黄、土贝母等。

⑨ 清化通腑法：配大黄、全瓜蒌、冬瓜子、薏苡仁、杏仁、连翘、厚朴、蒲公英等。

⑩ 甘润和中法：配杏仁、冬瓜子、生白术、生麦芽、石斛、百合、牡丹皮等，减少主方用量。

⑪ 益气健脾法：配黄芪、太子参、白术、茯苓、黄精、山药、陈皮等，减主方之用量。

⑫ 凉血止血法：配三七粉、茜草、当归炭、棕榈炭、藕节炭等。

五、正确对待古贤湿温治疗"三禁"问题

1. 汗禁

吴鞠通云"汗之则神昏耳聋，甚则目瞑不欲言"（《温病条辨·上焦》），此处"汗之"应为"大汗之"，不可使用麻黄、桂枝发汗之峻药也。如湿热之邪郁闭卫气分，不发表无以宣发邪气，必以藿香、佩兰、薄荷、淡豆豉等芳化宣透，使之微微汗出，郁闭开，邪气尽出之，此乃正治，何禁之有？

2. 下禁

吴鞠通云"下之则洞泄"（《温病条辨·上焦》），此处"下之"乃指苦寒之甚急下法，用于太阴之湿温病多有不妥，以防更伤中焦脾胃，致患洞泄之

重候。如果伤寒伏邪湿温病中，见有邪气郁阻中焦，腑气不畅，热毒无以排泄，热势炽盛，此时亦可运用轻宣导下之方药，"急下正安"此之谓。

3. 润禁

吴鞠通云"润之则病深不解"（《温病条辨·上焦》），此处"润之"乃指湿浊之邪未解，误用麦冬、生地黄等滋阴之类，则使湿邪更滞难解，病延难愈也。如果湿热之邪确已尽去，气津又伤，或病后患者气阴未复者，即治以甘润和中，益气养阴，确为正治之法。

总之，先师在这场伤寒病的流行中确切地认识到，中西医结合诊治伤寒病伏邪湿温证有着诊断迅捷、退热快速、疗效短、预后好、反复少、并发症少又轻，病死率低，花费少等优点。由此而看中西医互为补缺，"杂合以治"，各为所长，相得益彰。

第十一节 胃下垂临证治验

胃下垂是临床常见的消化系统疾病，以 X 线钡餐摄片诊断为依据，一般以胃小弯切迹低于两髂嵴连线水平 1～5cm 为轻度（站立位），6～10cm 为中度，11cm 以上为重度。此病归属于中医"胃缓"范畴，"胃缓"病名，首见于《黄帝内经》篇中，历代医家将之归纳为"胃痛""痞满""纳呆"等病证中论述，其治疗多以《内经》"下者举之"为准则。

先师通过多年的临床经验，结合现代医学的 X 线检查，认为胃下垂的病理机制有多种，有脾虚气陷者、清阳不升者、饮浊不降者、肝郁脾虚者、脾胃阴虚者、脾胃阳虚者等，然都为虚实夹杂之证。证有多样，治亦不同。

一、脾虚气陷宜举之

证候表现：形体消瘦，面黄困倦，不思纳谷，或食后脘胀，站立而坠，嗳气不畅，懒言少气。舌淡不胖边有齿印，苔薄白，脉细弱。

病机阐述：久病体弱，中虚气陷，升举无力，胃缓不强。

治疗法则：健脾益气，升举强胃。

方药运用：《脾胃论》之补中益气汤化裁。

药选：炙黄芪 30g、党参 20g、炒白术 15g、枳壳 10g、怀山药 15g、百合 30g、茯苓 15g、炙升麻 5g、醋延胡索 5g、神曲 30g、黄精 15g、炙甘草 4g。

用药特点：①以炙黄芪、黄精合四君子补益健脾，再合怀山药、百合相生又补肺益肾，总之肺脾肾三脏俱补；②以升麻炙用、柴胡相配以升阳举陷。

二、清阳不升宜提之

证候表现：面色㿠白，四肢疲乏，形瘦少言，脘腹部坠胀，食入尤甚，不能饮冷，食纳不振，呕恶清水，头昏而晕，便溏日行 3 次以上，水谷不化，苔薄白腻，舌质淡或胖有齿印，脉细。

病机阐述：脾虚日久，运化不健，清阳不升，胃弱不降。

治疗法则：升发清阳，健脾和胃。

方药运用：景岳举元煎加味。

药选：党参 30g、炙黄芪 30g、炒白术 15g、炒薏苡仁 30g、炙升麻 10g、炙甘草 6g、荷叶 10g、炒防风 10g、煨葛根 10g、枳壳 10g、法半夏 10g。

用药特点：①以大剂党参、炙黄芪、炒白术、炙甘草速补脾虚，以使脾健运化水湿则能，水湿不遏则清阳而升；②炙升麻、煨葛根、炒防风制用则可升阳；③法半夏、枳壳理气燥湿以降胃气；④荷叶画龙点睛除湿升阳益胃。

三、饮浊停胃宜泄之

证候表现：胃病日久，脘腹痞胀，脘中振水声或肠间辘辘有声，不思纳谷，恶心欲吐，或吐清涎，消瘦疲乏，头昏或晕，心慌懒言，便或溏泄。舌苔白腻或水滑，舌质偏淡，脉细弦。

病机阐述：久病脾虚，水湿不运，或饮伏不去，停留中焦胃府，浊阴不降，则脾阳不升也。

治疗法则：泄饮降浊，和胃健脾。

方药运用：《丹溪心法》之胃苓汤加味。

药选：炒白术 15g、茯苓 15g、猪苓 15g、泽泻 30g、川桂枝 5g、陈皮 10g、厚朴 6g、苍术 10g、生甘草 5g、枳壳 10g、炒薏苡仁 30g、荷叶 10g。

用药特点：①以炒白术、茯苓、炒薏苡仁配泽泻、猪苓以健脾利水而泄水饮；②以陈皮、枳壳配厚朴、苍术理气燥湿而降浊，少量川桂枝以通上下内外之阳，使脾阳不受饮浊困遏束缚而上升；③再佐升清降浊之荷叶，使得浊气降而清气升。

四、肝郁脾虚宜调之

证候表现：胃病日久，焦虑不安，情志不遂，脘胁胀满，隐痛绵绵，食纳呆滞，嗳气频作，叹息郁闷，心烦易躁，形瘦寐差。舌苔薄白、舌质淡边尖稍红，脉细弦。

病机阐述：病久脾虚，肝木乘之，形成肝郁脾虚之候，脾升胃降失宜。

治疗法则：疏肝健脾，斡运中州。

方药运用：《太平惠民和剂局方》之逍遥散化裁治之。

药选：柴胡 5g、炒白术 15g、炒白芍 15g、当归 10g、茯苓 15g、百合 20g、薏苡仁 30g、香附 10g、枳壳 10g、合欢皮 10g、金橘叶 10g、生甘草 4g。

用药特点：①柴胡配合欢皮以疏肝解郁；②炒白术、茯苓、薏苡仁、生甘草以健脾益气化湿；③枳壳、金橘叶以理降胃气；④炒白芍、当归柔肝和血，以防柴胡、合欢、枳壳、金橘叶等香燥伤肝胃之阴；⑤百合、合欢皮相配以解郁安神；⑥疏散与理降同用以斡运中州之气机，升清降浊自调矣。

五、脾胃阴亏宜润之

证候表现：形瘦面黄，唇红舌干，饮水不多，食纳不香，食后作胀，嗳气频作，疲乏少言，烦闷失眠，大便干燥，或二三日一圊。舌质红或中有裂纹，舌苔少或花剥或光如镜面，脉细弱或数。

病机阐述：或失治或误治，致脾胃气阴俱伤，润养不足，清阳不升，胃失濡润。

治疗法则：健脾益胃，润养中土。

方药运用：《慎柔五书》中慎柔养真汤化裁治之。

药选：太子参 10g、炒白术 10g、炒白芍 10g、山药 15g、百合 10g、石斛 10g、陈皮 10g、佛手 10g、麦冬 10g、柏子仁 15g、五味子 10g、玄参 10g、生甘草 4g、枳壳 10g、金橘叶 10g。

用药特点：①以平淡平补之太子参替峻补之西洋参；②益气与养阴同用以补气生津，寓生脉（参、麦、味）于方中；③玄参、柏子仁养阴血、润肠腑、降胃气，胃气降则脾气能升也；④枳壳、金橘叶参入方中以理降中州之气机，又防滋腻碍滞之弊。

六、脾肾阳虚宜煦之

症候表现：胃病日久，胃脘痞冷作胀，或绵绵作痛，或肠鸣辘辘，纳呆，喜热，食入不多，形瘦畏寒，四肢不温，腰酸，便溏，完谷不化，面色萎黄。女子带下清稀，男子阳事不力，溲出清冷。舌苔薄白，舌质偏淡或有齿印，脉沉细。

病机阐述：胃病日久，脾虚及肾，气虚涉阳，脾肾阳虚，温煦无力，脾不能升清，胃不能泄浊，寒饮困遏不化。

治疗法则：温化脾肾，化饮升清。

方药运用：《景岳全书》之九气丹化裁治之。

药选：熟地黄10g、熟附子5g（先煎）、吴茱萸5g、五味子10g、补骨脂10g、肉豆蔻10g、炮姜5g、党参10g、炒白术10g、枳壳10g、淫羊藿10g、茯苓15g、炙甘草5g。

用药特点：①方中寓理中汤（人参、白术、干姜、炙甘草）以温化脾阳；②方中又寓四神丸（吴茱萸、五味子、补骨脂、肉豆蔻）以温煦肾阳以治五更泄；③以熟附子配茯苓温阳化饮；④又增淫羊藿温煦脾肾之阳，更推一程；⑤单用枳壳一味以斡运中州之气机，脾复得以升清，胃复得以降浊和顺，升降合宜，疾恙乃愈。

第十二节　小便频数临证治验

此候临证在小便失常之中尤为多见，非淋证之频数而急迫者，此频数一昼夜可达10次以上，甚则20余次，不解不舒。先师将之总结概括为4个分型。

一、肺虚不节

"肺为水之上源""肺主治节"等常被医者理解为小便不利者、尿少者、或尿闭等而责之于肺。殊不知小便频数，亦可由肺之虚而治节不能所致，临床中常常遇到久咳、久喘之患者膀胱不约亦尿频也。

治疗法则：益肺补气，固脬司调。

方药选用：补肺汤（《永类钤方》）加味。

药选：党参、炙黄芪、五味子、熟地黄、桑白皮、紫菀、黄精、桑螵蛸、益智仁等。

病案选载：汪×，男性，花甲之年，有慢性肺气肿病史，1985 年 12 月 4 日初诊。就诊前因咳喘复发在当地卫生院予抗感染加用激素治疗，病情稍缓，喘息尚在，动则尤甚，又现尿频，无尿痛腹痛之候，一昼夜达 20 次，不得寐卧，甚是心烦。至先师处诊治，观察其舌苔薄少，舌质淡，尖稍红，边有齿印，脉细弱无力而数。

盖由肺气不足，宣肃不能，调节水液不力，膀胱失约，而到尿频。治拟补肺汤加减，补益心肺，固调膀胱之气化，以达膀胱之约节。

党参 12g、炙黄芪 30g、黄精 12g、五味子 10g、桑螵蛸 10g、远志 10g、龙骨 30g（先煎）、紫菀 20g、炙百部 30g、炙甘草 10g。

施以 1 周，药后尿次减至 7～8 次。原方加炒山药 30g、白果 7 枚。再服 2 周获效。

二、脾虚不摄

水液的传输排泄，脾的作用十分重要。脾主运化，职司传输水液，如脾虚失运，中气不足，水液不运无制，则膀胱亦失约制而致尿频矣。正如《金匮翼·小便不禁》中云："脾肺气虚，不能约束水道而病为不禁者，《金匮》所谓上虚不能制下者也。"临床表现中除尿频外，还可见脾气虚弱或中气不足之证候，如面黄乏华、疲乏无力、脘痞纳呆、肠鸣、腹胀等。

治疗法则：补益中气，升提制约。

方药选用：补中益气汤加减。

药选：炙黄芪、党参、黄精、炒白术、炒山药、升麻、柴胡、桑螵蛸、益智仁等。

病案选载：黄×，女，49 岁，工人，1983 年 10 月 8 日初诊。有慢性结肠炎病史，近 2 月来工厂加班，劳累过极，以致疲乏无力，面黄便溏，日行 1 次，时肠鸣，小便频数明显，日夜达 10 多次，尤以上半夜为多。查小便常规无异常，妇科检查亦无特殊病证。来中医科诊治，察舌质淡、边有齿印，脉细弱，询得月经量少色淡。血常规示：轻度贫血。

此乃脾虚日久，加之劳累，中气虚极而升提摄制不力，膀胱制约失司。治从李东垣之升举中气之法旨。

炙黄芪 50g、黄精 15g、炒白术 15g、升麻 10g、柴胡 5g、炒防风 10g、炒白扁豆 30g、炒薏苡仁 30g、桑螵蛸 10g、炙甘草 10g。

7 帖药后，夜间小便 2～3 次，无肠鸣，精神转佳。原方前后调理 3 周，尿频已减，查血常规，贫血亦改善。嘱加强营养，注意劳逸结合，不妄作劳。

三、心肾不交

心主神志。人体的脏腑、经络、气血津液、形、官窍等各自不同的生理功能，都必须在心神的主宰和调节下，分工合作，共同完成人体生命活动，所以膀胱的气化和制约亦受心神支配。又心主一身之阳，肾主一身之阴，心气主降，下行以与肾水相济，以助肾之阳气，肾主开阖，膀胱气化，心之病变，或心气不足、或心阳亏虚、或心阴损伤、或心火上亢等都可导致心肾不交而致肾之开阖失司，膀胱制约不节，而致尿频。其伴有证候既有心神不宁，失眠多梦等，又有肾虚之腰痠膝软、或遗精、或阳痿、或带下频多、或月经不调等证候。

治疗法则：养心安神，补肾固脬。

方药选用：桑螵蛸散加减。

药选：党参、茯苓、茯神、酸枣仁、五味子、龙骨、远志、菟丝子、覆盆子、桑螵蛸、山茱萸、熟地、炙甘草等。

病案选载：郭×，女性，七七之龄。1985 年 9 月 11 日初诊。月事紊乱，近因女儿婚事操劳过度，以致失眠多梦，健忘心烦，面颧潮红时作，尿频数，量少，夜间达 10 多次，腰膝痠软，曾用安定等药不效。询诊于中医，察舌质尖红，脉细数。

羔由天癸竭，肾气衰，心火偏旺，不能交济于肾宅，心肾不交，肾气不固，膀胱不能约束也。治从心肾而施。方以桑螵蛸散化裁。

潞党参 10g、黄精 10g、熟地黄 10g、山茱萸 10g、龙骨 20g（先煎）、远志 10g、金樱子 10g、桑螵蛸 10、酸枣仁 30g、五味子 15g、炙甘草 10g、淮小麦 60g。

7 帖药后，夜间小便骤减至 2～3 次，夜寐亦转佳，前方得效，继用之。前后共调月余，小便频数已愈。

四、肾虚不固

肾主水，肾气下通于阴。膀胱的开阖有度，主要依赖于肾气蒸化和调控，实际上心肺脾对膀胱的制约与调节也是依托肾气的功能而起作用。如肾气不足，则固摄约束水道不能而致尿频数，伴见腰膝酸软，两足无力，手足清冷，男子遗精或阳痿，女子带下清稀而冷等。

治疗法则：培补肾元，固涩精气。

方药选用：巩堤丸（《景岳全书》）加减。

熟地黄、菟丝子、补骨脂、五味子、杜仲、山茱萸、益智仁、淫羊藿、狗脊、桑螵蛸、炙甘草等。

病案选载：查×，男，50岁，职员。1987年10月12日初诊。有糖尿病病史6年，连续服用消渴丸，血糖控制尚可。然而自8月份以来小便次数逐渐增多，亦看过中医，予六味地黄丸调之不效。近十天来，昼夜达10多次。遂来求治于先师，询其腰疼，手足清冷，阳事不举，察其消瘦面黄，苔薄白水滑，舌质淡，脉细弱。

此由病久肾元亏虚，膀胱气化失司，固摄不足，施以温补肾元、固摄调控。

方选上剂治之3周尿频已调正常。后以益智仁、狗脊、山茱萸、黄芪各等分，为丸缓图之3月。

🀫🀫🀫🀫🀫 第十三节　血证诊治经验 🀫🀫🀫🀫🀫

一、苦降通腑止呕血

秦×，男，46岁，农民，1982年3月15日诊。

患者于1965年10月因患血吸虫性肝硬化，脾肿大，而行脾切除术。第三年又患十二指肠球部溃疡，因反复便血，而行胃大部切除术，术后体质情况一般。1周前因饮食失节，加之外感，遂致发热，上腹部胀痛，呕吐大量咖啡样胃内容，经X线确诊为：食道静脉曲张，建议手术治疗，患者拒之，而转中医诊治。先师诊其身热无汗，面部萎黄，无烘赤，口干唇燥，精神疲乏，胸腹抚之灼热，按之胀满疼痛，大便秘结，五日未出，溲黄，苔黄腻而腐，脉细滑而数。

证属风热内结，与饮食相搏，积滞于阳明，腑气失通降之顺，血络受温热所迫，故上逆而致呕血。治疗如不急抽釜底之薪，非克其功，拟用大黄黄连泻心汤加味。

生大黄 15g（后入）、参三七 8g（磨冲）、仙鹤草 50g、黄连 2g、枳壳 10g。

1 剂，急煎顿服，大便得下黑色硬矢数枚，腑气得通，身微汗出，发热顿除，呕血亦止。祛邪务尽。二诊仍拟本方减生大黄量，加石斛 15g 同煎，兑冲西洋参汁，连服 3 帖，后以益气养血之剂调理二周乃愈，随访一年未复。

按：阳明为多气多血之乡，万物所归，故常见一些消化道出血案例，多为阳明郁热所致，所以对此证候则清泄阳明之火热，热清则血归络宁。故用大黄为其君，药味苦性寒，既能降气，又有凉血泻火之效，气火同降，相得益彰，且又止血而不留瘀，用于斯证，甚是合拍。此案乃为大出血，不急止血，顷刻可致危候，先师故以三七、仙鹤草同治。整个方剂融清火降气、凉血止血、化瘀宁络等功能，诚为良法。

二、抑木清金愈咯血

周×，男，46 岁，工人，1984 年 6 月 8 日诊。

兹有支气管扩张咯血病史 4 年，每次发作，均赖西药止血而病证暂平，此次又复，如常予西药止血 1 周，咯血依然，转请先师诊治，起初以为，病已 1 周，则急以塞流法，3 日罔效，经详察脉证，患者咯血每每现于连续呛咳后，量中色鲜，每日 3～5 次，烦躁不宁，胸胁引痛，唇红口干，溲赤便秘，舌质边尖而红，苔黄，脉弦数。

综合而论，乃肝木火旺，犯及于肺金，金络不宁，治当抑亢逆之木火，宁肺金之血络。

当归炭 10g、炒栀子 10g、生大黄 10g（后入）、防风 5g、黛蛤散 20g（布包）、地骨皮 10g、三七 6g（磨冲）、仙鹤草 50g、侧柏叶 50g。

2 帖药后，合符机宜，症情减半。为荡贻患，再步前法，上方减生大黄量，继进 4 帖，咯血得止，余症亦趋平息，则以当归、南北沙参、黛蛤散、百合煎汤代水，饮服丹栀逍遥丸以善后，随访二年而未作。

按：咯血一证，虽直接来于肺系，但致咯血原因并不局限于一脏，如脾虚失统、肝火横伐、心火炽盛、肾阴亏虚等，均可影响于肺，致患本病。临证当审因论治。景岳云："血动之由，惟火惟气耳"，诚然，此证的发病原理多为气火逆乱，血不循经，络伤血溢。先师脉之本案，辨为肝木之火刑伐肺金，气血逆乱，络脉不宁而血出。故而施用泻青丸、黛蛤散直清肝之亢火，撤其刑灼之源，而使肺清络宁，且增之以三七、仙鹤草、侧柏叶直止络伤而出之血。又侧柏叶亦有清泄肝经郁热之功，临证中，先师认识到侧柏叶的止血功效，优于侧柏炭，且草类止血药用量偏大。

三、益肾化瘀疗血精

刁×，三十有八，会计，1985 年 10 月 4 日诊。

患者遗精二年余，因羞于诊治，自服"男宝"之属不效。近来加重，一周 2～3 次，精质稀薄。半月前出现精中挟血，血量渐次增多，色淡，时挟瘀块，每次遗精后少腹、腰骶及会阴隐痛酸坠。妻子惊慌，促其检查，西医确诊为：慢性前列腺炎，运用止血剂而效不显。故延先师诊治，察其面色萎黄，目周黧黑，形体瘦削，舌苔薄，舌质淡而边有瘀点，按得脉象细涩而迟。

辨其脉证，恙由病久肾虚瘀阻，精宫不守，络脉不宁，方拟益肾化瘀汤治之（自拟方），药服 4 日，曾遗精 1 次，挟血已显少，效不更方，服至 2 周时遗精减少，且已无血，患者自服此方月余后，复诊，诸症均有好转，以半量金匮肾气丸善后。

按：益肾化瘀汤乃先师多年来为治"肾炎，蛋白尿"之肾虚血瘀证而设。药用熟地黄、山茱萸、淮山药、菟丝子、黄芪、当归、川续断、三七、僵蚕、生甘草。全方融益气补肾，化瘀通络于一方。先师以为多数医者拘于书本证型，不开思维，对肾虚血瘀证，遇之常不以为然，致使施治乏效。此证乃因肾精亏损，精血涩少，络脉瘀阻而致，临证只要详察细辨，不难诊断。此案血精证正合斯候，故用益肾化瘀汤而得捷效。

四、补肾固冲塞经漏

张×，女，49 岁，职员，1984 年 9 月 24 日诊。

月经逆乱已二载，门诊断续诊治，经水依然不调。此次经水来潮已月余，淋漓不尽，量中色淡质稀，面色萎黄，腰酸乏力，少腹坠胀不堪，诊得舌质淡胖边有齿印，苔薄，脉濡按之无力。

恙乃肾虚冲脱，法从益肾固冲以堵其流。

川续断 10g、熟地黄 15g、山茱萸 10g、紫河车 15g、补骨脂 10g、杜仲 10g、墨旱莲草 20g、当归 10g、淫羊藿 10g、艾叶 3g、升麻炭 5g、乌贼骨 20g。

药进 2 帖，腰酸少腹坠胀轻减，余症同前，此方已入症，原方更服。5 帖药后，其经水减半。十帖此候而息，为固疗效，原方去墨旱莲草、艾叶、山茱萸，减乌贼骨、紫河车、熟地黄半量，加焦山楂 10g，善后半月。随访，月事已绝，至今未潮。

按：此乃中年患者，已届天癸竭，然月水逆乱已二年余，此次更是淋漓不尽，他医屡治不效，先师脉得患者一派肾虚之候，依照经训，此由肾气虚损而不藏，开阖失合，冲脉失于固摄，影响于肾-天癸-冲任-胞宫的相对平衡关系，发为经漏，当绝不去。故依益肾固冲之则，施以续断丸增减，而得其殊效。先师还嘱妇女的经、带、胎、产的病证，均是由于各种因素破环了肾-天癸-冲任-胞宫的这一生理平衡，所以在辨治过程中，必须围绕这一平衡而调整之。

第十四节　痛经证治经验

一、血海虚寒型痛经案

1. 案一

洪×，28 岁，已婚，农民。1963 年 12 月 12 日就诊。

自诉 17 岁月经来潮，周期正常。自 1960 年秋天起，经期推后，周期达 45 天左右。经量少而不畅，色淡，少腹隐痛，经后其痛加剧，得温则舒，面色逐渐苍白无华，懒于言语。几年来经常怕冷，入秋即觉形寒，入冬更甚。诊时经水将至，两脉沉细迟缓，舌质淡，苔白。

宜温肾阳、暖血海以生气血。方用熟附子、鹿角霜、熟地黄、当归各三钱，炒白芍二钱，肉桂一钱五分，川芎八分，艾叶七片。

复诊：服上方 2 剂后，腹痛大减。继服 3 剂，经水畅行，周身觉有温暖感。嘱其将原方继服 7、8 剂。后来患者因他病来诊，谓服药以来，痛经未发，经量较前增多，周期恢复为 26～30 天。

2. 案二

刘×，21 岁，未婚，农民。1964 年 10 月 10 日初诊。

患者 16 岁月经初潮，即有经期前后腹痛，少腹两侧尤甚。周期不准，经色暗淡，量少，时有小瘀块，面色㿠白，爪甲色淡。每于痛经发作时，四肢麻冷拘急，并有恶心干呕，或吐涎沫。两脉细涩，舌淡苔白，脉证合参，属阳虚血少寒滞，以血府逐瘀汤用之。服后，效果不显。再次月经来潮时，诸证如故。

细审症情，先师悟及此证有肝经寒结之象，在温煦血海之外，必佐温通肝经之品。方用熟附子、炒白芍各二钱，鹿角霜、川桂枝、当归各三钱，细辛七分，炙甘草一钱，木通八分，吴茱萸一钱五分，姜枣引。共服 8 剂，痛经告愈，两年多时间未复发。

按：肝肾与冲任血海息息相关。因此，这类痛经一般多因肾阳虚、肝虚血少，以致血海空虚，外寒乘虚搏结于胞宫，血为寒滞，运行不畅。《金匮要略·妇人杂病篇》云："妇女之病，因虚积冷结气，为诸经水断绝，至有历年，血寒积结胞门，寒伤经络……令阴掣痛，少腹恶寒……"；《万病回春》认为："经水过期不来作痛者，血虚有寒也。（治当温经散寒养血，痛自止也。）"此语虽不单指痛经而言，但也为这类痛经确立了治疗原则。至于如何运用这一原则，主要在于明确辨证。如案一和案二，同样是阳气不足、血虚寒滞的症候，治疗也同样是温阳散寒养血。但案一是由于肾命阳衰，冲任血海不得温煦充盈，纯属虚寒，方用桂、附、鹿角霜温壮肾阳，使血海温煦，寓归、芎、地、芍于温阳队中，既不腻滞，且能更好地发挥养血活血的功能，使血海得以充盈，所以此案痛经收效迅捷。而案二不同于案一的主要关键在于腹痛以少腹两旁为甚（少腹两旁属厥阴），不觉形寒，而是痛经发作时肢末麻冷拘急（肢末为肝所主），加之恶心干呕，或吐涎沫，脉象细涩，显见除了肾命阳衰以外，还有肝经寒结，血运不畅的症候。因此，初诊用血府逐瘀汤获效不显，而在二诊时以当归四逆汤温经散寒，以熟附子、鹿角霜温煦血海，即获迅效。

二、肝虚血热型痛经案

何×，35 岁，已婚，农民。1964 年 4 月 26 日初诊。

月经初潮以后，周期一贯正常。自 1963 年以来，经水逐渐先期而至，甚至一月三行，经量或多或少，经色或鲜红或紫，或有瘀块，少腹掣痛，持续时间颇长。素多白带，曾赴外地检查，诊为子宫外周围组织炎，治疗多时，效果不大。诊时正值经期，腹痛，面部潮红，手足心热，胸闷胁胀，口干、舌鲜红，脉象细弦。

治宜清肝解郁、滋阴养血。方用丹参五钱，全当归、白芍、栀子、茯苓各三钱，柴胡、薄荷各一钱，牡丹皮二钱，白术一钱五分，甘草八分，六味地黄丸早晚各服三钱。

上方共服 11 剂，六味地黄丸共计服 23 天。再次月经来潮时，腹部未痛。1 年来痛经未复发，带下亦愈。

按：肝郁虚热型的痛经，临床所见，多是婚后妇女。间有未婚者，都是体质清瘦的人。一般患者经妇科检查，都有子宫外周围组织发炎现象。究其致病之因，与患者情志有密切关系，诸如情志抑郁，暴怒忧思，皆可致肝经气郁化火。血因气郁而滞，因火灼而虚，血虚则发热，治疗以清肝解郁，滋阴养血。有虚而挟瘀者，佐活血之品。本案用丹栀逍遥丸清肝解郁，因其血虚挟瘀，故重用丹参以祛瘀生新，同时以六味地黄丸滋生肾水阴液，使肝木得以濡养，不致抑郁化火，伤气耗血。

三、气滞血瘀型痛经案

1. 案一

吴×，23 岁，未婚，农民，1965 年 3 月 5 日初诊。

痛经已有两年，经期紊乱不准，经期或经后，少腹胀痛，胀甚于痛，引及胸胁，平素情绪沉闷，脘闷纳少，嗳气呕恶，种种症状，持续至经净方止，脉细弦。

宜理气。方用台乌药、制香附、当归、川楝子各三钱，郁金、炒枳壳、白芍各二钱，红花八分。服药 3 剂后，胀痛即止，经水畅行，嘱仍以原方在下次月经来潮前服用。随访 1 年未复发。

2. 案二

沈×，29 岁，已婚，1963 年 9 月 4 日初诊。

1961 年生产双胎以后，失于调理，少腹经常疼痛。第二年春季，月经来潮，其痛更剧。自觉少腹硬满拒按，不胀，经水紫瘀血块，腹痛一阵，经水畅行一阵，待月经完全畅行后，其痛才得缓解。以后每逢月经将至，精神颇觉痛苦。诊得脉象沉涩。

治宜祛瘀活血。方用当归尾、桃仁、赤芍、香附、乌药、党参、黄芪、失笑散（包）各三钱，生地黄、山楂肉各二钱，川芎一钱五分，红花一钱。诊治后，2 年来痛经未复发。

按：先贤谓女子以肝为先天，以血为至宝，肝体为阴，血亦属阴，阴性易于郁结，因而影响了气血运行。故临床所见妇女痛经，亦以气滞血瘀型为多。肝木性喜升散条达，如情志怫郁，则气机不舒，气郁则血瘀，影响冲任失调。此类痛经，临证须辨清气滞抑或血瘀。其辨别要点在于少腹胀痛情况。胀甚于痛，多为气滞；痛甚于胀，多为血瘀。当然亦须参看其他症状，加以辨别。然而气血本同一源，气为血帅，血为气母，未有因气滞而不瘀的，因此，一般痛经多气滞、血瘀互见，但也要辨别偏轻偏重，是气滞碍血，还是血凝气滞，这样在治疗上才能有的放矢。先师认为痛经偏于气滞，以疏肝理气为原则。

痛经偏于气滞，以《韩氏医通》中由香附、乌药两味组成的青囊丸，参入其他疏肝理气药品，稍佐活血之类（案一）；偏于血瘀的，以桃红四物为主加入理气药类（案二）；兼见肝郁血虚者，以归、芍、川楝疏养。这样，既不一味芳香舒气，又不专于攻瘀破血，从而使理气药和活血药，相得益彰。

四、冲任亏虚型痛经案

张×，23岁，已婚，农民，1965年10月6日初诊。

自生产第四胎以后，经期或先或后，经水淡红，量少，经后或经水将净之时，腹痛绵绵不休，按之则舒。平素白带颇多，面色萎黄，精神疲乏，腰膝酸软无力，舌淡，苔薄白，两脉细弱。

宜大补气血，峻补冲任。方用全当归、党参、炒白术、熟地黄、鹿角胶、茯苓各三钱，炒白芍二钱，炙甘草一钱，紫河车粉四钱（研末吞服），川芎八分。

上方服17剂，月经来潮时腹不痛，经量增多，每次月经来时腹痛消失。1年多来，未复发，面色逐渐转变红润。

按：这类痛经症候以经行后冲任血海因虚而痛、绵绵不休为特点。《女科指掌》云："脉弱痛绵手可按，必然血少是根由。"女子月经，主要关系到冲任两脉，冲任赖气血以濡养，气血盛则冲任充盈，月经不病。否则，百病乃生，或为虚性痛经，或为血枯经闭，或为白浊带下。其治疗方法，临床多采用四物、四君大补气血，若草木之药，不能胜任者，必须以血肉有情之品以为填补。

第十五节　六种急重症治疗经验

中医历代名家，多数以善治急症称著于医林，积有丰富的经验。先师亦常以中医之法则治疗临床急重症，经验颇丰。

一、固脱法：补气纳肾治喘脱

患者刁××，男，50岁。1971年12月6日诊。

嗜好吸烟30年，患咳喘18年。初病唯有咳嗽，渐至咳而作喘，近年来喘重于咳，多于秋冬之季发作，每发愈剧。一周前稍有劳累，遂致咳喘发作。倚息不得卧，张口抬肩，口唇微绀。西医诊断为喘息性气管炎、肺气肿、肺心病。给予口服地塞米松，静脉滴注氨茶碱，并予氧气吸入等治疗，仍未缓解。今日午夜后，其喘加剧，须人扶持其腋端坐，面色及口唇均紫绀，大汗如淋，索物唯以手势而不能言语。舌质紫暗，两脉虚弱，稍按即无。

此乃肺肾亏损之极，肾之元阳浮越，纳气无能，已有喘脱之虞，急宜大剂固纳。

红参15g（另煎兑冲），熟附子15g（先煎半小时），五味子10g，煅龙牡各24g（先煎），怀山药60g，黄芪30g，干地龙30g，沉香10g。

1帖，急煎取汁，频频饮之。至翌晨，喘咳渐平，大汗亦敛。后仍拟本方加紫河车15g，连服3帖，诸证大减，已能平卧。

按：脱证分气脱、血脱、汗脱，又有亡阴、亡阳之别，气脱、血脱多见于杂病之变，汗脱多见于温热病变，均为病情重笃，生命垂危，必须固脱急救。西医抢救，固属有利，但中医也有独到之处。如本案之喘脱，乃肺损及肾，肾损及心，肺心肾三脏气虚至脱，西医虽予解痉平喘抢救，唯图其标，故而乏效，而中药用参、芪以益气，附子以回阳，龙牡、沉香、五味以敛汗纳肾，干地龙以平喘，又效张锡纯用大剂山药治喘经验，诸药合成补气纳肾固脱之剂，仅用药1帖，即挽逆救脱于生命垂危之际。

二、开闭法：芳香化浊开痰闭

吴×，男，32岁。1979年11月8日诊。

患者 9 月 6 日自觉头昏不适，精神不爽，四天后突然昏倒，失语，呼之不应，乃急诊入院。经脑脊液等各种检查，确诊为病毒性脑炎。除西药治疗外，西医亦曾初用牛黄清心丸，继用至宝丹，迄今仍无效果，仍请先师会诊。患者自发病以来，体温持续在 37.5～38.5℃之间，形体消瘦，面色晦滞，神志昏蒙，偶有短暂清醒，但亦不能言语、对答。身半以上多汗，抚之黏滑，喉间痰声辘辘，时而呕吐痰涎，胶粘如丝条状，小便如常，大便秘结（多以灌肠导出，粪矢并不干硬，而多黏腻）。舌苔白腻满布，苔面滑润，舌根微黄，脉濡微数。

证属暑邪挟湿，湿浊偏重，湿布三焦，内蒙神机。湿浊不化则暑邪不去，神窍不开；湿性黏滞，又与暑邪胶结。倘若药过苦温，唯恐欲速不达，反致伤气耗津，故唯以雷氏芳香化浊法，最为妥贴。

藿香、佩兰各 9g，陈皮、枳壳、法半夏各 6g，厚朴花 9g，郁金 10g，瓜蒌皮 12g，土贝母、石菖蒲各 10g，豆蔻 6g（后下），连翘 10g，干荷叶一角，槟榔 6g，鲜竹沥 2 支（兑冲）。

二帖，每帖煎成 200mL。每次服 50mL，每 4 小时一次。

药后痰鸣消失，腻苔松动，遍体微微汗出，呼之能应，但仍不能对答。上方已见效机，续进 4 帖，患者神志已清，呕恶亦止，腻苔已花剥露底，大便一次，稀溏而不黏腻。此后待湿浊退净，转入益气养阴，调理善后。

按：闭证可见于多种疾病之垂危阶段，治疗总以开闭为原则，但在特殊情况下，温开或凉开亦常无济于事。如本案"暑温"，属危重之证，内闭二月之久，除用大量西药而外，亦曾用凉开之安宫牛黄丸、至宝丹之类，终亦无效。而接诊时，先师根据"轻可去实"之意，药取轻清，又据湿性黏滞之特点，不用苦温燥湿之重剂，而取芳香化浊之轻剂，竟获湿去窍开之效。可见痰湿内闭证，芳香化浊，亦开窍之良法也。

三、治厥法：酸辛苦温安蛔厥

管×，男，18 岁，农民。1974 年 3 月 10 日诊。

患者右上腹部阵发性钻顶样疼痛 2 天，某医院诊断为胆道蛔虫症，治疗乏效。今日子夜后症情加重，来先师处诊治。疼痛加剧，辗转不安，呻吟不已，泛泛欲吐。顷刻四肢厥冷，面色苍白，口唇微绀，多汗如淋，体温不升，呼之不应。舌苔水滑，脉细弱。

辨证为脏腑虚寒，蛔虫上窜胆道而为"蛔厥"。不安蛔何以止痛，急拟酸辛苦温之剂。

乌梅肉 30g，炒白芍 15g，熟附子 12g（先煎），北细辛 3g，花椒、川桂枝各 10g，木香 15g，黄连 3g，川楝子、党参各 15g，生姜 3 片，枳壳 10g。

1 帖煎成，另以葱白头少许绞汁取一汤匙，兑冲顿服。

服后约半时许，其痛顿止。又续 1 帖。继以化虫煎 2 剂，下虫 30 余条，其病乃愈。

按：厥证是临床急症之一，其病因复杂，证型较多。《内经》有"厥论"专篇，后世亦多阐发，但不论何种厥证，总以突然昏晕、甚则跌仆，四肢厥冷，意识欠清等为其共同特点。前贤张景岳谓："厥逆之证，危证也。盖厥者尽也，逆者乱也，即气血败乱之谓也"，强调厥证的严重性。中医治疗厥证的方法，颇为丰富独到，如本案"蛔厥"，西药治疗常不如中药取效迅捷。因蛔虫得酸则静，得辛则伏，得苦则下。故药取乌梅、白芍之酸，细辛、花椒之辛，黄连、川楝之苦，更以桂、附温脏去寒，木香、枳壳以理气止痛。

四、止血法：苦降通腑止呕血

秦××，男，46 岁，农民。1982 年 3 月 15 日诊。

患者于 1965 年 10 月因患血吸虫病，脾肿大，而行脾切除术，术后第三年又患十二指肠球部溃疡，因反复便血，而作胃大部切除术，术后体质状况一般，一周前因饮食失节，加之外感，遂致发热，上腹部疼痛作胀，呕吐大量咖啡样胃内容物。西医诊断为上消化道出血。经 X 线摄片确诊为食道静脉曲张，建议手术治疗，患者拒绝手术，而转中医治疗。余诊其身热无汗，面色苍白，而无烘赤，口干唇燥，精神疲乏，胸腹扪之灼热，胀满疼痛，大便秘结，五日未解，小便色黄。苔黄腻而腐，脉细滑而数。

证属风热内结，与饮食相搏，积滞于阳明，腑气失通降之顺，血络受温热所迫，故上逆而致呕血。治疗不急抽釜底之薪，则非克其功。拟大黄黄连泻心汤加味。

生大黄 15g（先煎），黄连 3g，参三七 9g（磨冲），仙鹤草 30g，枳壳 9g。

1 剂，急煎顿服。

药后大便得下十数枚黑色燥矢。腑气一通，身微汗出，而发热顿除，呕血亦止。宗法邪务尽之旨。二诊仍拟本方减量，加太子参、白术、干石斛各15g，甘草6g，以益气养阴和胃，连服3帖。后以益气养血之剂调理二周乃愈。随访一年未复发。

按：血证中以大失血为最危急，不急止其血，可顷刻危及生命。中医治疗一般遵血脱益气之大法，但对于血热妄行者，则益气法非但无效，反而加重其出血倾向。先师经验以清热凉血最为重要。因阳明为多气多血之乡，消化道出血，多为阳明郁热所致，如本案即属其例，所以通腑止血，诚为良法，而大黄又为首选之良药，因为大黄既能凉血，又可降逆。

五、镇惊法：三法并进止惊搐

吴××，女，8岁。1973年8月2日诊。

患儿发热惊厥一天，经脑脊液及其他理化检查，确诊为乙脑，收入住院。入院后体温高达40.7℃，神志昏迷，抽搐不止，虽经西药抗感染及对症处理，病情未减。转中医诊治时，先师视其面赤息促，唇干齿燥，脘腹灼手而热，脐周硬满，大便六日未解，小便短黄，苔黄欠润。

证属暑邪逆传心包，神明受扰，内传阳明，经腑郁热。故拟白虎承气汤加减。

生石膏45g（先煎）、知母9g、大青叶15g、生大黄9g（后下）、玄明粉6g（冲）、枳实6g、甘草3g。

1帖煎成150mL，鼻饲。

药后未及半日，矢气频传，大便畅行，体温降至38.5℃，然神志未清，抽搐仍频。清泄阳明经腑之热，固属得当，但心经已受邪，神明为之扰乱，热极生风，已涉风木之脏，故必须配合清心开窍，镇肝息风，方能操全胜之券。

生石膏30g（先煎）、生大黄6g（后下）、连翘10g、京菖蒲6g、天竺黄9g、双钩藤20g、干地龙20g、石决明30g（先煎）、全蝎2g。另以鲜竹沥适量，溶化安宫牛黄丸一颗，兑冲。

一日1帖，分二次煎煮后混合成300mL，一昼夜分4次鼻饲，连服二天，发热尽退，脉静身凉，神志渐清，抽搐已止。后拟益气养阴剂调理旬日乃愈。随访无后遗症。

按："乙脑"属中医"暑温"范畴。中医治疗积有丰富的经验，概言之，主要抓住高热、抽搐、昏迷三关，安全过三关，则预后较好，否则预后较差。一般说来，仅有高热而无抽搐昏迷者，邪热尚在气分；若出现抽搐，则示邪热已深入心营。因此，及时有效地清热镇惊，是防止陷入昏迷的重要措施，特别是惊搐，顺则邪退，逆则邪进。故当高热时，即可佐用镇惊药，防患堵截；若已惊搐，则镇惊剂必须与清热剂、开窍剂并进，如单用镇惊剂止搐则往往乏效。叶氏治温病，谓"在卫汗之可也，到气才可清气，入营犹可透热转气……入血就恐耗血动血，直须凉血散血"。乃为治疗温病的一般法则，如遇发病急、传变快的温疫重症，因循守旧，只能步敌后尘，难以突破常规，堵截防患。而攻下泄热，清心开窍，息风镇惊三法，据证分清主次，相辅并进，则其效更捷。

六、退热法：解肌发汗除壮热

刘×，男，14 岁。1978 年 4 月 6 日入院。

患者因高热，伴头痛、咽喉肿痛 2 天，拟诊急性化脓性扁桃体炎而收入住院。检查：体温 40℃，精神差，神清，颈（一），咽充血，两侧扁桃体Ⅲ度肿大，有脓性分泌物。心肺（一），腹（一），神经系统（一）。血检：白细胞 $21.4×10^9$/L，中性粒细胞百分比 92％，嗜酸性白血球 1％，淋巴细胞 7％。胸透正常。西医予退热、抗感染治疗三天，病情未减，体温仍达 40℃，咽喉肿痛稍有减轻。乃请先师会诊。先师察其患者壮热，面赤，烦躁不安，咽痛，口干欲饮，遍体热而灼手，发病 5 天以来未见出汗，大便亦未解，舌苔薄黄，脉浮紧而数。

西药退热、抗感染本应有效，但玄府不开，邪焉能去？邪热"在卫汗之可也"，以辛凉解肌发表法，方选银翘散加葛根。

银花、连翘各 15g，荆芥（后下）、淡豆豉各 10g，粉葛根 30g，炒牛蒡 10g。

1 帖，药后遍体大汗淋漓，发热尽退，病者入睡，呼之懒于对答，测其体温 35.5℃，病者家属惶惶。先师候其脉静身凉，乃告慰其佳兆也。半日许，病者睡醒，素食，其病乃愈。

按：发热为温病一大症状，因此，如何退热是治疗温病的重要课题。其方法较多，但须以辨证作为论治的指导原则，不可概以"热者寒之"，动辄大量苦寒清解之品。先师认为，治疗一般温病之热，宜遵循叶氏治温病卫、气、营、血四步法。逾此则胸无成竹矣。

第十六节　医案书写的若干问题探述

中医临证不读医案，则不能全面探究中医学之临床学术。医案之重要性历代十分珍视，因它是临床实践之记录，诊治思路之客观展示，学术水平之综合反映，正反经验之自然储存。所以历代众多临床医家十分重视医案的研究和整理。

先师二七之龄即随师学医，理论临床同时研习。先后跟随数位老师，均为临床医者，所以十分注重临床医案的书写和整理，积累了广泛的知识和技能。

一、知识积累

（1）博　亦即"博大""广博""渊博"之意也。实际上是指知识面和知识积累数。孙思邈曾云："若能具而学之，则于医道，无所滞碍，尽善尽美矣。""博"从何来？①多闻：闻者听也，要广泛地听闻，如黎民百姓的语言中有利于我者，有高朋雅士会谈中关于我者，道听途说中之有用于我者，三教九流中涉及于我者，同道各层次中有见地学识者，皆可收而听之，听而辨之，为吾所用，充实小我。②多读：古今中外，医、文、史、哲等，皆可阅览，读有精读和泛读之别，一个人的精力毕竟有限，凡有关于基础知识和专业知识方面之书籍可选择性精读，其余可泛泛而读，择读、节读亦可也。③多谈：与友人谈，与同道谈，与前辈谈，与后学者谈，还有杂谈者。④多记：抄录（记）、摘记、随记、默记等。⑤多思：思考、思悟、省悟，医学之理深奥难晓，必须要思考，拓展思路，亦要领悟其中真谛，反复推敲和探索。

（2）约　简约、约略之意也，亦即提纲挈领，知其要略，高度的概括，理论的升华，由量变到质变。博与约是相对的，无博之约谓之"浅薄不通"，由博返约才能学有所成。台湾学者钱歌川云"要言不烦""文贵乎简"；《宋史·李龟羊传》中云"学识正大，议论简直"。张景岳在简述《内经》时云"其文义高古渊微，上极天文，下穷地纪，中悉人事，大而阴阳变化，小而草木虫鱼，音律象数之肇端，脏腑经络之曲折，靡不缕指而胪列焉"，可见

《内经》里文章十分简练，言简意赅。《伤寒杂病论》中的一些例文，文字不多，却蕴含有十分复杂的临床治学的众多内容。

（3）精　业精，精益求精也。理论精、临证精、法度精、方药精、文章精等，除此还必须要有精密性、严肃性、深刻性、纯熟性。《伤寒杂病论》可谓千古不朽，一症之辨，一方之变，一药之用，剂量之设，都是十分精辟的；叶天士之"在卫汗之可也""透风于热外，渗湿于热下""久病入络"等都是千古名言；再者叶天士《临证指南医案》中很多医案，言简意赅，精辟准确。

（4）深　深度，亦即深刻性，渊深，深厚。中医学问至深，可说是"专"了，只有深入，自然专业（一），只有专一才能达深。中医学科很多，越分越细，一个人精力不可能穷极所有，只能在广博的知识面的基础上，通过进一步约略提高，达到精深的程度上，最后才能专一（业）出成就、出成果，否则学"广"无名矣。

（5）灵　灵感、灵性、悟性，亦即感悟灵验。其基础必须具备知识面的广博，思维的敏捷，逻辑性强等，才能构成灵感出现的必要，没有这些基础的灵感，是空想、幻想。医学的灵感更是如此，必须建立在整体观念、辨证论治的准则下。

（6）辨　分辨、辨别、辨证，亦即思而辨之，分辨人与自然、男女之别、内外之别，阴阳的属性，三因之鉴，五行间的关联，治则方药的选择等。辨亦有准则，依法而辨。古人云："三思而行"，中医之辨亦须"三思而辨之"。乃辨而不误也。

（7）变　变数、变化、变动、活动，变活等亦是也，亦即圆机活法。中医特点是具有恒动观的，人与自然是统一整体，人亦是小自然。无论是其生理还是病理都是在变化的。所以认识人的生理病理以及论治都要在活动中求得平衡，正如《素问·六微旨大论》中云"夫物之生，从于化，物之极，由乎变，变化之相薄，成败之所由也……成败倚伏生乎动，动而不已，则变作矣"。生老病死都是运动变化所为，所以应变而变，不可拘泥于教条。

二、层次分明

1. 项目分明

医案的书写要求必须项目填全，男女老少、地域差异，四季的分别，职场的不同，体质强弱，女性的经带胎产等，均有助于对疾病的认识和诊治。

2. 叙辨分明

每一例病证均有它的发生发展变化的过程，每个时段的诊治均有不同，在医案中描写叙述前阶段证候时同时辨析。并能辨析推测其发展过程和疾病的进展，我们在学习《伤寒论》时，认识到疾病的传变规律以及症状的变化和不同，论述时要前后联系，分清层次和阶段，对诊治有十分重要的意义。

3. 论治分明

论治是治疗疾病的手段和方法。治疗原则和治疗措施是否确当精准，则取决于辨证的正确与否，而辨证的正确性又有待于治疗效果的检验。同一个疾病有不同证候，也有不同病出现同一个证候，此时中医的治疗不依于病，而是依于证，辨清证候，而证候又是变化着的，这就要求我们医者，变化中观察，观察后辨证论治，不可机械地固守一法治疗到底。

4. 书写分明

祖国医学是中国传统文化中的一个重要组成部分，具有实用性的特点。同时文化是要讲究艺术的，中医者书写医集案例则要求文字洒脱秀丽，让人赏心悦目。古人云"字形如人"，古代大都医家即为书法家；文理畅达，研习中医必读多篇古典医籍，必具一定文采。论述医理必能畅达易懂，使人无生涩之感；引经征典，必须符合此案例，不可牵强，必须引用正确；条理清晰，叙述之不可遗漏，亦不可赘说，去除一些"也许""大概""估计""假如"等等不实之词，前后分开阐述，亦不可断章取义，有论有据，病证相合，以证论治，连贯一气，始终如一。

三、突出辨证

1. 先叙后辨

辨证是医者通过将四诊及现代的理化检查搜集得来的所有临床现象包括症状和体征，在中医基础理论指导下，进行分析、综合，辨别疾病的原因、性质、部位，以及邪正之间的关系等，然后做出辨别证候的结论。在此之前必须要有完整详细及条理清晰的证候叙述。由叙述引出辨证，所以客观准确的症状叙述才能得到正确的辨证。

2. 夹叙夹辨

夹叙夹辨是医案书写的一种方式。其类有二：①将病证发生的前后分为二阶段或三阶段、四阶段地进行叙述和辨证，从中看出疾病的发生以及是否进展或康复的情况；②阐述现阶段的证候分析时对某一二症状的辨证分析，然后汇总得出最终的辨证结果，此则录案方式具有文学性。《清代名医医案精华》中的一些医案中常用。

四、环环连接

医案的记录要求严格，全程必须连贯，环环连接，无论在四诊的叙述、体格检查或理化检查，都应有序进行。有根有据，脉、因、证、治齐备，尤应注意彼此间的衔接以及病情演变的连贯性，以使每则医案以及每次的载录都自成系统。具体体现在医嘱与病程录、病程录与出院记录、医嘱与检验单、检验与病程录、四诊与辨证、辨证与辨病、辨证与治则、治则与方药、药物的炮制煎服、治则与调护等缺一不可。

五、真实规范

应在认真而又真实地运用四诊加理论化检查、仔细搜集病史及其临床表现的基础上，加以全面客观地叙述和分析，不可故弄玄虚，夸大其词，隐瞒藏匿。凡涉药物剂量，煎服法，以及可疑病史，引经据典时更应反复核对，严谨做事。医案作为医疗文件，又是具有一定法律效应，所以及时规范、严谨认真地书写医案十分重要。

六、医文结合

医学与文学自古以来不分家，很多的古代医学家也是文学家，众多的文学家亦精通医学，祖国医学的形成离不开众多的自然学科和古代哲学的影响，中医也属于自然科学之一。自然科学的发展，从来都是相互渗透、相互促进的，如医学与天文学、历法、气象、农业、数学、化工业等，为中医学理论体系的形成奠定了科学基础，再如中医又有意识地运用我国古代的唯物论和辩证法观点，如一元论（精气学说）、阴阳五行学说等。所以中医学即是科学的，又是文学的、哲学的。中医人习医迄始必须先习文、哲、史、自然科学等各类书籍与古典，就是我们之前所论及的知识面"博"的问题。《黄帝内经》就是这么一部百科全书。

七、救误纠偏

临证失误是医学活动中的存在的现象，不论在何时、何地、何人都难免不发生诊治失误，有大误、小误之别，有易发现和不易发现之差，导致失误的原因很多。

清代著名医家喻嘉言云"医为人之司命，先奉大戒为入门，后乃尽破微细诸惑，始具活人手眼，而成其为大医。"学会辨误救误是一个医者的必要技能和本领。临床失误综合而论主要体现在两方面，一是病家，疏忽大意，讳疾忌医，迷信权威，不守医嘱等；二是医者，主观主义（主观臆断、先入为主、自以为是），概念主义（片面思维、无整体观、浮浅不深），经验主义（习惯思维、辨证不够），教条主义（呆板读书、机械不活、固守局域），盲从主义（人云亦云、缺少定见、不辨是非）。

如何救误纠编，首先要求医者诊病前以敬畏生命为准则，怀怜悯之心，操高尚之品德，全心全意诊治患者，不断加强学习医学知识，知常达变，综合古今医学之经验，为己所用，胆大心细，灵活变通，用药精准。正如吴鞠通云："兵贵神速，机圆法活，去敌务尽，善后务细"，此之谓之。

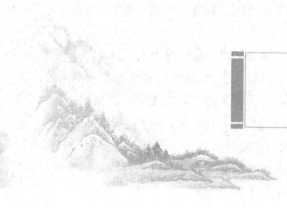

第五章
医经心得

第一节　伤寒论方药运用规则探讨

张仲景千百年来为历来医家尊为"医圣"。所著《伤寒论》和《金匮要略》被列为经典，其主要因素概括起来有三点：①《伤寒论》和《金匮要略》经过若干年来的医疗实践证明，是治疗热性病和内伤杂病的有实用价值的临床专著，并且具有普遍的指导意义；②张仲景在这两部经典著作中，把《内经》的理论和具体的医疗实践相结合，创立了"辨证论治"；③张仲景组方用药法度严谨，并用于临床证实有较高的实用价值，并且成为后世方剂学的楷模。先师对张仲景组方用药的一般规律作如下初步的探讨。

一、以法制方，秉承岐黄经旨

方源于法，以法制方，按方类证，凭证遣方，是仲景组合方剂的基本特点。就《伤寒论》而言，药仅87味、组方113首，统六经之病，治十二类证，包含八法，列举七方，应23种变证，救47条误治。

一首方剂，能否经久不衰地为人们所喜用，主要决定于它的临床实际效应。要达到这一点又主要决定于是以法制方，还是拉杂成方。仲景所制方剂，自古迄今，历经千百年的临床实践，越来越为人们所推崇，其主要关键即在于以法制方。《伤寒论》包含汗、吐、下、和、温、清、消、补八法，有法有方，方随法变，法圆方活。而这八法的运用，又源于《内经·素问》

治则思想的指导。正如仲景原序云："撰用《素问》九卷，八十一难，阴阳大论，胎胪药录，并平脉辨证，为《伤寒杂病论》含十六卷"，这说明仲景制方，不是纯经验的，而是在《内经》的治则理论的指导下，经过严格的药物筛选，再经过临床实践验证而制成方的。

二、君臣佐使，配伍法度精良

古人认为一个国家是一个组合单元，一首方剂也是一个组合单元，而不论是何种组合单元，都应有严密的组织程序。这就是君、臣、佐、使。这种类比，虽然未必确切，但也说明一些问题，方剂配伍，如果不循法度，就必须导致拉杂。仲景所制方剂，基本上是遵循君、臣、佐、使这种法度的，方为证设。如果一个证候群里，只有一个主要矛盾，那么即选一味主药为君，其余臣、佐、使，也仅各配一味。如麻黄汤，药仅四味，则以麻黄发汗为君，臣以桂枝解肌助之，肺主皮毛，则佐以杏仁宣肺，使以甘草调和其中；又如桂枝汤，以桂枝辛温发散为君，则以芍药酸敛为臣，君、臣相辅，散中有收，佐以甘草甘平和中气，使以姜枣调和、生姜之辛温亦可助桂枝之散，大枣甘平亦可助芍药之收。麻黄汤、桂枝汤配伍只有四味，君、臣、佐、使各司其职，在《伤寒论》113 方中，就有 30～40 首之多。对于在一个证候群里，如果有两个突出的主要矛盾，就选用二味主药为君药，配以臣、佐、使。一般来说，仲景用二味君药组成的方剂是不多的。总之，仲景的方药配伍，法度精良，君、臣、佐、使层次井然，各得其位、各司其职、各尽其用。

三、少而求精，旨在效专力宏

《伤寒论》113 方，用药仅 87 味，其中单味方 5 首，2 至 6 味 80 首，7 至 10 味 25 首，11 味以上 3 首，3 至 5 味药组方最多。六经主证所用之方，大多药味不繁，所用剂量，重者一斤，如白虎汤中石膏、桃花汤中赤石脂均为一斤，轻者一枚，如苦酒汤中鸡子一枚。所用品种亦大多不出《神农本草经》所载范围。由此可见，仲景制方，取数少、用量大、选药良、配伍精，旨在效专力宏。仲景制方其所以少而精，可能有三方面因素：①临床辨证准确，能在错综复杂的疾病矛盾运动中，抓住主要矛盾，予精锐之师解决之，不至于指下了了，胸无成竹，纠乌合之众，拉杂成方；②仲景制方严格遵循岐黄经旨，君、臣、佐、使，统于一体，君不可多君，臣宜乎精明，佐不可拉杂，使宜乎纯良；③中药的品种，是随着时代逐渐增加的。汉唐以前，药物专著不多，以《神农本草经》为主，所以仲景用药也受当时的历史条件影响的，又且即《伤寒论》治寒以热，重在温阳，所以仲景在《伤寒论》方剂中选用的温热药较多，因此，当时入选的药物又受此影响，故而品种选择就更少了，这也可作为我们研究仲景用药范围的参考。至于用量大小，实践证明，除剧毒药物外，只要认证准确，中药剂量运用的增减幅度是比较大的，经方量大，用之对证，其疗效亦较高。

四、主方不变，随证加减变通

伤寒六经，各有主证，各设主方，方因证设，证变方亦变。但仲景方药的变化是有严格规律可遵循。一般说来，主证不变，主方亦不变，兼证变，则以主方随证加减，但不论加味或减味，都不轻易更换主方之君药。《伤寒论》虽有 113 方，但主方只有 8～9 首，如太阳病取桂枝、麻黄为主，组成桂枝汤、麻黄汤，以桂枝汤加减的方剂有 22 首，以麻黄汤加减的有 14 首；少阳病取柴胡为主，组成大、小柴胡汤，以此加减的有 7 首；阳明病取石膏、大黄为主，组成白虎汤、承气汤，以白虎汤加减的有 3 首，以承气汤加减的有 9 首；三阴病取人参、附子、干姜为主组成理中汤，四逆汤、真武汤，以此加减者共有 17 首。总之，一药组成多方，一方加减多变，变方顺应证候，加减遵循法度，这是仲景运用方药的特点之一。

以桂枝汤为例，桂枝、白芍配合者有 11 首，桂枝甘草配合者有 11 首，两类方剂，总共只有 25 味药，大多以桂枝为君，辅助其他药味，则严格地根据辨证加减，其加减的幅度也仅 1～2 味药物，或原方不变，仅调整剂量。如桂枝汤倍白芍加饴糖，则为小建中汤，加人参则为新加汤，加重桂枝用量名为桂枝加桂汤等，变方虽多，但绝无喧宾夺主之弊。

五、寒温并用，深谙阴阳奥义

治寒以热，治热以寒。寒为阴证，热为阳证，祛除寒热之邪，调整阴阳平衡，这是《内经》的治疗原则之一。这一治法原则是普遍适用于一般证候变化规律的，仲景制方也是严格遵循这一法则。然而疾病变化是错综复杂的，阴阳并病、寒热夹杂，在临床上屡见不鲜，对于这种证候的特殊变化，仲景深谙阴阳奥义，匠心独运，打破方药配伍的习用常规，特殊情况，特殊处理，以寒性药和温性药适当配伍，如黄连汤、乌梅丸等；在温热药中少佐寒性药，或借以清解，或借以泄下，如大青龙汤中加石膏、桂枝汤中加大黄等；在寒性药中少佐温性药，或借以温散、或借以补中阳，如附子泻心汤中用附子、桃核承气汤中用桂枝、甘草等。诸如此类寒温并用的方剂就有24首。

六、攻补兼施，祛邪不忘扶正

仲景在《内经》"邪之所凑，其气必虚"的思想指导下，辨证地运用了"扶正祛邪"这一治疗原则。"邪"和"正"是对立、统一的一对矛盾。在治疗上，"扶正"即是为了"祛邪"，"祛邪"亦是为了"匡（扶）正"。在一定的情况下，祛邪和扶正必须同时进行，这就是"攻补兼施"。《伤寒论》方中纯为祛邪而设的，仅有31首，其余均为攻补兼施而设，或以扶正为主，少佐祛邪，或以祛邪为主，少佐扶正。仲景运用"扶正"的药物，一般均以人参、附子、甘草、生姜、大枣最多，偶或也用当归、生地黄、阿胶等，很少用黄芪，其中用甘草、姜、枣最多，其次为人参、附子。由此可以看出，仲景的"扶正"，以顾护阳气，重视胃气为主。如白虎汤或白虎加人参汤，在大剂辛凉剂中用粳米顾护胃气，加人参以扶正气，以免重寒败损胃气，大热伤及气阴。

七、注意炮制，更重煎法服法

《伤寒论》的实用价值，还在于十分注意所选药物的炮制，以及煎药方法和服药方法。对所选药物的炮制，《伤寒论》中包括了20多种炮制方法，而每一种方法都有严格规定。有些药物炮制则列为常规，如桂枝必去皮，甘草必用炙，杏仁去皮尖，生姜要切开，麻黄必去节，大枣要擘、半夏需洗、大黄后下、芒硝冲化，附子要炮、去皮、破八片，巴豆去皮、芯熬黑、研如脂，蜀椒要出汗，淡豆豉要绵裹等。处方药特殊的炮制方法另外注明，说明清清楚楚。煎法、服法，《伤寒论》每一方后都有详尽说明，概括起来约分三种情况。

（1）依据药物的药理特性，决定"先煎"还是"后入"及煎煮时间和服量多少。如仲景用麻黄，"以水九升，先煮麻黄减二升，去上沫，内诸药，煮取二升半，去渣，温服八合，复取微似汗，不须啜粥，余如桂枝法将息"，这里明确指示麻黄汤必须分二段的煎药法：先煮麻黄以水九升，煎耗去二升为度，去上沫，后入诸药，再煮，煎耗去四升半，还剩二升半，为度。可以

187

看出从九升煎耗到还剩二升半是需要相当长的煎煮时间的。服药时又必须注意四个问题：①要"温服"不可"冷服"；②复盖衣被取"微汗"，不可"大汗"；③麻黄汤证为表实证，"不须啜粥"以和胃气；④只服八合，还剩三分之二，若不汗者则如桂枝法，"更服""又不汗，后服小促其间"。以汗出邪去为度。

（2）结合患者的体质状况，决定服药份量和炮制方法。仲景不但在选方施治时注意患者的体质状况，而且在服药方面，也十分注意患者的体质状况，如桂枝汤为伤寒表虚证而设，故令服药后"啜热稀粥一升余以助药力"。所谓"以助药力"即令谷气内充，胃气和顺，而为酿汗祛邪之意也。而麻黄汤为伤寒表实证而设，故服药后"不须啜粥"以其正气不虚故也。又如十枣汤取芫花、甘遂、大戟等分研末，以大枣汤调服"六至八分，壮人可服至一钱半"。三物白散亦明确规定"壮人者每次可服一钱，弱者每次只服四至五分"。

（3）根据病性变化，决定具体服药方法。约有以下四种：①"不必尽剂"，《伤寒论》中处方药量均较重，但很多方药都不是如数尽剂而服，多数嘱其"不必尽剂"，或服1/2，或服1/3，或服2/3。如桂枝汤"以水七升，微火煮取三升，去渣，适寒温服一升……若一服汗出较差，停后服，不必尽剂"。仲景用汗法，均以得微汗为度，不可过剂，大汗伤阳。用下法以得下为度，不可过剂过下。过汗过下，易伤正气。如大承气汤强调煎成后"分温服，得下，余勿服"。②后服小促其间，如服桂枝汤后"若不汗，更服依前法又不汗，后服小促其间，半日许，令三服尽"。这样少量多次地服用，在于促其汗出。而且又不至于令其过量大汗。③少少与饮之，仲景运用发汗、攻下两法都十分慎重，汗不可过汗，下不可过下，以邪去为度。对于邪入阳明，尚未成腑证之实热者，不可早下或大下，只宜小剂治疗，如"得病二三日，脉弱，无太阳柴胡证，烦躁心下硬，至四五日虽能食，以小承气汤少少与微和之，令小安"。④"日二服""三服""五服""或日再，夜一服""顿服"，对于一般情况，仲景多采取一日一剂，一日二服的服药方法。但对于温阳四逆，则可一剂煎成顿服，如四逆汤、干姜附子汤，以水三升煮取一升，去渣顿服。对于病情稍重，邪已去表入里，则"日三服"，或日夜都要服药，如小柴胡汤、黄芩汤。对于病情较深的厥逆重症，也可"日五服"，如当归四逆汤，"以水六升，清酒六升，和煮饭五升，去渣，温分五次服"。

近代较长时期以来，对中药的服法，多数不分病情变化，无问成人小儿，一日一剂，一日两次服完，习以为常。今天学习《伤寒论》的服药方法对我们临床治疗仍有着十分重要的现实意义。

总之通过学习研讨《伤寒论》方药运用规则，深深体会到治疗一个疾病从诊断-处方-服药-治愈是一个系统工程，先师教导我们其中任何一个小环节，失慎都是不行的。历代医家大匠其所以为世人尊崇，最主要是他们有严格地治学精神和严肃地科学态度。正如《伤寒论》仲景序云："乃勤求古训，博采众方"，"勤求"和"博采"是一切科学技术取得成功的必经之路。

第二节　《内经》胃不和则卧不安的临床探析

《素问·逆调论第三十四》："不得卧而息有音也，是阳明之逆也，足三阳走下行，今逆而上行，故息有音也。阳明者，胃脉也，胃者六府之海，其气亦下行，阳明逆不得从其道，故不得卧。《下经》曰：胃不和则卧不安，此之谓也。"

张介宾注曰："阳明为水谷之海，气逆不降，则奔迫而上，所以不得卧。不安，反复不宁之谓。今人有过于饱食，或病胀满者，卧必不安，此皆胃气不和之故。"

朱丹溪又注："胃强多食，脾弱不能运化，停滞胃家，成饮成痰，中脘之气，窒塞不舒，阳明之脉，逆而不下，而不得卧之症作矣。"等等。

"胃不和则卧不安"涉及两个方面。一是"胃不和"；二是"卧不安"。"胃不和"之因有很多，此处"胃脉"乃中焦脾胃之谓也。脾胃不和则是脾之不运不升、胃之不纳不降，所产生的临床证候众多，如脘腹部的饱胀、疼痛、嗳气、泛酸、嘈杂、纳呆、呕吐、呃逆、便秘、泄泻等。胃处中焦，心处上焦，古人常把胃称为"心下"。胃与心相邻，心与胃的病证相互影响，脾胃不和而胃失和降则致胃阳上逆，犯于心位，心之阳火不得潜降。阳不入阴，而产生"卧不安"。又肝胆主情志，脾胃位于中焦，属土，肝胆属木，五行之中木克土，所以又常因脾胃之病而反克或木克土不力或过克亦可致"卧不安"也。"卧不安"亦不单单是指失眠的意思，也有卧后饱闷，卧而心烦，卧而不宁等含义，张仲景在《伤寒论》中曾论述过"胃不和，烦而悸"。

现代医学认为胃肠道是人体的第二大脑，胃肠道不是简单地由肌肉和黏膜、血管等组成的管腔，而是在复杂的神经系统支配下发挥功能作用的一个整体。具体地体现在两方面：一是肠道丘脑自主神经系统的支配，如一个人在情绪不好的状态下，会出现脘腹饱胀、嗳气、不思纳谷、口干不欲饮等胃肠道的"胃不和"之症状，或会加重原有的胃肠道疾病。二是胃肠道本身尚有自动调节的神经系统，即肠肌间神经丛与黏膜下神经丛，与脊髓神经元相仿。又发现胃肠道内的肽类激素也存在于脑内，作为神经信息的遗传物质，称为脑肠肽，这也提示着神经系统与胃肠系统之间的内在联系，所以胃肠道疾病又会影响神经系统方面，所以胃肠道疾病常伴有失眠多梦、心烦焦躁、喘闷不宁等。

临床中此类患者十分常见，常因慢性胃炎、消化性溃疡、功能性消化不良、慢性结肠炎等而伴见失眠、焦虑、抑郁、心律失常等症状，先师常把这类病证辨为肝脾不调型、肝胃不和型、心脾两虚型、胆胃不和型等，此时存在着疏肝、柔肝、温胆、利胆、健脾、运脾、和胃、清胃、养胃、养心、宁心、安神、解郁等法则。然宁心安神、疏肝解郁则须贯穿于每一则治疗中，先师常使用合欢皮、合欢花、首乌藤、郁金、五味子、淮小麦、龙齿、酸枣仁、茯神、远志、珍珠粉、琥珀粉、百合、莲子等，肝气条达、心神安宁则"卧安"。

第三节 《黄帝内经》之"浊邪致病"在临床中的指导意义

"浊"在《黄帝内经》描述中既是人体生理功能的一个概念，称之为"浊阴""浊气"，又是一个引发人体疾病的病理概念和因素，称之为"浊邪"。如"清浊相干，命曰乱气"（《内经·灵枢·阴阳清浊》），"诸转反戾，水液浑浊，皆属于热"（《素问·至真要大论》），"清气在下，则生飧泄；浊气在上，则生䐜胀。"（《素问·阴阳应象大论》）等，后世医家也做了众多精辟论述。"浊邪"之分有外感、内生者，外感为外感秽浊之邪，内生之"浊邪"乃人体内肺、脾、肾、三焦等脏腑的水液代谢转化失调，以致水液无规则停聚成水饮、湿、痰、浊之邪，如"浊邪"不解，则会产生浊瘀交结和浊毒内生等危重病候。对于"浊邪"的研究以上海中医药大学王其庆教授和河北省中医院李佃贵教授的研究较为深入。先师则从临床实践中所触及的"浊邪"给予了一定的阐述，现整理成文。

"浊"者，有重浊、浑浊、秽浊、污浊等含义。浊邪乃阴秽之气，具有重浊黏腻、胶滞难化、缠绵反复之特点，常与瘀、毒相交，外滞形体，内凝脏腑，病程往往迁延难愈，变证多端，内浊之邪常为水液代谢失常所致，乃肺、脾、肾、三焦等脏器功能的失常，而致水液不循常道，停聚于人体众多部位而发病，"饮入于胃，游溢精气，上输于脾，脾气散精，上归于肺，通调水道，下输膀胱，水精四布，五经并行。"（《素问·经脉别论》），张景岳又给予明确的论述，"盖水为至阴，故其本在肾；水化于气，故其标在肺；水惟畏土，故其制在脾。"（《景岳全书·肿胀》）。由于各种致病因素而致水精乱布，聚而成为"水浊""湿浊""痰浊"之邪。

1. 水浊

多为水液代谢失常而发病的初期状态。

① 水浊上犯：头昏、脑晕、耳鸣等。

② 水浊聚肺：咳喘等。

③ 水浊凌心：心悸怔忡，喘息等。

④ 水浊停胁：悬饮等。

⑤ 水浊停心下：胃痞，呕吐等。

⑥ 水浊溢肤：皮饮、皮水、水肿等。

⑦ 水浊聚中：臌胀等。

⑧ 水浊在下：癃闭等。

治疗大法：利水化浊，逐水祛浊。

药物选用：防己、猪苓、茯苓、泽泻、车前子、滑石、通草、木通、冬葵子、马鞭草、辣蓼、萆薢、淡竹叶、甘遂、大戟、芫花、蝼蛄等。

案例：王×，女，48岁，工人，1981年8月23日初诊。1个月前突发水肿病，尤以双下肢浮肿为甚。在县医院做多项检查无特殊，拟水肿病予西药双克、氨体舒通治疗4天，水肿消退甚快，欣喜而停药。三天后周身浮肿又起，又服上药再退。1周前停药，昨天病证又起甚是恐慌。故延至先师处诊治，确诊为"特发性水肿"。

恙乃平时劳作过度，脾气虚弱，水湿之浊邪内生，泛溢肌肤而为"水肿"之病，先师遣通苓散合参苓白术散化裁治之。

太子参10g、白术15g、泽泻20g、猪苓20g、茯苓15g、车前子30g（布包）、细木通5g、瞿麦12g、薏苡仁30g、防己15g、蚕沙10g、桔梗10g、生甘草5g，共7帖。

191

3 帖药后，浮肿已消过半，7 帖药后肿势已除七八，原方有效，上方加陈皮 10g、山茱萸 10g，再用 7 帖而愈，复用 1 周巩固。半年内随访水肿未作。

2. 湿浊

乃水液聚久成湿，湿浊黏滞难去，故而湿浊致病众多而难化。

① 湿浊在上：头痛、眩晕等。

② 湿浊在肌肤：湿疹、疮疡等。

③ 湿浊在经络：湿痹。

④ 湿浊在上焦：胸痹、咳喘等。

⑤ 湿浊在中焦：胃痞、纳呆、呕吐、口中异味等。

⑥ 湿浊在下焦：淋证、癃闭、带下等。

⑦ 湿浊在肝胆：胁痛、黄疸等。

⑧ 湿浊在肠：泄泻、痢疾、肠风等。

⑨ 湿浊夹热：湿温。

治疗大法：渗湿、利湿、化湿、燥湿。

药物选用：薏苡仁、茯苓、泽泻、猪苓、车前子、冬瓜皮、鸭跖草、木通、萹蓄、萆薢、石韦、冬葵子、狗尾草、辣蓼、藿香、佩兰、苍术、草果、菖蒲、砂仁、豆蔻、秦皮、苦参、黄柏、蚕砂、老鹳草、鹿衔草等。

案例：杨×，男，63 岁，农民，1983 年 8 月 2 日初诊。患者半年来自觉胃痛作胀，嗳气纳呆，曾在地段医院做上消化道钡剂摄片示：①胃炎；②胃下垂。予胃复安、丙谷胺、补中益气丸、保和丸等治疗，病证不减，故请先师诊治，询得胃脘部饱胀疼痛，嗳气频作，不思纳谷，口中有异味，大便难解黏滞，面黄乏华，苔白而垢腻，舌质偏淡，脉细滑。

恙属湿浊之气壅塞中焦，脾胃不和，脾不运化，胃失和降，治以祛湿化浊、和调脾胃，劝其服用中药水剂，以《医方类聚》草果平胃散加味治之。

苍术 10g、厚朴 10g、陈皮 10g、法半夏 10g、茯苓 15g、草果 10g、枳壳 10g、紫苏梗 10g、炒防风 10g、炒薏苡仁 30g、生甘草 5g、荷叶 10g。

7 剂煎服。药后病症大减，苔去过半。原方有效，加炒山药 20g，煎服，又用 2 周，诸证悉除而愈。

3. 痰浊

痰为湿之渐，稠浊黏滞是其特性，无处不在是其特点，痰浊形成之后，随气而行，在人体内外、上下无处不到，形成痰浊之病候繁多，症状极为复杂。正如沈金鳌在《杂病源流犀烛》中记载："痰之为物，流动不测，故其为害，上至巅顶，下至涌泉，随气升降，周身内外皆到，五脏六腑俱有。"举凡各科的疑难杂症，无法以其他证型来论治的，或治而不愈者，多少与痰浊有所关联，所以中医又有"百病痰作祟""百病兼痰"之说。

治疗大法：化痰、利痰、泻痰、豁痰。

药物选用：化橘红、法半夏、白前、浙贝母、川贝母、桑白皮、前胡、竹茹、海浮石、天竺黄、瓜蒌、胆南星、皂荚、石菖蒲、白附子、芥子、莱菔子、紫苏子、葶苈子、磁石等。

案例：郭×，男，61岁，农民，1979年2月20日初诊。2周前因感冒、咳嗽、咽痛、喷嚏，3天致咳嗽加重，咳痰白黏，即在当地村卫生室予庆大霉素肌注3天无效，咳嗽更甚，且喘而不得卧，喉中时有哮鸣声、痰黏难尽，时汗出，不思纳谷，大便干结，1周未解，身不热。旋请先师诊治，询得有支气管炎病史。此次外感，引动内伏之宿痰，阻塞肺窍，肺气不利。故而治疗则以泻肺祛痰、利肺止喘，方拟三子利肺汤加味。

紫苏子10g、芥子5g、莱菔子20g、五味子10g、葶苈子30g（布包）、白前10g、前胡10g、杏桃仁各15g、化橘红10g、生甘草5g，3帖。

药后每日解便3次，肠鸣、喘嗽明显改善，已能平卧，然疲乏无力，不思纳谷。泻下伤脾，故二诊先师加茯苓30g、炒薏苡仁30g、炒山药30g，前后先师以上方略施增删调理1月余，病证而愈。2年后随访未作。

再有"秽浊""浊瘀""浊毒"等说，此文不作多赘。

第四节 "温病法在救阴"的解读和临床运用

"温病法在救阴"之说法，是与"伤寒法在救阳"的概念相对而言。"伤寒法在救阳"是指伤寒病的诊治过程中，凡病邪、病机、证候都突出一个"寒"字，寒能伤阳，所以治法以辛温为主，用药多温燥，即使寒邪化热，而致阴（津）伤，仍不先救其阴（津），而是以救阳为先，正如陆渊雷说："津伤而阳不亡者，其津自能再生；阳亡而津不伤者，其津亦无后继。是以良工治病，不患津之伤，而患阳之亡。阳明病之津液干枯，津伤而阳不亡也，撤其热则津自复；少阴病之津液干枯，阳亡而津不继也，回其阳则津自

193

生。桂枝加附子汤之证，伤津而兼亡阳也，仲景则回其阳而已，不养其津，学者当深长思之"，乃阳气恢复自可化生津液也。但我们读遍《伤寒论》中也不乏寒邪化热伤阴耗液之证，亦可使用养阴生津之法者，如白虎加人参汤、炙甘草汤、黄连阿胶汤等，但是整篇《伤寒论》还是以救阳为主法则。

而"温病法在救阴"之则是温病的诊治过程中，感受温热之邪后所使用的主要治疗大法，当然温病中有温热病、湿温病之分。"救阴"法主要用在温热病，"温热"为阳邪，易伤阴动血，温热病感受的是温热之邪，未病之前多为阴虚火热或阳盛内热之体，既病之后，热变迅速，两阳熏灼阴伤尤甚，极易出现津枯液涸之变，且热炽与阴伤互为因果，终将肝肾之阴液劫竭。叶天士曾云："热邪不燥胃津，必耗肾液"，所以贯穿于温热病整个发展过程中的具体治法，是以"救阴"为重。

辛凉透表、辛寒清气、苦寒攻下、清营凉血、清心开窍、凉肝息风等法则是清除温热之邪以保津的间接救阴之法，主要用于温热邪候不久，或阴伤不甚者，则以祛邪为主，以清热而救阴。另有甘寒生津、咸寒滋肾、滋阴息风、甘酸敛津等法则，是直接滋补阴液的救阴法，主要用于邪气深入伤阴较重，有亡阴之危候，或邪气被清，阴液大伤者，则是救阴扶正以尽邪，正所谓"留得一分津液，便有一分生机。"

1. 案例一

邢×，男，47岁，工人。1981年3月24日初诊。10天前因恶寒发热、头痛、咽痛、咳嗽，在厂卫生室予口服安乃近、复方新诺明、板蓝根冲剂等治疗，药后病症不减，高热，咳嗽，咳吐黄色黏痰，胸痛，即去县医院查治，诊断"大叶性肺炎"，予大剂抗生素和激素治疗。4天后，大汗出，高热退，咳嗽减，口干引饮，精神委顿，舌质红干无苔，脉细数，即请先师诊治。

病恙风温，前医予大剂抗生素和激素治疗，劫邪而伤津，大汗同时阴液被耗，再询大便已8日未解，每日午后低热。胸透示：肺炎病灶已有部分吸收。恙乃邪热壅遏肺胃，肺胃之气不降，阳邪熏蒸阴液，阴液被劫，先师思得"急下存阴"，停输液，以宣白承气汤化裁治之。

杏仁15g、生大黄（后入）10g、生石膏（先煎）30g、全瓜蒌15g、鱼腥草30g、败酱草30g、牡丹皮15g、黄花地丁30g、生甘草5g，3帖。

3天间便下硬屎及溏便四次，身热尽退，无汗出，口干明显好转，稍咳少痰，病证向愈。再以鱼腥草 30g、薏苡仁 30g、百合 30g、浙贝母 10g、败酱草 30g、黄花地丁 30g、紫花地丁 30g、土茯苓 30g、石斛 10g、生甘草 5g，治疗 2 周而愈，口已不干，舌已不红，热退不咳，胸透复查：病灶基本吸收。

2. 案例二

华×，男，29 岁，瓦工。1979 年 4 月 15 日诊。12 天前因高热、头痛、呕吐，在公社卫生院予以输液抗感染治疗，3 天后病症不解，反而加重，高热不退，达 40℃，头痛欲劈，项强，呕吐频作，为胃内容物，遂来县医院住院治疗，经各项理化检查后确诊为"流脑"，即为对症处理，并请先师诊治。

诊为"春温"，予白虎汤合清温败毒饮化裁，直清邪热，并含有截病之意，以防邪热深入营血之分。

生石膏 150g（先煎）、知母 10g、牡丹皮 20g、金银花 30g、葛根 15g、野菊花 30g、板蓝根 30g、蒲公英 30g、川芎 15g、淡竹叶 30g、钩藤 20g（后下）、生甘草 6g，2 帖。

药后身热渐退，最高有 38.5℃，头痛亦有减轻，呕吐剧减，一日 2 次，已能进食流汁，病症好转。原方加连翘 15g 连续 1 周，身热尽退，不吐，已能进食，头痛绵绵，下床后头晕不能站立，口中不欲多饮，舌质干红而降，苔光舌瘦，脉细数。查血常规和脑脊液常规已接近正常，病症趋于稳定。然从证候来看，温病后阴液被伤，肝肾不足，故而后期以滋补肝肾，养阴而息风。

枸杞子 20g、杭菊花 10g、天麻 30g、川芎 10g、炒白芍 30g、生地黄 15g、玄参 10g、麦冬 10g、牡丹皮 15g、山茱萸 10g、淡竹叶 10g、生甘草 5g。

前后共用一个月，头痛头晕除，舌已生薄白苔，舌体略红，病证而愈。

湿温病也是属于温病的一部分，而其发病因素是湿与温热之邪合而为病，未病之前多系脾湿内盛，脾阳不振的体质，既病之后，因湿为阴邪，更易遏伤阳气。所以湿温之病大都是围绕着湿邪来治，其治则主要是芳香化浊、苦温燥湿、淡渗利湿、辛开苦降等，即使针对温热之邪也只是清热化湿、清热利湿、清热燥湿等法，不可以适用"温病法在救阴"之说。然而在临床中，对于湿温病诊治过程中，重症患者常见湿温之气燥化而伤阴动血之危候，必以救阴安络为急则，不可固于湿温病不可救阴之说。

3. 案例三

仲×，男，58岁，农民。1989年10月9日诊。发热3天不退，即在乡卫生院住院治疗1周，病症不解，身热不退，朝轻暮重，时达40℃，汗出不解，头身困重，时腹痛，不思纳谷。即来县医诊治，查血培养见伤寒杆菌，对丁胺卡那、氯霉素高敏，即回乡卫生院以上药治疗5天，高热不退，消瘦疲倦。遂请先师给予诊治。

证属湿温病气分热盛，应防入营动血。即拟白虎加苍术汤加减。

生石膏150g（先煎）、知母10g、六一散30g（布包）、黄芩15g、金银花30g、苍术10g、牡丹皮15g，3帖。

还未服药即出现便下紫酱粪便1次，量约50mL，遂以原方加茜草炭50g、地榆炭30g、棕榈炭30g、藕节炭30g、血见愁30g、白及10g。交代病情，3帖前后身热渐退，大便3日未解，前方有效，继用5帖。身热尽退，然患者时烦躁，口干欲饮，精神疲乏，面黄两颧潮红，见舌红绛，苔光，脉细数。先师诊察为凶兆之症，阴伤极甚，虚躁内生，极可能伤肠络动血。再次交代病情，果不其然，当天夜间便血2次，为紫酱，无肠鸣，腹痛隐隐，即予西药止血剂，中医急救补阴养血安络。

生黄芪50g、北沙参30g、麦冬30g、百合30g、炒白芍30g、仙鹤草20g、茜草炭50g、血见愁30g、藕节炭30g、血余炭15g、地榆炭30g、白及10g、乌贼骨（先煎）40g、生地炭15g、生甘草6g，2帖。

浓煎水剂频频予之。药后阴液得以救养，无以生内躁之火，脉络则安宁，血出乃止。后以上方加用健脾之品，调整1个月而愈。

第五节　《医林改错》中活血逐瘀类的临床运用

《医林改错》是清代著名医家王清任所著，他在临床中认识到瘀血是多种疾病的致病因素，所以在数十年的实践中创立了众多活血化瘀的方剂。其实"瘀血"的概念，自古众医家典籍中均有所论述。

《灵枢·邪气水胀篇》称之为"恶血"。

《素问·调经论篇》称之为"留血"。

《灵枢·百病始生篇》称之为"凝血"。

《武威汉简·医方论》称之为"瘀""久瘀"。

《伤寒杂病论》称之为"干血""蓄血"。

《诸病源候论》称之为"积血""留血"。

《丹溪心法》称之为"死血"。

《景岳全书》称之为"血秝"。

《证治准绳》称之为"污秽之血"。

各医家均对瘀血提出了各自的认识和论治，众说纷纭。

王清任注意到有些认识不太确切，所以为了纠正和统一瘀血学说，他做了深刻的临床实践和理论研究。王清任编著了著名的《医林改错》这部巨著，实际上也是一部活血化瘀之专著，对后世的血瘀学说和活血化瘀的治疗学说有着十分重要的意义。

其贡献：①重视气血理论，指出"治病之要诀，在于明白气血"。认为气滞是血瘀的一个重要的因素，又提出了气虚亦是血瘀的致病因素之一，不可忽视，并提出补气活血的原则，由此创立了著名的"补阳还五汤"，以及其他衍生方，如黄芪桃红汤、黄芪赤风汤等。②主张辨证治瘀，辨气血、辨寒热、辨虚实、辨部位。书中 20 多首活血化瘀方剂，各有所辨与所用。③药物组成比较集中，桃红四物是其主方基础，然后根据辨证或增或减，药量亦有调配之奥妙。以下介绍几首常用之活血逐瘀之方剂及先师临床运用之案例。

1. 通窍活血汤

组成：桃仁、红花、赤芍、川芎、麝香、黄酒、老葱、干姜、大枣。

主治：头面部的瘀血病证。如头痛、眩晕、耳聋、眼疾等。

方义：桃仁、红花、赤芍、川芎活血通络，川芎走窜头目，引药上行，头为诸阳之会，口眼耳鼻诸窍之所。麝香芳香走窜，活血散瘀，醒脑而"通诸窍，开经络"。黄酒能升能散，活血通脉，老葱宣通上下阳气，麝香、黄酒、老葱共同引导上述四味活血逐瘀药消散头目部瘀血之候。

病例：秦×，男，65 岁，农民。1979 年 10 月 11 日初诊。3 月前因上树锯木，不慎跌倒，头部碰伤，短暂昏迷。即送医院后苏醒，头痛隐隐，余无不适，回家休息。然一直头痛不已，夜寐不实，盗汗不止，亦服去痛片无效，遂请先师诊治。

恙由头府跌伤，瘀阻脑窍，络脉不通而致头痛，故当活血通窍，化瘀止痛，拟方通窍活血汤化裁。

桃仁 10g、红花 5g、川芎 30g、赤芍 12g、白芷 20g、藁本 10g、白附子 10g、钩藤 15g（后入）、老葱一撮、麝香 1g（研末、兑冲）、珍珠粉 2g（兑冲），7 帖。

病证大减，上方减麝香、珍珠粉、加薄荷 5g，又续 3 周，病证乃愈，随访 1 年未作。

2. 血府逐瘀汤

组成：桃仁、红花、生地黄、赤芍、川芎、当归、柴胡、枳壳、桔梗、牛膝。

主治：血府之瘀血病证，如心、肺、肝、胆、脾、胃、肠、肾、膀胱等脏器瘀血证，适用范围十分广泛，凡气滞血瘀者，均可运用本方治之，是王清任所有方中运用最为广泛的活血化瘀方，被用频率最高。

方义：以桃红四物汤为基本方，改白芍为赤芍，侧重于活血通瘀，养血和血。次之，又以四逆散和调肝脾，理气斡运，"气塞不通，血壅不流"（《奇效良方》），此之谓也，使得气行血亦行。桔梗开胸膈、宣肺气，并引诸药达血府，牛膝导瘀下行，二药配合，升降相因。全方不寒不热、不燥不滞、理气化瘀、宣上达下、通络止痛为一体，乃活血化瘀之第一方。

病例：程×，男，46 岁，干部。1983 年 9 月 20 日初诊。患顽固性失眠已十余年，夏季尤甚，甚则彻底不寐，心悸胸闷，头昏乏力，记忆下降，时时手麻，注意力不集中，曾服多剂安神之方，并服用安定仍不能安寐，亦查多项理化检查无特殊，即请先师诊治。患者面黄晦暗，手足清冷，形瘦纳差，舌苔薄白，舌质紫暗，脉细弦。

诊得失眠多年，心气郁滞而瘀阻血脉，心之阳不能下潜与肾之阴交会，而致心神不宁，故以王清任之血府逐瘀汤化裁治之，"不眠夜不能睡，用安神养血药之不效者，此方若神"（《医林改错》）。

桃仁 10g、红花 6g、赤芍 10g、白芍 10g、川芎 15g、当归 10g、枳壳 10g、川怀牛膝各 10g、首乌藤 20g、远志 10g、五味子 10g、京菖蒲 10g、龙齿 30g（先煎）、炙甘草 5g，7 帖。

药后已能入睡 3 小时，患者甚喜，停安定，原方加黄精 15g，前后服用 4 旬，夜寐已能五小时许，后以天王补心丹、归脾丸交替服用调理。

3. 膈下逐瘀汤

组成：桃仁、红花、当归、川芎、赤芍、五灵脂、牡丹皮、延胡索、乌药、香附、枳壳、甘草。

主治：肚腹之血瘀病证。此肚腹乃大范围，此方主治亦很广，可治血府逐瘀汤证之重证。

方义：此乃以桃红四物为基本用药，改白芍为赤芍，去生地黄，增加五灵脂、牡丹皮、延胡索以加强活血化瘀之功，而治血瘀之重候，又遣偏走中、下二焦之乌药配合香附、枳壳以理中下二焦之气滞，并引领活血之药走中、下二焦，区别于血府逐瘀汤善走上、中二焦。甘草调和药性。本方用药重伐，宜用于气滞血瘀之重证、急候，中病即止，或予配伍扶正之品。

病例：刘×，男，30岁，工人。1987年10月20日诊。半年前因胆结石行胆囊切除术。2个月前因吃冷饮后自觉腹痛阵作，时便泻，曾在厂卫生室以及县级医院诊治，查B超示胆囊切除，余无异常，血常规、心电图、腹透亦正常，予抗炎、止痛等药物治疗，亦予针灸等，均不能改善。腹痛阵作，发作时较甚，便日行二次，不泻。即来先师处求治，查得面黄乏华，痛苦面容，舌苔薄白稍腻，舌质紫暗，脉细弦。

恙属寒邪困中，气机郁滞，瘀阻中焦，不通则痛。治以理气和中、活血化瘀，方遵王氏膈下逐瘀汤化裁。

桃仁10g、红花10g、赤芍15g、白芍15g、当归10g、延胡索30g、五灵脂20g、牡丹皮20g、乌药10g、木香10g、枳壳10g、生甘草6g，3帖。再以花椒醋炒后，热敷。

3天后来诉，药后第2天下午病痛即除，上方得机，再服2周而愈。

4. 少腹逐瘀汤

组成：赤芍、当归、川芎、蒲黄、五灵脂、延胡索、没药、干姜、肉桂、小茴香。

主治：寒凝气滞血瘀病证，但凡中、下二焦之实寒血瘀之肚腹疼痛者，诸如月经紊乱、痛经、带下、产后病以及卵巢囊肿、子宫肌瘤等，或者男科前列腺病变、精囊、睾丸等病变，或腹部外科伤等疾患符合此证型者，均可以运用此方。

方义：此方组成可分三项：①活血化瘀有赤芍、当归、川芎、蒲黄、五灵脂、延胡索，其中有破血之没药的加入，体现了此方治疗的是血瘀重证，尤重于膈下逐瘀汤；②温经散寒用了大辛大热而走散之肉桂、干姜，肉桂偏走下焦，干姜偏走中焦，以散经脉中之寒凝，寒去则瘀血散；③小茴香是本方中的画龙点睛之药，辛温，入肾、膀胱、胃经，有温肾散寒，和胃理气之功，温中、下二焦之寒，理中、下二焦之气，正如《开宝本草》中云："主膀胱、肾间冷气及盲肠气，调中止痛，呕吐。"又《本草汇言》说："其温中散寒，立行诸气，乃小腹少腹至阴之分之要品也。"

所以全方温中、下二焦之寒，理中、下二焦之气，和血破血而逐瘀，寒散气顺瘀去则痛止矣。

病例：胡×，女，54岁，农民。1982年9月20日初诊。4年前曾行阑尾切除术，术后时时腹部隐痛，未加在意。2周前腹痛加重，且以下腹部疼痛为甚，尤以夜间为重，曾在县医院住院，做多项检查，拟"肠粘连"，予抗炎、解痉止痛、导便等治疗，起效不显。面黄乏华，精神疲倦，腹痛不减，呈阵作。经人介绍，出院至先师处诊治，察其舌苔薄白，舌质淡，边有齿印，并有紫气，脉弦。

辨为术后久痛，素本肾虚，寒邪入络，瘀寒交结阻于下元之位，脉络不通而腹痛，急则治其标，治以活血通络，方用王氏少腹逐瘀汤化裁治之。

赤芍10g、炒白芍3g、当归10g、延胡索30g、失笑散20g（布包）、没药10g、王不留行10g、乌药15g、干姜6g、小茴香6g、木香10g、生甘草6g，2帖观察。

药后得矢气频，腹痛即减，甚喜。原方加炒薏苡仁30g，茯苓15g，久病加之住院期间禁食几天，脾气已伤，以健脾益气。前后以上方略施增删共调2月余，随访1年未作。

5. 会厌逐瘀汤

组成：赤芍、桃仁、红花、当归、柴胡、桔梗、玄参、生地黄、枳壳、甘草。

主治：原方的治疗病证是"痘疮""瘟毒烧炼会厌，血凝不能盖严气门"而引起的呛咳、咽痛等，从其药物组成上来看，可以治疗瘀热交阻于咽部而产生的多种证候，如咳嗽、喉痹、音喑、梅核气等。

方义：桃红四物汤易白芍为赤芍、易熟地黄为生地黄，加强了活血化瘀的作用，增添了凉血清热之功用。生地黄配伍玄参以养阴血、清血热，以制阴虚生内热，防再耗阴血、喉咽失养而不利；柴胡、桔梗、枳壳以升降气机，柴胡疏肝解郁，以利一身之气机，桔梗与枳壳为枳桔散，一升一降而斡运咽部及中、上二焦之气机，气顺则瘀去，瘀去则热无所依，病恙得愈。甘草调和诸药。

病例：龚×，男，46岁，会计。1979年5月6日初诊。咽部有异物感3月余，时嗳气，时有泛酸之现象，曾服胃复安、硫糖铝、丙谷胺等药物治疗 2 月余，未得改善。时觉胸闷，查过上消化道钡剂造影无异常，忧心忡忡。后请先师诊治，察面色萎黄，舌苔薄黄，舌质偏红，舌质边有紫斑，脉细弦。询得性格内敛，不善运动，平素大便干硬难解，口中有异味。《内经》中云"一阴一阳结，谓之喉痹。"

恙属平素肝气郁结，日久化热，气滞血瘀，瘀热相结于胸中，咽部气机不利，故而先师拟会厌逐瘀汤化裁治之。

桃仁 10g、红花 5g、赤芍 10g、牡丹皮 10g、丹参 10g、川芎 10g、玄参 10g、柴胡 10g、合欢花 10g、绿萼梅 10g、玫瑰花 10g、白及 10g、桔梗 5g、枳壳 10g、生甘草 4g，7 帖。

药后前 3 天大便日行 2～3 次，后几天 1 日 1 解，稍溏，瘀热得去，病证大减，后拟上方出入再用 3 周而愈，嘱其加强运动。

6. 补阳还五汤

组成：赤芍、桃仁、红花、当归、川芎、黄芪、地龙。

主治：原方主治"半身不遂、口眼㖞斜、语言謇涩、口角流涎、大便干燥、小便频数、遗尿不禁"。然而现代对此方的研究十分丰富，但凡符合气虚血瘀的所有证候者均可用此方治疗。如常见心脑血管系统、神经系统、内分泌系统、结缔组织、胃肠道等疾患。此方的临床运用频率在几个活血祛瘀方中仅次于血府逐瘀汤。

方义：在此方中，王清任氏十分重视黄芪的作用，王氏认为人体中阳气有十成，"分布围身，左右各半"，半身不遂则亏五成，所以把此方命为"补阳还五"，可见对黄芪的看重。王清任认为"元气既虚，必不能达于血管，血管无气，必停留而瘀"（《医林改错》），创立了"气虚血瘀"理论，所以"四两黄芪为主药"，黄芪甘微温，治内伤劳倦，一切气衰血虚之证，此方中大补元阳之气而起废痿，使气旺血行。另用地龙通经活络，配合黄芪走窜全身经络之功效，黄芪配桃红四物意以补气养血，和血祛瘀，化瘀不伤正。

病例：段×，女，40 岁，工人。1981 年 5 月 10 日初诊。5 个月前行宫外孕手术，术后一直出汗，动则尤甚。4 旬前突发左侧口眼㖞斜，肢体无不遂，诊断为"面神经麻痹"，遂行针灸治疗，肌注维生素 B_1，前后治疗 1 个多月，病证略有好转，仍觉说话不利，口角漏风，心中甚急。遂请先师诊治，诊得月经在手术后只有二次，汗出涔涔，神疲乏力，左侧面部疼痛感未能复原，舌苔薄白，舌质淡边有齿印，整体舌质有紫气，脉细弦。

先师诊为术后气血不足，加之汗出又复耗气，卫表不固，风邪入络致口眼㖞斜，祛风治疗仍不愈，乃气血不足，卫气不足以抗邪，外邪入络，瘀阻不去，病恙难愈矣。故以补阳还五汤加味以补气养血盈脉，活血祛瘀利脉。

黄芪 60g、当归 10g、赤芍 12g、川芎 15g、红花 5g、白芷 10g、僵蚕 15g、浮小麦 30g、桃奴 20g、五味子 10g、干地龙 10g、桂枝 5g、大枣 5 枚、炙甘草 6g，7 帖。

药后第 4 天汗出大减，动则仍有，说话时口角漏风好转。原方得效，前后共用 2 月，病证向愈，月经已至 2 次。再以归脾丸调理 2 月，1 年后随访已痊愈。

第六章
救误纠偏医案

医学诊疗过程中其误诊误治是不可避免的，有大有小，如何避免或减少临床失误，不仅是每一个医者和患者所期望的，也是医者最基本最重要的职责。所以我们整理了部分先师的临床中所治疗的杂病医案，均为救误纠偏医案，给我们以深刻的思考和借鉴。

第一节　辨证误

这是临床诊治时最为常见的失误，起先可能是四诊中收集症候的遗漏或缺失，再者就是在综合归纳时或不遵循中医的基本理论进行指导、或辨病不辨证、或不识标本先后、或不知疾病的传变规律、或不因时因地因人而辨等，这些都会导致辩证的失误，从而导致中医的精神实质辩证论治理法方药中第一步的错误，这是本质性错误，一错再错。

一、自汗案

秦×，女，48岁，店员，1979年3月初诊。患者自汗出已两年有余，其间曾查全胸片、肝肾功能、心电图等多项理化检查，均无异常，先经西医予谷维素、阿托品、安定、异丙嗪等治疗不效。后又请中医诊治，选用补中益气丸、六味地黄丸、柏子养心丸、归脾丸、参麦颗粒等，亦未有明显改善。心情焦虑，停服所有药物，汗出加重，又延请先师诊疗，询得汗出较多，以上半身为甚，动则尤甚，汗滴如珠，心悸而慌，心烦焦急，忧心而虑，精神疲惫，月事已停，带下较多，色白无味，时彻底不痒，噩梦纷纭，察得面黄少华，舌苔薄白、舌质淡、边有齿印，脉细弦。心电图示：窦性心律不齐。

先师入证细致，辨为心脾两虚，脏阴不足，虚火躁扰，心神不宁。即选千古经典之方仲景之甘麦大枣汤加味治之。

炙甘草 20g、淮小麦 100g、大枣 10 枚（中）、黄精 20g、五味子 15g、浮小麦 30g、龙骨 30g（先煎），7 帖。

复诊时诉：汗出明显减少，非汗滴如珠也，动则额项汗比较多，上身汗出濡濡不多，夜寐能安 4 小时左右，面带喜色而语，此二年多来药效最好一次。药证合符，减甘草为 10g，加茯苓 15g、伏神 15g，共服两旬而愈顽证自汗。再以逍遥丸合归脾丸调治三月。

按：平常临床工作中，众多医者只知治则之常法，不知其变法，亦未得经典之旨义，故而临证之时常常不知所循，匆匆处方用药，所以未能取效。此案先师察得患者之汗出以上半身为甚，心烦焦急，心悸失眠，舌质淡，边有齿印，脉细弦。辨为心脾气阴不足，虚火内扰，心神失养而不宁，故以仲景之甘麦大枣汤加味治之，并以原剂量用之，再加补气益阴之圣品黄精、益气止汗之圣品浮小麦、镇静潜阳清虚火之龙骨、养心安神之五味子，共同补其心脾、益其脏阴、降其虚火、安其心神，故效显。

二、水肿案

丁×，男，47 岁，农民，1981 年 5 月 20 日初诊。半月前患水肿病证，始则面目浮肿，渐至全身，尤其以双下肢浮肿为甚，皮肤发亮，按之凹陷，久之不起，小便减少，大便艰涩难解，不干结。在其公社卫生院诊治，拟"急性肾炎"予中药五皮饮合真武汤化裁治之周日，病证不效，反而加重，两目肿甚难以开睁。急至先师处就诊，查：肝肾功能正常；血常规：白细胞，尿检：蛋白质（＋＋＋）、白细胞（＋＋）、颗粒管型（＋）；胸透：心肺正常。诊得全身浮肿，肿势较甚，两目成缝，双下肢肿甚，按之不起，面色萎黄无华，精神萎靡，纳谷不香，小便短少而赤，大便难解。

"急性肾炎"诊断无误，前医辨之不详，看似水湿为患，遏阳不化，然先师问得知患者在半月前曾患大腿根部热疮肿毒，未治而息，乃疮毒内陷而患。故而先师遣用四妙勇安汤合五味消毒饮化裁治之。

金银花 15g、当归 10g、玄参 10g、土茯苓 30g、野菊花 30g、车前草 20g、车前子 15g（布包）、白茅根 30g、六月雪 30g、玉米须 30g、茺蔚子 15g、生甘草 5g，3 帖。

药后溲量增多，大便行圊四次，两目已能睁开，精神好转。原方加猪苓、茯苓各 15g、生黄芪 30g，5 帖。小溲日行七八次，量多色淡，纳谷渐香，已能安静平卧，面目浮肿渐消。上方去玄参、加薏苡仁 30g、防己 10g、白术 10g。连服一个月，查尿检：蛋白质（＋一）、镜野白细胞（0～20 个）、颗粒管型（一），病证已向愈，拟知柏地黄丸和参苓白术丸共调两个月而愈。三年后随访未复发。

按：此案水肿之诊断前医无误，然只知水肿为水饮所患，施以五皮饮合真武汤利水消肿，证情不解，反而加重，乃未能深究起病之因，简而辨之致谬，此案乃疮疡内陷，毒邪内敛，致水液输布失常，泛溢肌肤。正如明代李梴《医学入门》指出"阳水多……或疮毒所致也"，先师施以正治，清热解毒为治因之法，利水消肿为治标之法，且引热毒之邪由下而出，故药后而病愈。

三、反胃案

陆×，男，44 岁，瓦工，1977 年 10 月初诊。自诉 15 年前因胃脘部疼痛、饥饿尤甚，得食则缓等不适入他院，在他院予胃舒平等治疗后，病证好转。然时有隐痛不适，并时常恶心呕吐，且有不吐不快之意，尤其是中午饭后更甚，脘部作胀，嗳气恶心，常于午饭后 3～4 小时呕吐酸腐之物。近月来病证加重，每日均有呕吐，纳谷不香、精神疲乏无力，形瘦怕冷，大便少而溏。即至县医院内科住院治疗，入院查上消化道钡餐透视诊断为不完全性幽门梗阻。入院 10 天经选用胃复安、丙谷胺、阿托品以及针灸、输液等治疗，均无效验。则请中医诊治，他医辨证为脾胃气滞，胃气不降，拟四逆散合橘皮竹茹汤化裁治之，亦未取效。再延先师，询得病已延多时，中焦必虚，日久损阳，察得苔薄白水滑，舌质淡，两边有齿印，脉细弱而微，触之手足清冷，常以手捂着脘部。

先师辨为病久脾胃阳虚，中寒内生，寒凝气滞，脾阳不升，胃不和降。治以温中阳、降胃逆。方药遵仲景理中合半夏泻心汤之义。

熟附子 10g（先煎）、干姜 10g、党参 15g、橡木皮 10g、姜半夏 10g、黄连 3g、茯苓 15g、大白术 12g、姜竹茹 12g、刀豆壳 10g、甘松 5g、炙甘草 6g，7 帖。

3 帖药后呕吐即止，亦能纳谷，唯饭后胃仍胀，有恶心之感，药已入症，原方略有出入共用一个半月而愈。

按：病羔数年，失治误治，迁延日久，中焦脾胃阳虚，腐熟水谷不能，壅滞于中，不下而出，正如《圣济总录》"食久反出，是无火也"。所以先师细辨其证，察得虚寒阳虚之候，温中阳，和胃气，方能降逆。方中以理中方义益脾气、温脾阳，半夏泻心汤义和中降逆以消中痞。其中点睛之药为甘松，甘松甘温无毒，入脾胃经，有温中醒脾开胃之功，甚是符合本证。在补益之中，有温开之用。《本草纲目》中云"甘松，芳香能开脾郁，少加入脾胃药中，甚醒脾气"，又《本草汇言》中云"甘松，醒脾畅胃之药也……温而不热，香而不燥，甘而不滞，至和至美，脾之阳分用药也。"

四、阴挺案

杨×，女，56 岁，农民，1977 年 10 月初诊。患者罹子宫脱垂已 4 年余，起初病情不重，未加在意和重视，后至每临大小便用力努责时子宫即脱出，擦之疼痛，曾予诊治，均诊为子宫脱垂，嘱其卧床休息，家中负担过重，未得休息，后予中医诊疗，前医予补中益气之义治之 2 月又不效。自以为不可痊愈，忧悲不已，再延中医妇科医师又予疏肝解郁合补中益气治之，依然不效。经家中亲戚介绍至先师处诊治，询得其生有五子，三次大出血，1963 年经绝，半百后其夫亦去世，孤苦操劳过度，伴有腰膝酸软，面黄乏华，形体消瘦，头昏而晕，头发花白，唇甲苍白，便溏，带下亦多，色白而稀，苔薄少，质淡体瘦，脉细弱。

辨为肾元虚损，冲任不固，治以补益肾元、固冲止带，方宗沈氏菟丝子丸加味。

菟丝子 15g、茯苓 15g、山药 30g、莲子 20 枚、枸杞子 15g、金樱子 12g、覆盆子 10g、桑椹子 10g、山茱萸 12g、龟板 20g（先煎）、鳖甲 20g（先煎）、枳壳 12g、炙甘草 6g，7 帖。

药后便干，精神转佳，小便时阴挺减少，带下减少，上方入证，前后共治 1 个月，病证而愈。

按：阴挺病证现今已少见，但在四十年前此类病证尚不鲜见，尤其是在农村，此病是子宫从正常位置沿阴道下降至坐骨束水平以下，甚者脱出阴道口外者，西医称为"子宫脱垂"。此案患者生产五胎，且有大出血史，肾气不足，冲任不固，加之劳作过度，虚损较重，六七之年就经绝，前医只知脱者均责之于中气下陷者，投施补中益气之义故而不效，肾之精元不充，冲任不固，此恙何以安复？所以先师认为必重补肾之精元，而固冲任，此恙乃愈。

五、眩晕案

张×，女，49，工人，1982年10月初诊。近二三月来自诉经常头晕，加重时伴有头痛，眼冒金星，似有物飞，视力不好，曾查心电图、血压、血脂等均正常。请中医诊治，辨为眩晕，风痰上扰型，治之反复数周不效，且症情加重，面红目赤，时冒热汗，心悸失眠，心情躁扰，口干，大便时干，月事不至已半年余，日渐消瘦。故延请先师诊治。

辨为肝肾不足，阴虚火旺，虚阳上亢。治以补益肝肾、益阴潜阳，方宗镇肝息风汤化裁治之。

川怀牛膝各12g、炒白芍15g、山茱萸10g、枸杞子15g、煅龙牡各30g（先煎）、白蒺藜10g、天麻15g、牡丹皮10g、菊花10g、百合30g、生甘草6g，7帖。

药后眼冒金星症状消失，汗出亦少，头痛亦除。上方得效，原方加淮小麦60g、大枣7枚，寓甘麦大枣汤之义，前后共调四周而愈。并嘱杞菊地黄丸合逍遥丸交替服用三个月。

按：前医与先师辨为眩晕乃相合，然前医得证不详，常以眩晕之常见之证风痰上扰辨之，施半夏、白术、天麻，故而不效。此案患者七七之年，已绝经半年有余，肝肾阴血不足，更以化痰燥湿之药治之，再伤阴血，以致阴虚而致虚阳上越，所以先师准确辨之，施以正治，补益肝肾，祛风潜阳，而得佳效。又因肾虚，心肾不交，而致心神不宁之失眠，烦躁等，故复诊时又增甘麦、大枣之意。

第二节　治则误

在明确诊断和辨证不能够提出预见性治疗方案或治疗过程中选择了错误的治疗法则。治疗方案的失误是对疾病发生发展的阶段性认识不够，或者是不知道疾病的传变规律，以及兼夹证的辨别等。治则的错误是虚实不辨、缓急不知、方药功效不清等。

一、胃痞案

姚×，女，51岁，农民，1978年5月初诊。有慢性胃病史，经常胃脘部痛胀不适，嗳气。近因与他人争吵后，脘部饱胀、隐痛，嗳气，时泛酸，在当地大队（村）卫生室予胃复安治疗略有好转，然不思纳谷，又至公社卫生院诊治，查上消化道钡餐透视：胃下垂。故请中医诊治，医者见"胃下垂"遂套用补气升陷之补中益气汤化裁治之，不料药后胃脘部饱胀加重，且有胀痛，嗳气频作，口干不多饮，不思纳谷，夜寐不实，即请先师诊治。察其面黄乏华，舌苔薄白中稍黄，舌质尖稍红，脉细弦。

纠正前医治法，以和胃降逆法治之，遣用四逆散合旋覆代赭汤化裁。

枳壳10g、陈皮10g、木香10g、厚朴10g、香附10g、旋覆花10g（布包）、代赭石30g（先煎）、法半夏10g、合欢花皮各10g、柴胡5g、黄芩10g、生甘草4g。

7帖药后，证候大减，继以原方巩固调理2周而愈。1年后复查上消化道钡餐摄片，胃下垂已明显好转，体重增加6斤。

按：从此案看出，中医讲究的是辨证论治。患者所表现的病症乃胃痛之肝胃不和而致胃气不降之证候，而前医把现代医学中的内脏下垂（此案为胃下垂）都归纳为中气下陷所致，其实不然，补中益气汤只是治疗脏器下垂方法中的其中一种，反之，中气下陷者也并不一定都有脏器下垂。先师明辨，纠正前医之法，改用疏肝、和胃、降逆之则，遣用四逆散合旋覆代赭汤意而收效。

二、口疮案

魏×，男，58岁，退休，1980年11月初诊。患者平素长期坐办公室，活动不多，经常感冒，腹泻。十年前患口疮，反复发作，每次发作均有半月之久或更长时间方能愈合。此次发作已四月之时长，口腔内及舌有5处溃疡面，周围黏膜潮红水肿，经用多种药物不效，尤其是服用了近四旬的中药，观之用药或用清热泻火，或用清降虚火，或用补中益气，或用滋补肝胃，或祛风化湿升阳等，获效鲜少。口中有疮5枚，最大溃疡0.5～0.4cm，尤是痛苦，故而经他人介绍，延请先师诊治。察得疮面大小不一，表面或淡红、或表覆白色或灰色伪膜，周边水肿已消，苔薄白，舌质偏淡胖，边有齿印。询得病久体倦，怕冷腰酸，不欲饮水，面色㿠白，四肢不温，大便时溏。曾查肝肾功能、抗 "O"、血常规、全胸片、心电图等无异常。

先师诊为口疮，辨为病久及长期服用清热降火等寒凉之物后而致脾胃阳虚之候，故认定有是证用是药，以理中汤合右归丸化裁治之。

熟附子 10g（先煎）、肉桂 5g、菟丝子 12g、巴戟天 10g、熟地黄 10g、山茱萸 10g、干姜 10g、黄精 10g、灯心草 3g、杜仲 10g、桑椹子 10g、补骨脂 10g、炙甘草 5g，7 帖。

药后疮疡疼痛明显减轻，疮面有所缩小，便溏已转干，精神转佳，上方入机，原方再用 7 帖。痛证已好大半，嗣后以上方去附、桂，加炙黄芪 30g 再调三周而愈。

按：口疮是临床常见病，以胃火炽盛，脾胃湿热，肝肾阴虚、胃阴不足等证型多见。此案特殊，恙患十年有余，病久必虚，且前医均以火热治之，又折阳气，脾阳不足久之涉肾，故而以理中补其中阳，右归丸以补肾阳，"引火归源"也，所以辨治合机宜，药后显效矣。

三、阳痿案

焦×，男，45 岁，职员，1984 年 9 月初诊。近年来自感阳事不举，或举而不坚，每次房事力不从心，甚是苦恼，后更是恐惧急躁，心烦易怒，求治多位中医，均以补虚、益肾、壮阳之类，取效甚少，整天忧心忡忡，郁郁不乐，易与人争吵，不思纳谷，疲倦无力。故经他人介绍求治于先师，询得起始与科室他人争竞职位而不得，情志不舒，后渐次性情冷淡，渐致阳痿。察得舌苔白稍黄，舌质边尖偏红，脉弦细。

先师治病求因，施以柴胡疏肝散化裁，疏肝解郁，益肾降火治之。

柴胡 10g、合欢花 10g、合欢皮 10g、枳壳 10g、炒白芍 15g、郁金 10g、潼白蒺藜各 12g、山茱萸 10g、知母 10g、女贞子 10g、菟丝子 10g、生甘草 6g，并嘱心理调整。

7 帖药后，房事已能进行，然时间不长，不坚硬，上方有效，原方再加枸杞子 8g、金樱子 15g，又嘱加强体能锻炼，前后共调 6 周而愈其恙。

按：此案前医不辨不审，凡见阳痿者均以肾中虚损来论之，尽施补肾壮阳之品，肾之不虚补之更易致郁生火。此患者起始有因，肝气郁滞不达，而不能"淫气于筋"，宗筋失养，弛纵不收而致阳痿。正如张景岳云"思虑焦劳忧郁太过者,多致阳痿",亦如王节斋云:"阳痿有困于失志者,但宜舒郁,不宜补阳……宣其抑郁,通其志意,则阳气舒而痿自起"。先师遵其旨义择疏肝解郁之第一方柴胡疏肝散,舒其气,解其郁,散其火,康其肾,淫其筋而病愈。

四、崩漏案

郤×,女,42岁,农民,1977年6月初诊。患者经行淋漓2周不止,既往曾行流产术两次,平素经行不规则,或并月,但每次月事量多,且有紫瘀块,曾经上环腹痛不止,又取出。末次月经1977年6月10日,此次伴有腹痛,夜寐不实,精神疲乏。经用西药止血药不效,又请其他中医辨治,治用八珍汤合胶艾汤等,然1周后病证未得缓解。经下不止,时夹血块,形体虽胖但面黄而无华,即请先师救治。

先师查得经水夹有紫块,舌质淡暗有紫气,但见一症便知有瘀,瘀阻血海之位,络脉不宁而下血矣,故而果断调整方案,治以益气化瘀法,方崇张璐之浚血丸化裁。

党参10g、炒白术10g、茯苓15g、炙甘草6g、牡丹皮10g、当归10g、仙鹤草30g、乌药10g、失笑散20g(布包)、王不留行10g、炙黄芪30g、仙桃草30g、五味子10g,4帖。

药后经水大减,已无紫瘀块,腹痛亦除,余症亦有所好转。上方得机,原方加菟丝子10g、山茱萸10g,更施7帖。经止带少,面色渐转,舌紫气已无,后以傅青主健固汤加山茱萸10g、菟丝子10g、仙鹤草30g,巩固1月。20天时月经至,5天而止,病证而愈。

按:出血病证以止血为第一要义。此案平素经行即有瘀块,亦曾行流产术,前医不辨,见之即补、即养、即止,更留瘀血在宫,胞宫脉络更加不宁,而经下不止,且有加重之势。至先师辨治,入证准确,在益气健脾补肾之方中,大胆加入活血祛瘀通络之牡丹皮、王不留行、失笑散、仙鹤草、仙桃草等,推陈出新以安胞络。

五、不寐案

徐×,女,48岁,店员,1981年11月初诊。患者年近七七之龄,罹失眠已一载有半,经常彻夜不寐,记忆力下降,初始发病1~2月后,自服安定片能安寐,渐渐不效。又请中医诊治,众多中医予以养阴、养心、养血、养肝、安神定志等多剂中药治疗，然获效鲜少，且不思纳谷，神疲乏力，头晕而昏，怕冷、面黄，经水已绝，语声低弱。延请先师诊治，察得舌苔薄少，舌质淡，边有齿印，脉得细弱而微。

乃脾肾阳虚，精气亏虚，心神不养，虚躁不宁。治以温补脾肾，宁神安心之法。

炙黄芪30g、党参12g、炒白术10g、茯苓15g、茯神15g、肉桂3g（后入）、五味子12g、龙齿30g（先煎）、炙远志10g、炙甘草6g。5帖。

3帖药后，心悸不安好转，夜间能寐3小时许，纳谷转香，上方得效，5帖药后再以原方加淮小麦100g、大枣10枚，取甘麦大枣汤意，继服二周。寐安，能睡5~6小时，余症亦渐次好转。

按：清代林佩琴云："阳气自动而之静，则寐；阴气自静而之动，则寤；不寐者，病在阳而不交阴也。"通常情况不寐者，大都责之阴血亏虚，心火亢炎，心神不宁居多。此案本为七七之年，肾本亏虚，心肾不交，此时前医均投以降火养阴、清凉濡润等众多伤阳耗气之剂，致脾肾俱虚，心之气神失养，心神不宁也。前医治之失当，先师辨之准确，先师治以温补脾肾之阳，以补偏救弊，正如先贤章次公云："有些失眠患者，单纯用养阴、安神、镇静药物效果不佳时，适当加入桂、附一类兴奋药，每收佳效。"实际上是在临证中求得阴阳之平衡，心肾的交济，心神归于心窍矣。

六、齿龈肿痛案

王×，男，65岁，退休，1983年9月初诊。素体瘦弱，时盗汗，时腰酸，尿频。三个月前不慎感寒而致左侧齿龈肿痛，即去卫生院（公社）予以消炎治疗五天不效，后拔去根齿两枚，依然疼痛。又请中医选用清热泻火、活血通络止痛等剂，依旧不效。肿胀虽消，然疼痛不除不休，甚至影响夜寐，又外用麻醉药封闭，药效消退后，疼痛仍存，甚是苦烦。后延先师诊治，询得左侧齿龈疼痛不休，以夜间为甚，面色萎黄，口干但不欲饮，腰酸，齿龈处不红肿，小便频数，察其舌苔薄少，质淡不肿，脉细弱。

先师辨而思之，实火已除，此案乃虚火上炎。盖由患者八八之年，肾气不足而亏，气阴不足而生虚火，虚火上炎至齿龈。故投以滋补肾元，益气养阴，引火归原。

生地黄10g、熟地黄10g、川牛膝10g、枸杞子15g、桑椹子15g、菟丝子10g、牡丹皮10g、附子5g（先煎）、肉桂3g（后下）、山茱萸10g、仙鹤草 30g、淡竹叶 10g、炒白芍 15g、生甘草 4g，5 帖。

上方药后，左侧齿龈疼痛立除。患者甚喜，表示继续服药巩固之，原方有效，效不更方，再服 1 周而愈。

按："齿为骨之余""龈为胃之络"，故齿龈肿痛多与肾、胃有关联。此案患者素体虚弱，加之八八之年，肾本亏虚，此前迭用清热泻火之品，以及抗炎之药劫伤虚之气阴，而致肾之气阴更损。邪虽截除，然虚火上炎而为患，上攻齿龈。所以前医之法再用，使得病证愈重，至先师诊之，明确虚火为患，则用导龙入海之引火归原法，清降虚火，并同时补填肾之气阴，使之敛收虚阳，药证相合，故而效如桴鼓。

七、水肿案

董×，女，34 岁，工人，1977 年 10 月初诊。患者罹慢性肾炎 3 年，曾在上级医院确诊予泼尼松治疗后，病情好转，渐撤泼尼松。近半年来劳累过度，病情复发，周身浮肿，尤以双下肢肿甚，按之凹陷，遂即以泼尼松治疗以 25mg 每日早晨顿服，2 周后病证未改善。尿蛋白（＋＋＋），精神疲乏无力，不思纳谷。遂请中医治疗，先以健脾补肾，利水消肿剂，施用胃苓汤合金锁固精汤化裁治之，共用二旬，其证不解，肿势不消，四肢不温，腰膝疲软，面色㿠白。查血尿常规：白细胞、血红蛋白下降，尿蛋白（＋＋＋），血清白蛋白下降。故而经他人介绍至先师处就诊，察其舌苔薄白腻，舌质淡边有紫气，边有齿印，脉细弱无力。

治以脾肾同治，和血利水。

熟附子 10g（先煎）、肉桂 6g（后入）、猪苓 15g、茯苓 15g、炒山药 30g、炒白芍各 15g、山茱萸 12g、菟丝子 12g、益母草 20g、丹参 20g、马鞭草 15g、参三七粉 3g（冲）、川续断 10g、玉米须 100g（另煎兑）、泽泻 30g、炙甘草 6g，7 帖，泼尼松每周减 5mg。

1 周后水肿大减，精神好转，原方有效，更加沙苑子 10g、金樱子 10g，前后共治 40 天，泼尼松每日 10mg，尿检：尿蛋白（±）；血白细胞、红细胞、血红蛋白、白蛋白均有提升。后去肉桂，加薏苡仁 30g、茯苓 10g、五味子 10g。再服 2 个月而愈，泼尼松全撤。后以黄芪、紫河车、三七、山茱萸、海马组合，按比例，烘干研末蜜泛丸，遵嘱调理半年，随访 5 年未复发。

按：慢性肾炎（肾小球肾炎）分属中医"水肿""腰酸""虚劳"等范

畴，蛋白尿是其主要证候表现。先师认为辨治慢性肾炎必须要辨病与辨证相结合，也需宏观与微观相结合，用药也是如此。慢性肾炎是个慢性病，中医认为病久必会入络，所以久病者，必有瘀血之征。此案病发3年余，前医只辨"水肿"责之脾肾之位无权，未能细辨。"瘀血症"但见一症便是，前医重在利水消肿法，更伤脾肾，脾肾阳虚，水湿阴寒更盛，肾之血络更瘀。故而先师在治疗肾炎过程中必加和血通络之品，下焦络脉通畅，水湿方能通利，水肿顿除，直至蛋白尿消除而病愈。

八、眩晕案

汪×，男，64岁，退休，1980年11月初诊。患者有高血压病史10余年，自服降压药，近2年来一直服用复方降压片，平素头昏而晕时作，近3个月眩晕加重，且失眠、汗出，去中医门诊查得心电图：窦性心律、左心室高电压，血压22.4/15.2kPa，即予天麻钩藤饮以平肝息风，清火安神等治疗，血压略有下降。然头晕目眩不减，视物模糊，且口干不欲饮，精神疲乏，烦躁心慌，大便稀溏，面黄颧稍红，四肢不温。遂请先师诊治，察得舌苔薄白，舌质偏淡，边有齿印，脉细。

综观而辨，乃病久肾虚，损及肾阳，脾肾阳虚，虚火上越。治用温肾暖脾，引火归原法。

熟附子6g（先煎）、肉桂5g（后下）、熟地黄10g、山茱萸10g、炒山药30g、肉豆蔻10g、补骨脂10g、五味子10g、炒薏苡仁30g、天麻15g、茯苓神各15g、炙甘草6g，7帖。

药后便溏已转干，汗出亦止，夜寐略有好转，血压未升，头晕减轻。原方入证，去附、桂，再调2周而病愈。

按：此案患者年届八八之龄，肾精衰竭，患高血压后长期服用降压药（含利尿作用），然利尿更伤肾气，日久耗及肾阳，前医又以平肝清火之重寒之品更损其阳，并虚及脾阳，而生脾肾阳虚之候，阳虚甚则致阴火上越，故而头晕加重。先师以右归饮合四神丸之方义治之，一补肾之元阳，二补脾之中阳，三引上越之虚阳回归，且中病即撤大辛大热之附、桂，以防助火动风。

九、肠痈案

卜×，男，58岁，农民，1976年11月初诊。患者自觉胃脘痛二周，恶心欲吐，又觉腹部、肛门坠胀，不泻，即在村（大队）卫生室拟"急性胃肠炎"予土霉素治疗，一天后腹痛难忍，腹胀，低热，呕吐2次为胃内容物，旋即去公社卫生院急诊，查血象：白细胞总数 $14 \times 10^9/L$，测体温：38.1℃，腹尚软，剑突下压痛（±），麦氏点压痛强阳性，并有反跳痛，确诊为急性阑尾炎，拒绝手术，遂予庆大霉素抗感染保守治疗，并以芒硝、葱白炒热外敷。一天后疼痛略有好转，未再加重，故而连续治疗五天，右下腹痛减轻过半，按之则痛，不热，大便已解二次，精神好转，白细胞 $8 \times 10^9/L$。转中医治疗，辨为热毒壅肠，气血不利，化腐成痈，治拟清热解毒排脓消痈之剂。黄芩、黄连、大黄、牡丹皮、紫花地丁、黄花地丁、败酱草等。嘱服1周，右下腹仍然按之则痛，且触包块，大便溏稀，精神疲乏，不思纳谷，不欲饮水，舌质淡，苔白而稍腻，脉细数。再请先师诊治，热象全无，前法拟西药苦寒之抗生素，加之中药之一派寒凉之属。

邪毒被凝，壅滞不得化解，先师以"右下腹包块按之则痛，便溏，舌质淡"等证候，察得热邪已去，或被寒伏，治则温散郁邪，和血通络，方用仲景之薏苡附子败酱散合阳和汤之义。

薏苡仁50g、熟附子6g（先煎）、败酱草30g、芥子6g、当归12g、桂枝5g、黄花地丁30g、木香10g、乌药10g、土茯苓30g、牡丹皮10g、生甘草6g、7帖。

药后病证大减，右下腹包块明显缩小，无压痛。药入病证，原方去桂枝，加夏枯草15g，茯苓15g，又调2周而愈。

按：此案肠痈已符合手术指征，但患者家中有事拒绝手术，医者亦交待，故转保守。则治以西药苦寒之抗生素以及寒凉之清热解毒之剂，虽遏抑热毒之邪，但部分邪气被寒遏于右下腹而致包块不解。先师入证，掌握其关键，果断施用温性之药，散解郁伏之邪毒，并施清热解毒之平剂，尽消郁遏之热毒邪气，先师治方汇温散、解毒、和血、散结、健脾、化湿等于一方，故收卓效。

十、虚劳案

钱×，女，36岁，工人，1981年10月初诊。自诉月经前期且量多已半年余，已上环，亦有痛经现象。近二个月来月经四至，且量多色淡，小腹隐痛，焦虑不定，夜寐不实，面黄乏华，时而在午后颧部胭红，口干不欲饮，消瘦乏力。住院妇科，予取环，并行清宫等治疗，住院过程中曾输血一次。

214

出院后，又请中医诊治，前医予四物汤加丹栀逍遥丸等治之，病证不但未得改善，又现不思纳谷，怕冷畏寒之症。故又请先师诊治，察舌质胖淡，边有齿印，苔薄白，脉细弱而微。

乃恙气血双亏之候，血出气随虚。故以补气血为大要，遣十全大补之意。

黄芪40g、黄精10g（先煎）、党参20g、炒白术12g、茯苓15g、茯神15g、熟地黄10g、当归10g、炒白芍10g、补骨脂10g、山茱萸10g、艾叶炭10g、炙甘草6g，7帖。

药后腹部暖暖之感，精神大增，原方入机，继续巩固之。前后以上方略事调整而愈虚劳之证。随访知月事如常，因取环不慎人工流产一次，未致大出血也。

按：失血而致虚劳证者多见，此案患者病恙迁延已数月，血虚而致气虚，常见虚劳证候。此女近来血出量大，气随血脱，加重了病证。气血亏虚重矣会致浮阳外越，可出现面部腘红，口干等假热之征，所以前医不辨而滋补阴血过多，又遣清火之品，致中阳被遏，纳差、怕冷则现。先师认准血出过多往往气耗亦多，阳亦随损，且观察苔脉佐证了气血不足，脾肾阳虚也。李东垣曾云："血不自生，须得生阳气之药，血自旺矣"，又云："血虚以人参补之，阳旺则能生阴生"。方中先师又加用了补肾之品，肾主精血之谓也。

十一、痞满案

邹×，男，43岁，职员，1980年6月初诊。患者脘腹部痛胀不适有2年余，且伴肠鸣，便溏。曾查血常规、超声波（肝、胆、胰、脾）、全消化道钡剂造影均正常，亦用很多药物治疗，中药选用理气、化湿、燥湿等剂均不效。请先师调治，得见患者面黄乏华，头昏而晕，心悸乏力，不思纳谷，腹胀便溏，肠鸣加重，他人坐在其边亦能听见，甚是苦恼，察其形瘦，唇口色淡，怕冷，舌质淡而齿印，苔薄白，脉细弱无力。

先师辨为病久脾虚，中气不足，中阳不升，而致湿郁气滞。故而调整治法，以补中益气，健脾化湿为其治疗大法。

炙黄芪30g、党参15g、煨葛根10g、醋柴胡6g、炙升麻10g、枳壳10g、炒防风10g、炮姜6g、炙甘草5g，7帖。

药用后，肠鸣顿除，痛胀亦解过半，便溏已转干，日行二次，精神亦好转，原方得效。继续拟上方加炒薏苡仁30g、干荷叶10g，前后调理4旬左右而愈。

按：痞满之诊断无误，普遍认为满胀之候都为气滞所为，所以前医辨为气滞湿阻，治拟柴胡疏肝散、四逆散、平陈散等之类而少效。故而先师详察其候，"中气不足，便为之变，肠为之苦鸣"（《灵枢经》）。则以补中益气汤合黄芪健中汤之意调理之，而起显效，所以"胀"与"肠鸣"不只是实证，亦不只是气滞，此案乃是因虚致胀，阳虚致肠鸣，药证符合而收佳效。

十二、咯血案

李×，男，43岁，农民，1977年10月初诊。患者曾因长期咳嗽并咯血住县级医院传染科，确诊肺结核后予以抗痨治疗，2个月后又因药物性肝炎停服抗痨药，保肝调理近1个月，肝功能恢复，因担心抗痨药而停服。即转中医诊治，初始根据低热、咳嗽、时咯血丝症状，拟诊为肺痨。辨为肺之阴虚，肺络因火热熏灼，予滋阴降火、润肺止咳剂，遣沙参麦冬汤合清燥救肺汤化裁治之。咳嗽虽有好转，然咯血不止，虽量不多，但每日均见，甚是惊慌。遂即延请先师而诊，先师详辨，此案低热而体温不高，咯血色淡，量不多，且伴面黄消瘦，咳嗽不甚，然咳声低弱，舌质淡边有齿印，脉细弱无力。

调整思路，治以补益脾肺之气，敛肺止血法，改遣补中益气汤合乌贝散化裁。

生黄芪30g、黄精15g、五味子10g、升麻1g、荷叶10g、炙百部30g、炙款冬花10g、乌贼骨30g、浙贝母10g、白及15g、生甘草6g、当归炭10g，3帖。

1帖浓煎2次，每次药汁500mL，分2次服，1日4服。3天后，咯血已无，上方捷效，原方更进。前后以上方略事调整，共服3个月。体重增加12斤，面色已见红润，不咳亦无咯血。血肝功能正常，胸片示：结核病灶已明显吸收，部分钙化。再以黄芪300g、紫河车150g、生晒参150g、川贝母50g、白及100g，烘干粉细，以蜜为丸，每丸如豌豆大，每次10粒，每日2次，共调3月而愈。随访病灶已钙化，嘱忌烟酒辛辣，避劳累。

按：肺痨咯血者辨为阴虚火旺者多矣。此案，曾以抗痨药致伤肝木之脏，肝病常克伐脾土，加之前医又遣滋阴降火之凉遏脾土之药，其中阳受损，脾主统血，虚则统血无权，故而先师细辨其病候，脾之气虚明显矣，则遣东垣之补中益气汤合乌贼骨、贝母之敛血止血之品。又加抗痨止血之圣品白及，《本草汇言》中曾云："此物质极粘腻，性极收涩，味苦气寒，善入肺经，凡肺叶破损，因热壅血瘀而成疾者，此研末日服，能竖敛肺脏，封填破损，痈肿可消，溃败可托，死肌可去，脓血可结，有托旧生新之妙用也"。先师在此案中以大剂补气之品（芪、参等）合白及、乌贼、贝母而生气血、补破损、生肌托疮之功用。

十三、淋证案

杨×，女，58岁，退休，1980年10月初诊。患者尿频、尿急、尿痛断续发作7年。其间曾在扬州苏北医院确诊为肾盂肾炎，尿培养数次均检出大肠杆菌，经用多种西药抗菌治疗，亦延请中医调治，均未治愈。3月前病证又加重，尿频、尿急、尿痛较甚，且有低热，尿培养检出大肠杆菌，对多种抗生素低敏，无高敏。所以又去中医科请他医诊治，医者仍用清热利尿通淋法，尽遣瞿麦、萹蓄、石韦、大小蓟、车前子草等，持续治疗2周有余，仍不见效。甚急，再请先师诊治。察得尿痛隐隐有刺感，尿量减少，尿次多，一夜甚至达10次，夜寐不安，腰酸，双下肢浮肿，面黄乏华，精神疲乏，不思纳谷，时便溏，查看舌质淡，边有齿印，舌苔薄白腻夹黄，脉得细弱。

细辨其证，乃脾肾两虚，湿热余邪未尽。方宗《沈氏尊生方》中之沈氏菟丝子丸加味。

菟丝子15g、茯苓15g、山药30g、莲子15g、枸杞子15g、山茱萸12g、杜仲12g、六月雪30g、石韦15g、益智仁12g、生甘草6g。

7帖药后，夜尿3～4次，无尿痛之感，下肢浮肿去其过半。上方入证，再服7帖，病证大减，除面黄乏华，夜寐不实之外，余证尽退，前后共拟上方出入调理2月而恙愈。

按：前医辨证尚合，施治清利太过致正虚，出现脾虚之面黄乏华，神疲乏力，不思纳谷，时便溏等症，日久，病证发展又见肾虚，如腰酸、夜尿多等，还留湿热之余邪未尽，如尿频、尿痛、下肢浮肿、舌苔白腻夹黄，口干不多饮等。所以调整治疗大法，健脾益肾为先，清泄余邪为次。故而药到病除。菟丝子丸方剂来源众多，如《奇效良方》菟丝子丸、《太平惠民和剂局方》菟丝子丸、《普济方》中菟丝子丸、《魏氏家藏方》菟丝子丸、《沈氏尊生方》菟丝子丸等，唯沈氏菟丝子丸，十分符合本案之证。

十四、泄泻案

陈×，男，49岁，工人，1979年11月初诊。夏季即患泄泻，泻下稀水，日行 7～8 次，肠鸣辘辘，即以湿盛泄泻治之，尽用利湿、祛湿等剂，后又施治脾化湿调理之，病证一度缓解，然未能尽愈之，且常伴有腹痛，肠鸣仍见，脐腹部冷感，喜按喜温，口干不欲饮，曾查肠道钡剂造影无异常，其间自己又服多种抗生素亦未效。后经人介绍求治于先师，察其舌苔薄白稍腻，舌质偏淡，脉细弱微。

辨为阳虚寒湿证，治以温阴祛寒，化浊止泻。

熟附子 10g（先煎）、炮姜 10g、肉豆蔻 10g、乌药 10g、肉桂 5g、炒防风 10g、煨诃子 10g、鹿衔草 10g、炒薏苡仁 30g、炙甘草 6g，7 帖。

药后腹部暖暖，肠鸣腹痛立除，便溏次数亦减少，一天 2～3 次，精神明显好转，药证相合，再拟上方出入调理二周而愈。

按：此案前医之误在于见之泄泻即想到利湿，尽用利湿、祛湿之剂清利之。老师曾询得此患者素体脾虚体质，可能劫伤脾之阳位，后虽施治调脾，病势一度得到调控，然而脾胃中阳未得复温，久之可致肾之元阳亏虚，又不得温煦中焦脾阳，故而致寒泄重矣，非温煦脾肾之阳，祛中焦之重寒不能解之，所以先师遣用附桂逐寒温阳之属，而中病机，顽泻而愈矣。

▨▨▨▨▨▨ 第三节　用药误 ▨▨▨▨▨▨

中药有四气五味、升降浮沉和归经之异，用药有宜、不宜、避忌之分。药证相合，治之易效；药证不合，则治之难效，为错误也。具体表现为以下几个方面。①药证不相宜；②药物配伍不知；③药物归经不清楚；④药物炮制不明；⑤药物不知调配；⑥不晓替代药物；⑦不辨药食两用之品；⑧不知善后调理选药等。

一、膨胀案

周×，男，51 岁，农民，1981 年 10 月初诊。患者脘腹部胀满隐痛，不思纳谷，且伴双下肢浮肿二周，在当地卫生院诊治，拟肝硬化，腹水，予安体舒通、双克、肌苷等药治疗，初有好转，然一周后病证又复。故延先师诊治，予超声波检查：①血吸虫性肝病；②肝硬化；③脾肿大；④大量腹水，血肝功能，谷丙转氨酶、谷草转氨酶升高，血白蛋白低下，血白细胞减少，血小板减少。询得年轻时曾在水塘里生活过（其间血吸虫病流行），面黄乏华，形体消瘦，腹大如鼓，双下肢高度浮肿，按之凹陷，大便溏，苔薄白腻，舌质淡而有紫气，脉细。

急则治其标，先师以消水理气为主法，药用丹溪之胃苓汤化裁治之。

猪苓15g、茯苓15g、泽泻30g、陈皮10g、法半夏10g、木香10g、厚朴10g、车前子20g（布包）、马鞭草20g、王不留行15g、芫蔚子10g、防己10g、大腹皮12g、生甘草4g，7帖。

开始四天效果明显，腹围减少10cm。但7帖结束后，腹水又复原，且口干乏味，完全无食欲，疲乏无力。先师反思，此乃因虚致实，虚则为脾土不运，遵仲景之论"见肝之病，知肝传脾，当先实脾"，故在原方基础加用健脾益气之品党参20g、白术15g、山药30g。7帖药后，便溏转干，腹围立减13cm，下肢浮肿已消过半，病证向愈。即健脾益气、化湿利水之法合证，原方略有调整治疗2个月，患者腹水尽消，浮肿亦去，纳谷转馨，体重渐增。再以黄芪、党参、白术、茯苓、当归、薏苡仁、泽泻、炙甘草等份以水泛丸服用半年。三年后随访，已正常生活劳动。

按：膨胀之恙，究其因均为本虚标实。此案病患延治，病证较重，先师起初以"急则治其标"为治疗准则而利水消肿除胀，开始有效，后又反复不减。考其缘由，此实有虚生，脾之虚不复，则制水不力，水湿仍然不除。故在后期治疗中，重用参、术健脾益气，脾健则水湿可运，水运则气机则畅，膨胀自愈也。

二、尿血案

沙×，男，42岁，司机。1981年5月5日初诊。患者于2月前出差中突然发现尿血，无尿痛，即在当地医院予安络血片治疗，2天后无血尿，未加在意。半月前又作，在家休息3天，未再尿血，5天前因在单位搬重，又现血尿。遂来医院诊治，查超声波（肝、胆、脾、胰、肾、膀胱、前列腺）无异常，血常规、肝功能、肾功能、抗"O"、血沉等亦无异常，尿检：蛋白（＋）、红血球（＋＋＋）、白血球（±）。现代医学诊断：血尿（运动性可能），中医诊断为尿血，来先师处诊治。察得：尿血，小便如洗肉水样，无尿痛，亦无尿急，精神疲乏，腰时酸，性功能减弱，每次劳累或用力后而作。

恙属劳则病作，逸则康复，病久为虚，肾虚必然矣，"肾虚膀胱有热也"，始则用六味地黄汤化裁。

生地黄 12g、炒山药 20g、牡丹皮 10g、泽泻 30g、茯苓 15g、山茱萸 10g、桑椹子 12g、枸杞子 15g、白茅根 30g、小蓟 15g、仙鹤草 30g、生甘草 4g，7 帖。

尿血未好转，拎了一桶水后更甚，尿色鲜红，甚恐。先师思得唐容川的《血证论》中一句话"溺出鲜血，如尿长流，绝无滞碍者，宜四物汤加减，兼用止血之药"，所以调整用药。

熟地黄 10g、山茱萸 10g、当归炭 15g、炒白芍 15g、杜仲 10g、菟丝子 10g、黄芪 20g、白茅根 30g、血见愁 15g、藕节炭 10g、五倍子 10g、覆盆子 10g、金樱子 10g、生甘草 5g，7 帖。

药后三天尿血已无，并嘱不可劳作。七天后诸证悉除，原方得中肯綮，更进一筹。前后共调 2 月余而病愈。

按：尿血一证，临床常见，众多医家均按热来论，如《素问·气厥论》云："胞移热于膀胱，则癃溺血"，《金匮要略心典》"热在下焦者，则尿血"，《丹溪手镜》"溺血，热也"，《太平圣惠方》"血得热而妄行，故因热流散，渗于脬内而尿血也"等。所以先师虽诊为肾虚为患，亦认为肾虚有热也，遣用六味地黄化裁以滋肾降火，清热止血，为何不效？先师察得其舌质偏淡，口不干，无实热、虚热之症，又有腰痛，性功能减低等，查考陈无择《三因极-病症方论》中"病者小便出血，多因心肾气结所致，或因忧劳，房室过度，此乃得之虚寒"。故《养生》云："不可专以血得热为淖溢为说……"又唐容川云："男子……血尿之虚症，与女子崩漏之症无异。宜四物汤加减之。"故而调整思路，"劳者温之""虚则补之"。故以四物汤合五子衍宗丸化裁，以温补肾元、益气养血、安络止血为其治疗大法，故而得药而愈。

三、中风案

郭×，男，73 岁，农民，1981 年 10 月初诊。患者中风 1 年余，一直服用丹参片、复方降压片等药，近 3 月来精神疲乏无力，头昏而晕，夜寐不实，左半身不遂，尚能行走，无神志异常，时汗出，亦请中医诊治，前医诊断为中风病（中经络），辨为气虚血瘀之证，如此则用王清任之补阳还五汤。

黄芪 30g、当归 10g、川芎 12g、赤芍 10g、地龙 15g、白僵蚕 10g、天麻 15g、茯苓 15g、茯神 15g、五味子 10g、生甘草 5g。

治之 1 个月而不效。其通过他人至先师处。

先师询得病症，其辨证施治用药并无大的出入，察其舌质淡，边有齿印，脉细弱无力。以上方增加黄芪为 100g、黄精 30g，继用 7 帖。药后病者，昏眩已除，夜寐已安，纳谷已开，上方已对证，前后以之调理 1 月，左脚行走有力，略稍有跛行，左手已能上举过半，余证均除，后间断服药，病证好转。

按：此案诊断无差，辨证施治亦合机宜，遣方用药亦对，然前医未领略王清任创立补阳还五汤之义，畏其黄芪甘温大补之品对血压有碍，先师亦曾告诫吾侪，读经典，用经方，必领其旨，不可畏首畏尾。对黄芪的运用，王清任曾云："以后渐加至四两，至微效时，日服两剂"。以每帖黄芪四两来说，两剂就是每日可服用八两，以从前十六剂一斤来讲，那就是每日黄芪可用 240g 左右，可见王清任认证准确可大胆用药，所以前医入证尚准，唯黄芪用量不足，先师遵循前贤之旨，调整用量，有是证用是药（量），则收佳效。

四、便秘案

肖×，男，66 岁，农民，1983 年 9 月初诊。患者近五年来性情急躁，常常因琐事与家人争吵，血压偏高未服降压药，且有便秘病史，曾在当地卫生院予麻仁丸、大黄苏打片、果导片等药，虽得临时之效，但停药后便秘又作，每每情志不遂时而加重，甚则七日以上不解。后又请中医诊治，尽施承气类方或润下之类方等，均取立时之功，而后无效。故请先师诊治，诊查到头胀痛，且两肋部闷胀，口干而苦，夜寐不实，心情急躁，腰酸，尿频，舌苔薄黄，舌质边尖红，脉弦，曾查血脂、血糖正常，B 超（肝、肾、胰、肾、膀胱、前列腺）示：前列腺稍肥大，余无异常。

辨得肾虚肝郁，肝郁化火，疏泄失常，肠道传导失司，故而先师施以益肾清肝，降火解郁，泄下通便，方从镇肝息风汤之意。

川牛膝 12g、代赭石 30g（先煎）、龙牡各 30g（先煎）、当归 10g、大白芍 15g、炙鳖甲 30g（先煎）、菊花 10g、五味子 10g、柏子仁 10g、金瓜蒌 15g、玄参 10g、生甘草 5g，7 帖。

药后第二日即行圊 3 次，便通畅达，夜寐、头痛、食纳均已明显改善。上方有效，去玄参、柏子仁。加益智仁 12g 续治之。前后以上方略事调整以伺 3 个月，血压稳定，便秘通达，溲尿畅行无碍，病愈矣。

按：此案老年患者，肝肾两虚，肾虚肝郁，肝郁化火，而心情急躁，血压偏高，头胀痛，夜寐不实；肝失疏泄，中焦脾胃健运不周，胃气不降，肠道不得传导而致腹胀，两肋胀痛，便秘不行；肾虚膀胱气化不及，又见腰酸尿频。所以此案病机关键在本虚标实。本虚者有肝肾两虚，标实为阳亢、气郁、肠闭等，先师故而施遣镇肝息风汤之意，适加润肠通下之药，便通火泄、亢降、闭开、郁达而病羔愈矣。

五、产后发热案

卜×，女，23岁，农民，1975年9月初诊。产后第15天，未有证兆而突热恶寒发热，汗出较多，昏瞀欲寐，阵热阵寒，口干不多饮，即在卫生院予解热、抗炎等治疗三天而不效，查血象：白细胞 $9.0×10^9/L$，中性粒细胞 0.66，淋巴细胞 0.34，两肺（一），腹软，患者高热不退，面赤口干，心烦不安，汗出阵作，寒热交替，纳谷不香，便干六日不解，腹胀较甚，舌质尖红，苔薄黄，脉细数。遂请中医诊治，先师虑其产后未满月，气血双亏之时感受外邪，不敢专用发散清利之剂，则用参苏饮加八珍化裁，适加消食治之，3天后症未见好转，高热不退，时达 39℃，时寒热往来，腹胀满不除，大便仍未行解，已达9天，心烦易怒，口干苦，但不多饮，头晕目眩，舌红苔薄黄，脉细弦数。

先师又详辨之，从其证候来看符合小柴胡汤证六七，故施小柴胡汤加味治之。

柴胡 10g、黄芩 15g、金银花 10g、连翘 10g、玄参 10g、淡竹叶 10g、茯苓 15g、牡丹皮 10g、生甘草 5g、荷叶 10g。

煎煮二次共 800mL，频频饮服，八小时后得解较多栗状便及稀糊便，翌日清晨身热退，汗出较多，腹胀顿除，口干亦好转，神情安定，继用2帖后以淡竹叶、莲心茶煮米粥调养3天而愈。

按：产后发热临证不多见，一般证见虚多实少，或虚实兼夹，实证者少矣。此案先师遵循常理，以虚实兼夹治之，然不效及证候加重。先师仔细察辨之，遵循《景岳全书》中"产后气血俱去，诚多虚证，然有虚者，有不虚者，有全实者。凡此三者，但当随证随人，辨其虚实，以常法治疗，不得执有诚心，概行大补，以致助邪。"患者发热、寒热往来，口干苦、腹胀满、心烦，苔黄，脉弦，辨为少阳证，邪热有入里之象，故遣小柴胡汤化裁，柴胡解半表半里之邪热，黄芩、银花、连翘、淡竹叶以清在半里之邪热，玄参、丹皮以截入血分之热，玄参、连翘又清泄阳明之邪实，阳明实热得泄，则少阳之经道亦通，邪热无从稽留而羔愈。

六、咳嗽案

黄×，男，38岁，干部，1980年10月初诊。患者起因不慎外感，未加重视，导致咳嗽加重，有少许白色夹黄黏痰，声音嘶哑，在医院予复方新诺明及必嗽平等治疗，黏痰已无，然咳嗽不减，且有呛咳现象，咳甚则呕恶，时已1月余。全胸片示两肺纹理增多，心电图正常。遂请中医诊治，前医不辨，尽遣降气止咳敛肺之品，如诃子、五味子、麦冬、炙枇杷叶、代赭石、罂粟壳等，咳嗽似乎减少了点，然胸闷加重，胁肋胀满，咳声不爽，咳甚可憋气，面赤心烦，头昏目眩，咳甚眼冒金星，失眠多梦，便干难解，1周不行，口干而苦，舌苔薄黄，舌边尖红，脉弦数。患者本人甚是紧张，即经他人介绍至先师处就诊。

虑其前医收敛之法治之，气机郁滞不宣，闷憋于胸，郁而化火，加之心情紧张，肝气郁滞，木火刑金，先师以黛蛤散合《医醇賸义》丹青饮化裁。

黛蛤散（布包）30g、牡丹皮10g、代赭石30g（先煎）、白蒺藜10g、桑叶10g、浙贝母10g、杏仁10g、旋覆花10g（布包）、柴胡5g、瓜蒌皮10g、生甘草5g，7帖。

药后，胸闷憋气大减，咳嗽亦明显减轻，解干黑便一次，量多。原方入证，上方加五味子10g、酸枣仁20g，去代赭石、旋覆花，再遣7帖而愈。

按：《素问·咳论》谓："五脏六腑皆令人咳，非独肺也。"咳嗽乃肺气郁闭不宣不肃所致，引发咳嗽之原因也很多，有虚有实，有外邪，有内伤。此案起因乃外邪犯肺，经久不愈，心情急躁，肝气郁结，加之前医不辨，尽遣敛肺止咳之品，郁闭肺气及肝气，以致气郁化火刑金，肺金之气更加不利宣肃，所以先师接诊，辨出肝肺之气机郁滞不展，肝之气郁滞化火更刑肺金，肺金之气机更郁，不得宣肃，故先师遣以黛蛤散合清代名医费伯雄之丹青饮加减，药证合符，故而效显。

七、鼓胀案

韦×，男，64岁，农民，1988年6月21日初诊。患者因"肝硬化，门静脉增宽，腹水"在县人民医院住院治疗，因经济拮据未愈而出院，又经多位中医诊治，予疏肝、和血、化瘀、利水等法则治之，起效不显。故请先师诊治，诊得形体羸瘦，面色晦暗，腹部胀大，叩之如鼓，双下肢水肿，按之凹陷，不思纳谷，大便稀溏，精神疲乏，口干不多饮，时烦躁，双手肝掌，苔薄少，舌质淡瘦，边有齿印，脉细弦。血检：白细胞 $3.8×10^9$/L、血小板 89、白蛋白 30g，B超：肝硬化、脾肿大、门静脉增宽、中等量腹水。

先师认为鼓胀之病毋庸置疑，辨为肝脾不调、肝郁脾虚也，依此先师首以四逆散合逍遥散、防己黄芪汤化裁治之。

醋柴胡 10g、枳壳 10g、香附 10g、白术 10g、炒白芍 15g、当归 10g、黄芪 20g、防己 10g、泽泻 30g、猪苓 10g、茯苓 10g、马鞭草 20g、王不留行 10g、茺蔚子 10g、生甘草 5g，7 帖。

患者来诉，腹胀不减，反而满腹撑胀，尚能忍受，叩之有移动性浊音，便溏日行 2～3 次，质黏滞，量不多，更加疲乏。询思之，虽为肝脾不调，然证候脾虚偏多，在用药中未能侧重于治脾，以至于脾虚更重，故而二诊中，以四君子为主药，兼以疏肝、养肝、理气，佐以利水。

党参 30g、炒白术 30g、茯苓 30g、炒薏苡仁 30g、炙黄芪 40g、炒山药 30g、陈皮 10g、煨木香 10g、枳壳 10g、娑罗子 10g、泽泻 40g、马鞭草 30g、辣蓼 20g、生甘草 5g，再施 7 帖。

药后大便收干，小溲量多，腹胀减轻过半，已有食欲，病家甚喜。上方略事增删调治二月有余。查 B 超：腹水全消。再以参苓白术丸善后三月。随访一年腹水未作。

按：此案鼓胀诊断很明确，辨证也切中要点，肝脾同病、肝郁脾虚是也，首诊遣方用药侧重点未能掌握，先师在二诊后调整了用药方略，重证用重剂，彰显了先师的治疗思路，以重剂四君子为主药，遵循了仲景之"见肝之病，当先实脾"之法则，补脾而养肝、旺肝，以平衡肝脾。而近代药理学研究证实四君子汤有明显的调整免疫功能，增加白细胞、白蛋白等作用，所以药后病症好转，白蛋白上升，腹水全消，病情稳定随访未发作。

八、血精案

董×，男，48 岁，职员，1976 年 9 月初诊。因同房时精液呈鲜红色 1 个月，其间曾与爱人同房 6 次，精液均呈鲜红色，且阴部酸坠感，即到他院查治，诊断为精囊炎。服用复方新诺明片 10 天未效，又延中医诊治，遣小蓟饮子合萆薢分清饮治之，半月仍旧不效。故请先师诊治，述同房时精液仍呈红色，量不多，阴部酸坠，且腰酸而痛，头昏耳鸣，心悸失眠，夜间时有盗汗，口干不多饮，面黄而滞，大便略干涩，舌质偏红而瘦，无齿印，中有小裂纹，脉细数。

诊断无异议，综合而论，辨为少阴虚火，扰动精室，灼伤经络，治宜育阴清火，方崇黄连阿胶汤化裁。

黄连 6g、阿胶 15g（烊化兑充）、当归 10g、炙鳖甲 10g（先煎）、生地黄 10g、麦冬 10g、枸杞子 15g、桑椹子 10g、白茅根 30g、茜草炭 30g、地榆炭 30g、鸡子黄 2 枚（熟土鸡蛋黄）、生甘草 5g，7 帖。

第五天同房一次，血量减少明显，已呈淡红，7 帖药结束后，盗汗已无，腰痛已除，阴部坠胀亦减大半，原方入证。再服 7 帖，痛证尽除，精液常规检查：红细胞（－）、磷脂小体（＋）、白细胞少许。药证合符，原方略事调整再治 2 周而愈，嘱其避食辛辣，房事节制。

按："血精"是男性精囊炎、精索炎、前列腺炎的特有证候，而精囊、精索、前列腺应隶属中医学"精室"范畴，是肾－天癸所主宰有关男子生殖的独有脏器。此案病始前医见血精，诊下焦湿热，予以清泄下焦湿热，并合以凉血止血治之，可能凉寒劫阴较甚，或痛久阴伤，以致先师诊治时，得见阴虚火旺，虚火扰动精室，灼伤精室之血络，故而遣黄连阿胶汤以育阴清虚火，补肾安血络，养血以止血，故而收获佳效。

九、肺痈案

连×，男，46 岁，农民，1977 年 6 月初诊。患者起病初 1 周恶寒发热伴咳嗽，咳吐脓痰，色由白转黄，时胸痛，未能及时就医，1 周后发热重，咳嗽亦甚，并吐黄脓腥臭痰，且渐见脓血，方才来医院就医。经 X 线胸片提示，右上肺中后部肺脓疡约 5cm×3cm，遂即住院予以抗生素治疗，2 周后身热退，咯脓血略少，咳嗽亦稍减轻。转中医病房诊治，予大剂清热解毒之品，如金银花、连翘、蒲公英、败酱草、黄芩、桑白皮、红藤、贝母等，连治 2 周，病证好转不显，胸部隐隐作痛，咳嗽依然，黄脓痰略少，仍有咯吐血丝、时夹小瘀块，精神疲乏，面黄而滞，纳谷不香，时便溏。胸片示：脓疡略有吸收。患者托人延请先师诊治，苔薄白，质淡而有紫气，脉细弱。

诊为肺痈，辨为肺痈热盛，经由抗感染及中药大剂苦寒之品清泄邪热，药后邪遏肺虚，邪阻肺络，肺气郁闭不利，故而施益气补肺，散邪化瘀，解毒排脓。

生黄芪 40g、薏苡仁 40g、黄精 15g、茯苓 15g、当归 15g、川贝母 5g

（杵）、赤芍 12g、冬瓜子 15g、瓜蒌子 15g、鱼腥草 30g、车前子 15g（布包）、鸡血藤 30g、生甘草 6g，5 帖。

药后咳痰较畅，胸痛已除，精神好转，纳谷已香。前方入证，原方加夏枯草 15g、橘核 10g。此方前后再调 3 周。复查全胸片示：肺脓疡已大部吸收。体重增加，稍咳，无痰无咯血，以炙黄芪、土茯苓、当归、薏苡仁、炙百部、浙贝母、百合等适量善后月余，病恙得愈。

按：肺痈诊断是十分明确的，初始未得正治，邪入气血分，足用苦寒之抗生素及大剂寒凉之剂劫伤正气，又凉遏热毒之邪，邪入肺络，阻塞肺之窍，加之正气愈虚，托邪外出不力，致病迁延不愈。先师详察病势，正虚不能托邪，故施用补益肺脾之气，兼用通络和血，使邪不能稽留，再添平和之清热解毒之鱼腥草、夏枯草直解余邪，且加橘核、贝母配伍夏枯草以散结消肿，以治凉遏之病灶。

十、眩晕案

黄×，女，64 岁，退休，1981 年 12 月初诊。患者有高血压史六七年，服降压药一年。三周前不慎外感，出现咳嗽、咽痛、头晕目眩、恶心欲吐等症候，即去医院就诊，查心电图示：窦性心律、房性早搏，左心室肥厚，左前半分支传导阻滞。诊断为：①感冒（上呼吸道感染）；②高血压，冠心病，心律不齐，房性早搏。即予抗感染治疗四天，咳嗽咽痛已好转，唯眩晕不减，恶心欲吐，动则尤甚。中医辨为肝阳上亢，风阳上扰之眩晕。即投天麻钩藤饮加减，其方用：天麻 24g、菊花 12g、钩藤 15g（后下）、石决明 30g（先煎）、川牛膝 12g、夏枯草 15g、浙贝母 12g、川芎 12g、煅龙牡各 30g（先煎）、姜半夏 10g、姜竹茹 12、生甘草 6g。上方服用了二周，病证好转不明显，家人甚急，遂经人介绍请先师诊治。询得眩晕欲仆，恶心不明显，精神疲乏，失眠多梦，时自汗出，动则尤甚，心悸而闷，善忘，舌质淡，边有齿印，苔薄白，脉细弱而结代。

先师施以益气升阳、养心安神。方拟补中益气合炙甘草汤化裁治之。

炙黄芪 30g、党参 10g、黄精 12g、五味子 10g、丹参 30g、茯苓 15g、茯神 15g、升麻 6g、葛根 10g、百合 30g、天麻 15g、炙甘草 12g、桂皮 3g、熟地黄 10g、大枣 7 枚，7 帖。

药后头晕即无，自汗亦止，心悸仍在，已减轻，夜间已能安睡四五小时，药证合符，再以原方略调治之二周而愈，后以归脾丸而补心脾，治调心律失常，半年后随访，眩晕未作，房性早搏亦除。

按：大凡见眩晕（有高血压病史）者，均以肝胆上亢治之，此案前医以清降肝阳之药，此类药久用可损劫肝阳，有耗气伤气之弊端。此患者虽有高血压病史，但现时血压不高，且花甲之龄，亦有心气虚之房性早搏，前药治肝阳而损脾之气，故而心脾之阳气不升，清窍失养，先师善于从舌象之变化和表现而循辨病证而用药，故愈此案。

第四节　病家误

病家误就是患者自己（有清楚意识的）以及病患家属方面的原因导致延误治疗等，临床中先师总结了以下几个方面。①对病证认识不够；②经济及工作原因；③听之任之；④听信广告和他言；⑤过用滋补保健品；⑥不遵医嘱；⑦自择方药等。

一、产后鼻衄案

圣×，女，24岁，工人，1977年5月初诊。产后满月后第四天出现鼻衄，鲜血量多，即去五官科给予堵塞方法，并予输液加止血剂治之，又请中医诊治，以产后气血亏虚、气不摄血论治，施以参芪合四君再并补中益气之品而不效，且出血量加多，甚则从口腔中流出，惊恐万分。遂转请先师诊治，询得患者在家坐月子调补过甚，服用人参、桂圆肉、红枣等，出现鼻衄后前医又予参芪、四君、补中益气等温补之剂。查得面黄乏华，鼻衄鲜红夹有紫血块，手足心热，唇口干燥，不喜饮，心烦不安，且腹部胀满，按之疼痛，大便数日不行，小便短少，恶露不多，舌质偏红，边尖有红刺。

详辨脉证，此乃气血稍亏，即峻补致生血热，而致衄，加之前医不辨又以补塞之法，瘀热互结。先师治拟仲景之桃核承气法化裁治之。

桃仁10g、大黄10g（后入）、牡丹皮10g、益母草15g、醋延胡索24g、川牛膝12g、白茅根30g、当归10g、赤芍10g、白芍10g、生甘草4g，3帖。

药进一天后，即行大便二次，量多色偏青黑，鼻衄旋止，原方继服，第3帖药后，便行三次。故而后续治疗方中去大黄，再服3帖，病证而愈，后以丹栀逍遥化裁治之一周巩固之。

按：此案自服温补之品致血热而衄，复误用补塞之药，致衄出之血而瘀阻，血与热互结，阻于脉络，衄出多矣。先师得诊抓住了以下几方面而诊为瘀血内阻、化热阻络。①腹痛按之痛甚；②衄血时夹紫血块；③口干不喜饮。治疗大法必下瘀热矣，"扬汤止沸，不如釜底抽薪"。故用仲景之桃核承气之意，去动血之桂枝，再加活血祛瘀之牡丹皮、益母草、延胡索等合桃仁以祛瘀生新，白茅根清泄而止血，大黄配牛膝走下泄热祛瘀，牛膝有引血热下行之功用，全方配伍精炒，中病即止。

二、泄泻案

项×，女，49 岁，农民，1985 年 9 月 23 日初诊。一直大便溏泻，曾在多处医治不效，各项血检（肝肾功能、甲状腺功能、血糖、抗"O"等）无异常，钡剂灌肠摄片亦正常，经他人介绍来先师处求治，诊得大便溏泻，日行 5～6 次，每遇寒凉或进食生冷和油腻后加重，肠鸣，便溏时夹泡沫或黄绿色黏液，面黄消瘦，疲乏无力，语声低弱，纳谷不香。粪便检查：黏液（＋）、脓细胞（－）、隐血（－）。察得舌苔薄白腻，舌质淡边有齿印，脉细弱。

先师诊为胆囊术后中焦脾胃损伤，运化不健，湿困中土，治以参防止泻汤（自拟方）加味。

党参 10g、炒白术 10g、炒防风 10g、炒薏苡仁 30g、法半夏 10g、炒白扁豆 30g、仙鹤草 30g、煨木香 10g、煨诃子 10g、干荷叶 10g，7 帖。

药后病家来诉，便溏好转，然腹胀较甚，不思纳谷，口干不多饮，精神委顿，思量方药对证，何以痞胀乎？先师反复询问之，其母念其体弱，再用红枣加桂圆煎水予之，先师急令停止。继拟原方减煨诃子为 5g、加枳壳 10g、陈皮 10g、紫苏梗 10g，复用 7 帖。药后诸症悉减，再以上方更进一筹。又用参苓白术丸合补中益气丸交替服用三月有余，病证而愈。

按：此案久泻为胆囊术后中焦脾胃被劫，运化不健，湿聚困中，辨证准确，方药合符，本可施治得效，然病家不知病之虚实，而施滋补温中之大枣、桂圆，壅堵中焦，湿困不化，阻于中州，而致痞胀之弊矣。先师及时调整，加用理气运中之药，顺其气、运其脾、化其湿，病证乃愈。